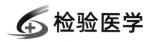
检验医学

检验与临床思维案例：
感染性疾病

主　审｜王传新　王成彬
主　编｜顾　兵　许建成　王佳谊　方　琪
副主编｜谢　轶　李士军　吴文娟　廖　康

U0281821

重庆大学出版社

图书在版编目（CIP）数据

检验与临床思维案例. 感染性疾病 / 顾兵等主编.
重庆：重庆大学出版社，2024.8.--（检验与临床思
维系列）. --ISBN 978-7-5689-4685-8

Ⅰ. R446.1

中国国家版本馆CIP数据核字第202486AQ99号

检验与临床思维案例：感染性疾病

JIANYAN YU LINCHUANG SIWEI ANLI: GANRANXING JIBING

主　审　王传新　王成彬
主　编　顾　兵　许建成　王佳谊　方　琪
策划编辑：胡　斌
责任编辑：张红梅　　版式设计：谭小利
责任校对：王　倩　　责任印制：张　策

*

重庆大学出版社出版发行
出版人：陈晓阳
社址：重庆市沙坪坝区大学城西路21号
邮编：401331
电话：（023）88617190　88617185（中小学）
传真：（023）88617186　88617166
网址：http://www.cqup.com.cn
邮箱：fxk@cqup.com.cn（营销中心）
全国新华书店经销
重庆亘鑫印务有限公司印刷

*

开本：787mm×1092mm　1/16　印张：20　字数：403千
2024年8月第1版　　2024年8月第1次印刷
ISBN 978-7-5689-4685-8　　定价：138.00元

编审委员会

杨洪娜　杨俊文　杨　倩　杨向贵　姚建平　尹鹏燕　应芙蓉　余漪漪

袁　媛　张　丹　张峰波　张建立　张　雷　张丽霞　张为利　张　艳

张　宇　赵建宏　赵　锐　郑　冰　郑书发　钟晓艺　周婧荧　周　明

周倩仪　周巧灵　周天宇　朱林燕　庄凯文

点评专家：（排名不分先后）

白云辉　柴　梅　陈　虹　陈莎娜　陈贤华　陈　瑜　单　斌　关坤萍

贺建清　侯辰蕊　侯向萍　胡　敏　黄建胜　江　滟　李士军　李　轶

李玉芹　梁湘辉　孙　艳　孙一帆　万　楠　王从容　王　启　王晓玲

王　莹　王运铎　韦四喜　肖玉玲　徐爱芳　许　颖　杨建荣　叶　婷

游玉权　于　庭　余　芳　余素飞　喻　华　张翠英　张　志　赵丽菲

赵旁益

主编简介

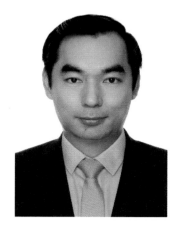

顾兵

广东省人民医院检验科主任，博士，二级研究员／教授，博士研究生导师，国家重点研发计划首席科学家，广东省"珠江人才计划"领军人才。美国普渡大学及加利福尼亚大学洛杉矶分校访问学者、中国人体科技健康促进会临床微生物与感染精准检验专业委员会主任委员、中国医学装备协会检验医学分会副会长、广东省临床基因检测质量控制中心主任、*Annals of Infection* 主编、*J Lab Precis Med* 执行主编。从事感染性疾病快速检测新技术与耐药防控研究，主持国家重点研发计划 2 项、国家自然科学基金 5 项、省部级课题 8 项。以第一／通讯作者在 *Lancet Microbe*、*Nat Commun*、*Nucleic Acid Reaearch* 等权威期刊发表 SCI 论文 135 篇，其中 10 分以上 18 篇、中科院 1 区 28 篇。

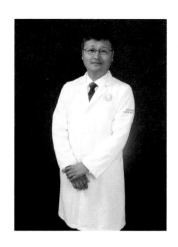

许建成

医学博士，教授，主任医师，博士研究生导师，吉林大学第一医院检验科副主任。任中华医学会检验医学分会第十届青年委员会副主任委员，中国医药教育协会检验医学专业委员会委员，吉林省医学会检验医学分会常委兼秘书、青年委员会副主任委员，吉林省健康管理学会临床检验医学专业委员会候任主任委员。从事临床微生物学检验工作 23 年。多家国内外专业杂志审稿专家。以第一责任者发表论文 135 篇，参编论著 13 部，主持科研课题 31 项。

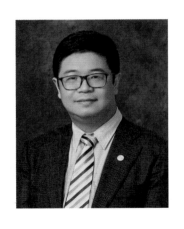

王佳谊

上海市胸科医院（上海交通大学医学院附属胸科医院）检验科/输血科主任，上海市胸科医院基础医学研究中心主任，研究员，博士生导师，上海交通大学医学院协同创新团队负责人。国家优秀青年基金获得者、上海市优秀学术带头人、上海市青年科技启明星计划人才、市卫生系统优秀青年，入选上海交通大学医学院"双百人"队伍，获上海市卫生系统第十八届"银蛇奖"二等奖。担任中华医学会检验医学分会青年学组副组长，中国医师协会检验医师分会委员、中国抗癌协会青年理事、中华医学会检验医学分会青年教师科研创新联盟主席团成员。主持承担国家、省部级等科研项目 19 项。以第一/通讯作者发表 SCI 论文 70 余篇（其中 IF>10 分的 17 篇），获授权发明专利 5 项，转化 1 项。任 *Hepatology*、*Nucleic Acids Res*、*Adv Sci* 等期刊审稿人。

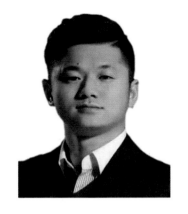

方　琪

副编审，检验医学新媒体平台负责人；重庆市卫生健康统计信息中心期刊部新媒体中心主任；重庆市科技期刊编辑学会新媒体工作委员会主任委员。主管的检验医学新媒体，现有关注用户 75 万，行业覆盖率超过 90%，连续四年策划并主办全国检验与临床思维案例大赛，并对优秀案例进行出版。所在平台荣获中国医师协会健康传播专业委员会全国"健康新媒体十强"、西部科技期刊联盟"十佳新媒体平台"、重庆市科技期刊编辑学会"鸿鹄计划"之"创新发展平台"等荣誉称号。发表医学及编辑类核心期刊 20 余篇，主策划医学专著 4 本。

检验医学是联系基础医学与临床医学的纽带，是多学科的组合体。现代检验医学倡导以患者为中心，以疾病诊疗为目的，因此加强检验人员学习临床知识的主动性、开展检验与临床对话尤为重要。

感染性疾病依然是临床发病率较高的疾病。为了确诊感染并提供适宜的治疗方案，临床微生物学检验工作者常常需要与临床医生、临床药师、感染控制管理人员沟通及合作，提供技术支持与理论依据。

2021年以来，以中华医学会检验医学分会青年学组作为指导单位，检验医学新媒体每年都举办了"全国感染性疾病检验与临床思维案例展示活动"，并通过全国征稿，初审、专家复审及现场评审等环节，选出优秀案例进行线下展示和线上直播，受到了业内的一致好评。本书即从众多来稿中选出优秀案例编辑而成。书中案例的编写都是在检验医生与临床医生的反复沟通中完成的，是检验与临床协作配合、融合发展的结晶。本书可供各级医疗机构临床医生和检验医生阅读与参考，有助于医务工作者掌握检验与临床相结合的思维方法，对一线检验与临床工作者均有较强的指导价值。

由于没有可以借鉴的编写模式，尽管本书在编写过程中不断探索和完善，但书中难免存在缺点和疏漏之处，敬请读者和专家批评指正。

检验医学新媒体

2024年5月

QIANYAN
前　言

在感染性疾病的诊疗过程中，检验与临床的沟通非常重要。为了确诊病原并提供合适的治疗方案，临床微生物学检验工作者经常需要与临床医师、临床药师、感染控制管理人员沟通与合作，以提供充分的诊疗依据和技术支持。这就要求临床微生物学检验工作者在做好本职工作的基础上，熟悉感染性疾病、抗感染药物、感染控制措施等，参与多学科会诊、查房等。然而长期以来，由于学制、知识结构、岗位设置、工作模式、专业素养等多方面原因，检验医生与临床医生的沟通及融合发展存在瓶颈。

传统的微生物检验方法通常需要耗费大量时间和资源，但随着质谱、宏基因组二代测序等高通量检测技术的普及，微生物检验的效率大幅度提升，这为感染性疾病的早期诊断和治疗提供了更加准确和有效的手段，同时也对微生物检验人员提出了更高的要求。为了进一步加强检验与临床沟通，"全国感染性疾病检验与临床思维案例展示"活动自2021年起至今已成功举办3届。在全国同行的大力支持下，《检验与临床思维案例：感染性疾病》也已经完成第3辑的出版工作。本次入选的45个案例更是优中选优，希望为奋斗在感染性疾病诊疗一线的检验同仁提供参考，为临床医生提供检验路径的解决方案。

顾　兵　许建成　王佳谊　方　琪
2024年5月

+

MULU

目　录

第一篇　细菌感染性疾病

第二篇　真菌感染性疾病

第三篇　寄生虫、病毒及其他感染性疾病

第一篇

细菌感染性疾病

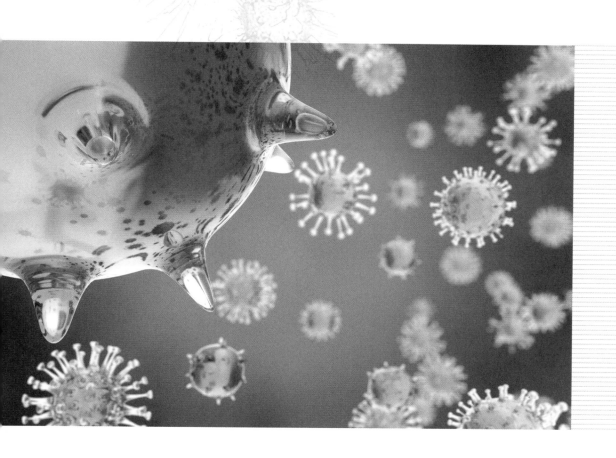

1

类棒杆菌红球菌脑膜炎

作者：任玉吉[1]，莫亚雄[2]（昆明医科大学第一附属医院，1医学检验科；2儿科）

点评专家：单斌（昆明医科大学第一附属医院）

前 言

全世界每年约有 31.8 万人死于细菌性脑膜炎，尤其是在低收入国家，细菌性脑膜炎的死亡率更是高达 54%，近 24% 的人会出现慢性神经系统后遗症。16 岁以上的人群中，细菌性脑膜炎的常见病原菌为肺炎链球菌和脑膜炎奈瑟菌，而早发性新生儿脑膜炎主要由大肠杆菌和无乳链球菌引起，由红球菌属引起的脑膜炎是极为罕见的。本案例是 1 例类棒杆菌红球菌脑膜炎的诊疗过程。

案例经过

患儿，女，G1P1。2021 年 4 月 21 日出生，足月剖宫产（胎心监测不良）出生，出生体重 3800 g，出生无窒息抢救史，新生儿期曾因肺炎住院治疗 1 周。

2021 年 11 月 15 日，患儿无明显诱因出现发热，最高体温 40 ℃，伴寒战，无抽搐，无咳嗽，呕吐 2 次，呈非喷射性，无腹泻，随即到玉溪市儿童医院住院治疗。入院后脑脊液常规及生化结果为：白细胞计数（WBC）46×10^6/L，单个核细胞 23%，多个核细胞 76%，葡萄糖 2.69 mmol/L，微量总蛋白 1.432 g/L，氯 121 mmol/L。临床给予万古霉素联合美罗培南抗感染，免疫球蛋白、地塞米松抗炎治疗。脑脊液培养结果回报检出无乳链球菌。

患儿因病情危重，于 2021 年 11 月 17 日转至昆明市儿童医院，给予万古霉素联合氨苄西林治疗 5 天后复查头颅磁共振和脑脊液检查。头颅磁共振提示双侧额颞部局部脑外间隙增宽，信号不均匀。脑脊液常规及生化结果为：白细胞计数（WBC）68×10^6/L，单个核细胞 98.5%，多个核细胞 1.5%，葡萄糖 2.28 mmol/L，微量总蛋白 0.26 g/L，氯 121.8

mmol/L。考虑颅内感染控制不佳，改用头孢曲松联合万古霉素、地塞米松、甘露醇等抗感染对症治疗 7 天后复查。头颅磁共振提示脑膜炎征象，双侧大脑半球脑沟增宽、加深，双侧侧脑室形态稍饱满，双侧额颞部脑外间隙增宽。脑脊液常规及生化结果为：白细胞计数（WBC）46×10^6/L，葡萄糖 2.21 mmol/L，微量总蛋白 0.2 g/L，氯 122.2 mmol/L。

2021 年 12 月 1 日，患儿转回玉溪市儿童医院，继续使用万古霉素抗感染治疗 7 天后，体温降至正常。随后采用青霉素联合头孢曲松巩固治疗 7 天，于 2021 年 12 月 16 日出院。

2021 年 12 月 29 日，患儿再次出现发热，最高体温 37.5 ℃，到玉溪市儿童医院门诊就诊，考虑上呼吸道感染，输液治疗（具体用药不详）2 天后，体温恢复正常。

2022 年 1 月 12 日，患儿再次出现发热，最高体温 38.5 ℃，伴抽搐 1 次，表现为呼之不应，双眼向右凝视，四肢强直，口角抽动，无颜面及口周紫绀，无大小便失禁，持续约 10 分钟缓解，缓解后哭闹难安抚。随即到玉溪市儿童医院就诊，入院后脑脊液常规及生化结果为：白细胞计数（WBC）13×10^6/L，单个核细胞 69%，多个核细胞 31%，葡萄糖 2.43 mmol/L，微量总蛋白 0.559 g/L，氯 121 mmol/L。临床给予美罗培南治疗 14 天后复查。脑脊液常规及生化结果为：白细胞计数（WBC）84×10^6/L，单个核细胞 81%，多个核细胞 19%，葡萄糖 2.05 mmol/L，微量总蛋白 0.718 g/L，氯 121 mmol/L。考虑抗感染效果不佳，改用利奈唑胺治疗后，患儿仍反复发热。

2022 年 1 月 30 日（除夕前夜），患儿转至我院儿科住院治疗。入院查体：体温 36 ℃，心率 136 次 / 分，呼吸 38 次 / 分，血压 82/44 mmHg，头围 45 cm，体重 9 kg。血细胞分析结果为：白细胞计数（WBC）19.11×10^9/L，红细胞计数（RBC）4.38×10^9/L，血红蛋白（Hb）105 g/L，血小板计数（PLT）585×10^9/L，C 反应蛋白 98.9 mg/L。尿液分析无异常，血生化显示：乳酸脱氢酶（LDH）304 IU/L，球蛋白（Glb）37.8 g/L，其余无异常。鉴于患儿既往有无乳链球菌感染脑膜炎史，抗生素使用疗程长，病情反复，外院检查结果提示脑脊液中白细胞数量升高，葡萄糖减低，有合并真菌感染可能，给予氟康唑、万古霉素联合美罗培南抗感染，地塞米松、甘露醇对症治疗，完善相关检查。入院第二天，患儿出现一次发热（最高体温 38.5 ℃）后，未再发热。后续检验结果回报，血培养阴性，G 试验、GM 试验均为阴性，EB 病毒、单纯疱疹病毒、自身免疫性抗体检测均为阴性。2 月 5 日停用地塞米松、美罗培南、万古霉素，使用阿莫西林克拉维酸联合氟康唑，口服醋酸泼尼松片降阶梯治疗，7 天后复查。脑脊液常规及生化结果为：白细胞计数（WBC）15×10^6/L，葡萄糖 2.6 mmol/L，微量总蛋白 0.12 g/L，氯 126.5 mmol/L，其他各项炎症指标也明显下降，脑脊液培养阴性。患儿病情明显好转，于 2022 年 2 月 16 日带药出院（氟康唑 25 mg qd，醋酸泼尼松 10 mg qd；5 天后醋酸泼尼松减量至 5 mg qd，共口服 7 天）。

2022 年 2 月 27 日门诊复诊时，生化结果提示肌酶异常：磷酸肌酸激酶（CK）

1144.7 IU/L，磷酸肌酸激酶同工酶（CK-MB）活性 121.6 U/L，乳酸脱氢酶（LDH）553 IU/L，乳酸脱氢酶同工酶 129 IU/L。血细胞分析结果为：白细胞计数（WBC）15.45×10^9/L，中性粒细胞百分比 15.6%，淋巴细胞百分比 75.3%，红细胞计数（RBC）5.46×10^{12}/L，血红蛋白（Hb）134 g/L，血小板（PLT）292×10^9/L，超敏 C 反应蛋白（hsCRP）<0.5 mg/L。因患儿既往有化脓性脑膜炎病史，长期使用抗生素治疗，近期使用氟康唑及激素治疗，为了排除是否为药物所致的中毒性肌病，随即以"血清肌酶异常、化脓性脑膜炎（恢复期）"收住入院。

入院查体：体温 36.8 ℃，心率 120 次/分，呼吸 28 次/分，血压 82/44 mmHg，头围 46 cm，体重 10.5 kg。实验室检查：尿液分析及尿沉渣定量显示：白细胞 +/HP，细菌 4084/μL；血浆肌钙蛋白Ⅰ、肌红蛋白正常；心脏彩超未见异常。患儿神志清楚，前囟 3 cm、稍凹陷，张力不高，无肌无力、肌强直和肌红蛋白尿等症状。患儿无排尿时哭闹，尿道口无红肿。入院后，患儿连续多日出现发热症状，最高体温 38 ℃，无咳嗽、呕吐、腹泻、抽搐等，临床考虑泌尿道感染可能，暂不考虑心肌损伤，使用阿莫西林克拉维酸钾抗感染治疗 3 天后复查。磷酸肌酸激酶、磷酸肌酸激酶同工酶活性、乳酸脱氢酶均已基本恢复至正常水平；血细胞分析中 WBC、hsCRP 均升高；尿沉渣镜检，白细胞为 ++/HP，尿培养结果回报为阴性；泌尿系统超声检查无异常。

由于抗感染治疗效果不佳，临床于 2022 年 3 月 7 日对患儿行腰椎穿刺术，发现脑脊液压力明显升高（350 mmH$_2$O）。脑脊液常规及生化结果为：红细胞计数（RBC）2×10^6/L，白细胞计数（WBC）192×10^6/L，单个核细胞 96%，多个核细胞 4%，葡萄糖 2.36 mmol/L，微量总蛋白 0.3 g/L，氯 124.1 mmol/L，脑脊液葡萄糖/血清葡萄糖 0.45。G 试验、GM 试验均为阴性，自身抗体检测结果阴性。结合实验室检查结果，考虑脑膜炎复发，真菌性脑膜炎可能性较大，加用甘露醇降颅压治疗，给予美罗培南联合氟康唑抗感染治疗 4 天后，患儿体温恢复至正常，血培养、脑脊液培养结果回报均为阴性。抗感染治疗两周后复查，送检脑脊液培养。脑脊液常规及生化结果为：红细胞计数（RBC）1×10^6/L，白细胞计数（WBC）153×10^6/L，单个核细胞 99%，多个核细胞 1%，葡萄糖 2.2 mmol/L，微量总蛋白 0.34 g/L，氯 126.1 mmol/L，脑脊液葡萄糖/血清葡萄糖 0.4。脑脊液常规回报提示白细胞总数仍高，以单个核细胞为主，蛋白与氯化物基本正常。结合临床药学中心会诊建议，改用两性霉素联合美罗培南，口服氟康唑抗感染治疗。

2023 年 3 月 25 日早上，患儿 2023 年 3 月 21 日送检的脑脊液培养回报呈阳性。初步涂片结果为革兰氏杆菌 [图 1.1（a）]，染色阴阳性不定，暂未报危急值。下午，将培养皿上长出的细菌膜用布鲁克质谱仪鉴定，鉴定结果为停乳链球菌（分值 1.29）[图 1.1（b）]。考虑到可能不是单一菌落，检验与临床电话沟通，暂缓报危急值。

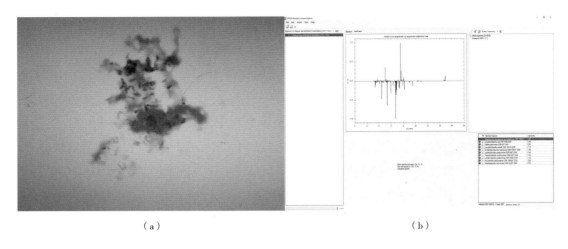

（a）　　　　　　　　　　　　　　　　（b）

图 1.1　脑脊液培养

（a）原始涂片；（b）3 月 25 日布鲁克质谱仪鉴定结果

次日，血平板上生长出一层细小、较湿润的菌落，无杂菌 [图 1.2（a）]，质谱仪鉴定结果为食酸菌属（分值 1.37）、类棒杆菌红球菌（分值 1.31）[图 1.2（b）]，鉴定分值都很低。因此，采信了分值稍高的食酸菌属，报了革兰氏阴性杆菌的危急值，根据美国临床和实验室标准协会（Clinical and Laboratory Standards Institute，CLSI）非肠杆菌目的药敏判断标准，上了 335 药敏卡。

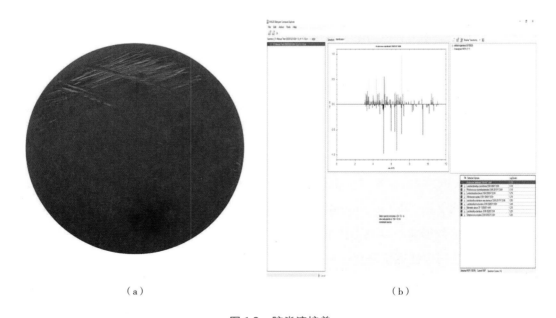

（a）　　　　　　　　　　　　　　　　（b）

图 1.2　脑脊液培养

（a）生长第一天的菌落形态；（b）3 月 26 日质谱仪鉴定结果

然而，药敏卡终止了。经过一夜后，血平板上的菌落长大了许多，菌种单一，无杂菌，湿润，产橘红色素［图 1.3（a）］。检验再次与临床电话沟通，临床告知，患儿为脑膜炎反复发作，后续治疗一直缺乏病原学依据，希望检验能提供药敏结果。结合患儿病情，考虑该菌为病原菌的可能性较大。将培养物涂布靶板 3 个孔位，再次使用质谱仪鉴定，分值仍然较低，鉴定结果分别为夏普氏乳酪杆菌（分值 1.31）、类黄嗜氢菌（分值1.29）、类棒杆菌红球菌（分值为 1.52）［图 1.3（b）］。再将 48 小时的培养物进行涂片，镜下多为革兰氏阳性杆菌，部分为革兰氏阴性杆菌，中间还掺杂了少许疑似革兰氏阳性球菌［图 1.3（c）］。结合患儿病情、鉴定结果以及涂片情况，类棒杆菌红球菌的可能性较大。参照《抗菌药物敏感性试验的技术要求》（WS/T 639—2018）、相关指南推荐用药以及实验室现有试剂完成药敏试验后，联系昆明市人民医院，用安图质谱仪再次鉴定，鉴定结果为耐金属贪铜菌（分值 9.477）、类棒杆菌红球菌（分值为 9.381）［图 1.3（d）］。为了弄清明确病原菌，对菌株进行测序。

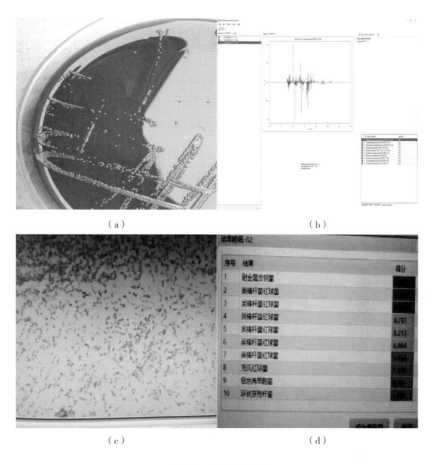

（a）　　　　　　　　　　　　　　　　（b）

（c）　　　　　　　　　　　　　　　　（d）

图 1.3　脑脊液培养

（a）生长第二天的菌落；（b）3 月 27 日布鲁克质谱仪鉴定结果；（c）培养物涂片革兰氏染色；（d）安图质谱仪鉴定结果

因测序周期长，为了不延误临床治疗，检验结合培养物菌落及革兰氏染色特点，发布给临床类棒杆菌红球菌的菌名以及药敏试验结果（图 1.4）。

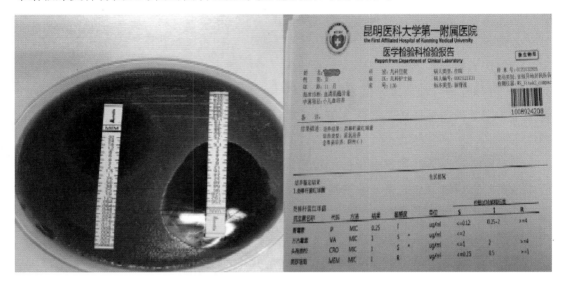

图 1.4　药敏结果

临床根据结果立即停用美罗培南，改用万古霉素联合两性霉素 B，口服氟康唑抗感染治疗，同时监测万古霉素血药浓度。调整用药后，患儿再次出现反复发热，最高体温 38.5 ℃，行头颅影像学检查困难，4 月 6 日再次送检脑脊液培养。脑脊液常规及生化结果为：红细胞计数（RBC）1×10^6/L，白细胞计数（WBC）146×10^6/L，单个核细胞 99%，多个核细胞 1%，葡萄糖 2.36 mmol/L，微量总蛋白 0.36 g/L，氯 127.9 mmol/L。尿液分析提示：尿白细胞 ++/HP。送检尿培养，加用头孢哌酮舒巴坦抗感染治疗。4 月 8 日，测序结果回报，确认为类棒杆菌红球菌（图 1.5）。4 月 10 日，尿培养与脑脊液培养均为阴性。

Descriptions　Graphic Summary　Alignments　Taxonomy

Sequences producing significant alignments　Download　Select columns　Show 100

select all　100 sequences selected　GenBank　Graphics　Distance tree of results　MSA Viewer

Description	Scientific Name	Max Score	Total Score	Query Cover	E value	Per. Ident	Acc. Len	Accession
Rhodococcus corynebacterioides strain NC11 16S ribosomal RNA gene, partial sequence	Rhodococcus co...	2553	2553	100%	0.0	99.86%	1389	MW747996.1
Rhodococcus corynebacterioides strain HN-41 16S ribosomal RNA gene, partial sequence	Rhodococcus co...	2547	2547	100%	0.0	99.78%	1428	KT003280.1
Rhodococcus corynebacterioides strain 045 16S ribosomal RNA gene, partial sequence	Rhodococcus co...	2538	2538	100%	0.0	99.64%	1441	OM758225.1
Rhodococcus corynebacterioides strain DSM 20151 16S ribosomal RNA, partial sequence	Rhodococcus co...	2538	2538	100%	0.0	99.64%	1494	NR_041873.1
Rhodococcus corynebacterioides strain DSM 20151 16S ribosomal RNA, partial sequence	Rhodococcus co...	2523	2523	100%	0.0	99.42%	1477	NR_119107.1
Rhodococcus corynebacterioides 16S ribosomal RNA gene, partial sequence	Rhodococcus co...	2519	2519	100%	0.0	99.42%	1421	MG195139.1
Rhodococcus corynebacterioides strain NZ1 16S ribosomal RNA gene, partial sequence	Rhodococcus co...	2519	2519	99%	0.0	99.49%	1386	MW757265.1

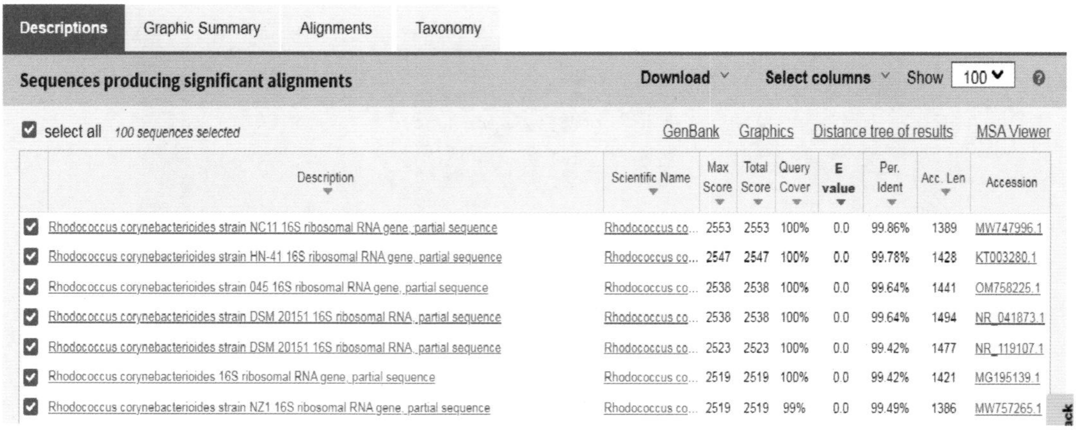

图 1.5　测序比对结果

4月11日，临床邀请临床药学中心和微生物室会诊，确认类棒杆菌红球菌为致病菌，为胞内菌，考虑到美罗培南药敏结果为耐药，患儿仅十个月，感染部位为脑部，用药受限，万古霉素对胞内菌药效欠佳，遂口服利福平联合万古霉素抗感染治疗。同时患儿抗真菌治疗周期较长，G试验、GM试验均为阴性，停用两性霉素B及氟康唑，行病原微生物宏基因组检测技术（metagenomics next generation sequencing，mNGS）检测排除特殊真菌感染。

4月14日，行脑脊液检查。脑脊液常规及生化结果为：红细胞计数（RBC）1×10^6/L，白细胞计数（WBC）54×10^6/L，单个核细胞95%，多个核细胞5%，葡萄糖3.07 mmol/L，微量总蛋白0.22 g/L，氯126.4 mmol/L。尿液分析提示：尿白细胞++/HP。mNGS检测结果回报，未检出真菌、寄生虫、分枝杆菌、病毒，检出3种少量皮肤黏膜定植菌，考虑污染。

联系测序公司，询问送检标本红球菌属的检测情况。测序公司反馈，红球菌属序列数为125条，其中，红串红球菌23条，内标质控210条，因此，未报告检出红球菌属。红球菌属中有102条未比对到明确的菌，且类棒杆菌红球菌的相关文献报道较少，可能受限于数据库和抗菌药物的使用而导致假阴性。4月14日送检的脑脊液连续培养7天，仪器未报阳，进行盲转，血平皿上无菌生长，抗感染治疗效果明显，维持原有治疗方案继续治疗。

4月27日，患儿再次出现发热，体温37.5 ℃。脑脊液常规及生化结果为：红细胞计数（RBC）7×10^6/L，白细胞计数（WBC）540×10^6/L，单个核细胞32%，多个核细胞68%。脑脊液白细胞总数明显增加，以多个核细胞为主，患儿治疗周期长，存在合并感染可能，加用两性霉素B、美罗培南抗感染，甘露醇降颅压，地塞米松抗炎治疗。后续治疗过程中，患儿虽有反复性发热，但脑脊液白细胞总数明显下降。6月1日，患儿血压出现偏高，最高至145/70 mmHg，因患儿长期使用万古霉素、两性霉素B、激素，可能与急性肾损伤或激素使用有关，给予口服厄贝沙坦治疗后血压平稳。5月27日、6月1日连续两次脑脊液常规、生化正常，培养阴性，患儿未再出现发热，神经系统查体无异常，于2022年6月7日带药出院（厄贝沙坦片19 mg qd）。2022年7月5日、8月25日患儿返院复查，完善皮质醇节律、立卧位醛固酮试验、腹部超声等检查，检查结果显示患儿无明显临床症状及靶器官损害，停用厄贝沙坦，暂予生活方式干预，动态监测，定期门诊随访。后期电话回访，患儿恢复良好。

案例分析

1. 临床案例分析

在 2021 年 11 月 15 日送检的患儿脑脊液标本中检出无乳链球菌，直到 2022 年 3 月 21 日送检的脑脊液标本检出类棒杆菌红球菌，中间数月的诊疗过程中，都缺乏有力的病原学依据，对临床的治疗来说是极大的挑战。

对于这种疑难病例，我们从未放弃寻找真正的病原菌。为了减少不合格标本对治疗的干扰，采集标本时，严格无菌操作，送检的 12 次脑脊液培养标本无一污染，为检出真正的病原菌创造了最佳条件。《热病：桑福德抗微生物治疗指南（第 53 版）》推荐，通常从阿奇霉素、左氧氟沙星或者利福平中选择两种药物联合治疗作为首选治疗方案，次选万古霉素或亚胺培南联合阿奇霉素、左氧氟沙星或者利福平。因为万古霉素虽然体外有活性，但红球菌位于细胞内，万古霉素的药效会受到影响。虽然患儿不到一岁，感染部位又是脑部，用药受到很大限制，但在医、药、技 3 个部门的共同努力下，对脑脊液常规、脑脊液生化、血液分析、肝肾功能检测、感染指标等多项辅助诊断指标进行整合，及时检测、及时沟通，定期复查分析，合理调整用药，摸索最佳诊疗策略，最大限度地降低漫长的抗菌药物治疗过程对孩子的影响，避免发生二次伤害。一年后随访，孩子恢复良好，几乎没留下后遗症。

2. 检验案例分析

一份标本一份责任。在本案例中，我们"侥幸"与误诊擦肩而过，而这份幸运离不开与临床的及时沟通以及自身的专业综合能力。临床医生熟悉患者病程进展及临床用药，微生物工作人员熟悉细菌感染特点、流行病学特征、指南用药推荐和不同检测方法存在的优缺点，在此基础上，二者有效沟通、团结协作，有效避免了误诊的发生，同时让临床治疗有迹可循，使疑难病症诊疗事半功倍。

知识拓展

红球菌属是一种需氧革兰氏阳性细菌，可产生真菌样菌丝体，产生的菌丝体很快断裂成杆状和球形，根据物种、标本类型、生长环境以及出生阶段的不同，其形态会有所不同。红球菌属在自然界分布广泛，最常引起人类感染的病原菌是马红球菌，1923 年首次分离，因常引起马的肺部感染而得名，人类感染相当罕见。1967 年，Golub 等报道了首例人类感染马红球菌的病例，患者为一名患有肺脓肿的免疫抑制患者。马红球菌主要感染细胞免疫力低下的人群，尤其是合并感染人类免疫缺陷病毒（human immunodeficiency virus，HIV）的患者，可能通过吸入、接触、摄入等途径感染，是一种细胞内病原体，可在巨噬细胞内存活，引起炎症、细胞破坏、化脓性肉芽肿并发展为干酪样坏死。除了马红球菌会导致人类感染，还有文献报道了克氏红球菌引起的腹膜透析相关性腹膜炎、类棒杆菌红球菌引起的血流感染和手指关节炎的病例。类棒杆菌红球菌最初被命名为红棒状杆菌，后来根据其生理、化学和超微结构特征被重新分类为棒杆菌诺卡菌。但由于其群落形态及革兰氏染色结果与红球菌属其他种相似，1972 年，基于 16S rRNA 基因测序和化学分类数据的系统发育数据，该菌被重新分类到红球菌属。红球菌是一种细胞内病原体，能够在抗生素下存活，导致慢性感染和频繁复发，可发生在疾病的初始部位或远端。

案例总结

从患儿出生 7 个月开始，由于反复发热而奔波于各大医院，由最初明确的无乳链球菌感染脑膜炎治疗，过渡到缺乏病原学依据的经验性治疗，再到脑脊液中检出罕见菌——类棒杆菌红球菌，依据相关指南推荐对症治疗，每一步都非常不容易。临床医生对检验指标的综合研判、微生物工作人员对检测方法及仪器性能优缺点的了如指掌、药学部门对临床用药剂量的精准指导，以及各科室的团结协作、有效沟通共同缔造了属于我们的医学奇迹——经过长达 9 个月的治疗，患儿终于痊愈。

专家点评

随着国家对基层医院的大力扶持，各医院设备也越来越具有优势。然而，如何利用好手里的设备，如何给临床提供更准确的检验结果，仍是检验领域永恒的主题。检测结果不能只是简单地摘录实验结果，遇到问题时，实验室人员要运用专业能力去解决，主动出击。此案例中，检验人员从实际工作中发现问题，积极走近临床，有效沟通，避免了误诊的发生，让检验结果更加可靠，为患者的后续治疗提供了强有力的保障，具有较好的借鉴作用。如今，国家鼓励临床科室到微生物室轮转，并对人员的专业能力、沟通能力提出了更高的要求，病原微生物的检验以及耐药控制将会迎来新的局面。

参考文献

［1］ HASBUN R. Progress and challenges in bacterial meningitis［J］. JAMA，2022，328（21）：2147.

［2］ 戴维·吉尔伯特，亨利·钱伯斯，迈克尔·萨格，等. 热病：桑福德抗微生物治疗指南（新译第 53 版）［M］. 北京：中国协和医科大学出版社，2024.

［3］ PRESCOTT J F. Rhodococcus equi：an animal and human pathogen［J］. Clinical Microbiology

Reviews，1991，4（1）：20-34.

［4］WEINSTOCK D M，BROWN A E. Rhodococcus equi：An emerging pathogen［J］. Clinical Infectious Diseases：an Official Publication of the Infectious Diseases Society of America，2002，34（10）：1379-1385.

［5］HONDALUS M K，MOSSER D M. Survival and replication of Rhodococcus equi in macrophages［J］. Infection and Immunity，1994，62（10）：4167-4175.

［6］KANG Y，CHEN Y X，ZHANG Z F，et al. A case of peritoneal dialysis-associated peritonitis caused by Rhodococcus kroppenstedtii［J］. BMC Infectious Diseases，2021，21（1）：565.

［7］KHALIL N，CORKER L，POWELL E A，et al. Neonatal bacteremia and oligoarthritis caused by Rhodococcus corynebacterioides/Rhodococcus kroppenstedtii［J］. Diagnostic Microbiology and Infectious Disease，2019，94（4）：395-397.

［8］MÉNDEZ-CRUZ A R，FÉLIX-BERMÚDEZ G E，AGUILAR-ESCOBAR D V，et al. Bloodstream infection by Rhodococcus corynebacterioides in a pediatric patient diagnosed with high-risk retinoblastoma［J］. Revista Argentina De Microbiología，2023，55（1）：68-72.

［9］YASSIN A F，SCHAAL K P. Reclassification of Nocardia corynebacterioides Serrano et Al. 1972（Approved Lists 1980）as Rhodococcus corynebacterioides comb. nov［J］. International Journal of Systematic and Evolutionary Microbiology，2005，55（Pt 3）：1345-1348.

2

诺卡菌引起的肺部感染

作者：何哲[1]，万世森[2]（浙江大学医学院附属邵逸夫医院新疆兵团阿拉尔医院，1检验科；2感染科）

点评专家：侯向萍（浙江大学医学院附属邵逸夫医院新疆兵团阿拉尔医院）

前　言

诺卡菌（Nocardia）是一种需氧革兰氏阳性分枝杆菌，广泛分布于土壤，有 50 多个菌种，对人体致病的主要有 3 种：星形诺卡菌（Nocardia asteroides）、巴西诺卡菌（Nocardia brasiliensis）和豚鼠诺卡菌（Nocardia caviae）。诺卡菌病（Nocardiosis）是一种由诺卡菌感染引发的局部或转移性疾病，主要通过呼吸道或伤口侵入机体，严重时可通过血流播散至全身多个器官。该病多发于慢性基础性疾病、慢性肺部感染、长期使用免疫抑制剂或免疫功能低下的患者，但诺卡菌也可以感染正常人群。诺卡菌主要感染的部位是肺部组织，其次是皮肤和脑组织，诺卡菌引起的肺部感染以咳嗽、咳痰、气促、胸痛、呼吸困难、发热等临床表现最为常见。诺卡菌病临床呈急性、亚急性和慢性演变较多，容易误诊为肺结核，因此，在临床上，找到病原学依据对诊断诺卡菌病极为重要。

案例经过

患者，男，60 岁。曾于 2022 年 6 月 8 日以"间断咳嗽、咳痰、气喘半月余，加重 2 天"为主诉入住感染科，曾在我院诊断为两肺活动性肺结核。既往无家族遗传史，无手术史，无输血史，无吸烟史。否认高血压、糖尿病疾病史，否认外伤史，否认输血史，否认手术史，否认食物、药物过敏史，否认预防接种史。2023 年 3 月 17 日，以"咳嗽咳痰发热伴气短 1 天"为主诉到私人诊所诊治，予以输液（具体不详）治疗，效果欠佳，为进一步诊治到浙江大学医学院附属邵逸夫医院新疆兵团阿拉尔医院就诊。2023 年 3 月 18 日，患者以"间断咳嗽、咳痰、气喘半月余，加重 2 天"为主诉入住感染科。

入院后查体：体温 36.7 ℃，心率 88 次 / 分，呼吸 22 次 / 分，血压 140/100 mmHg。

胸部及肺脏CT提示：胸廓无畸形，肋间隙无增变宽窄；呼吸运动两侧对称，语音震颤正常、双侧对称；胸膜无摩擦感，叩诊音清，双肺下界在肩胛线第10肋间，双肺呼吸音粗糙，未闻及干湿性啰音，无哮鸣音。

实验室检查如下：

血常规：白细胞计数（WBC）6.26×10^9/L，红细胞计数（RBC）4.45×10^{12}/L，血红蛋白（Hb）145 g/L，红细胞比容51.5%，平均红细胞体积94.5 fL，平均红细胞血红蛋白含量30.60 pg，平均红细胞血红蛋白浓度324 g/L，血小板（PLT）222×10^9/L。

尿常规：未见异常。

C反应蛋白：9.9 mg/L；降钙素原检测：0.02 ng/mL。肝功、电解质及心肌标志物、血脂未见明显异常。结核抗体测定：阴性。红细胞沉降率（ESR）测定（仪器法）：15 mm/h。呼吸道相关肿瘤标志物未见异常。

病原学检查如下：

结核分枝杆菌涂片检查：未见抗酸杆菌；结核分枝杆菌rpoB基因：阴性；结核感染T细胞检测：阴性；阳性对照斑点数质控在控，检测孔斑点数为5，结果为阴性；结核菌素试验（PPD）（－）。

胸部平扫提示：两肺多发感染性病变，考虑结核可能，建议治疗后复查（图2.1）。

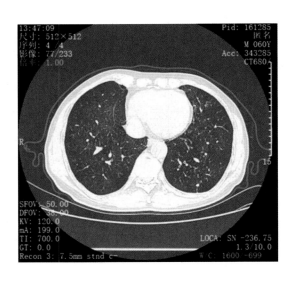

图2.1　胸部平扫

消化内科会诊记录：患者因"咳嗽、咳痰、气短2周"入院。患者于3月19日出现发热，伴有咳嗽、气喘，上腹部反酸、胀痛等不适。辅助检查：彩色多普勒腹部常规检查（含肝、胆、胰、脾、肾）：右肾囊性结构（考虑囊肿），肝、胰、脾、左肾声像图未见明显异常。目前暂予以奥美拉唑、胃复安治疗，效果一般，为进一步明确患者病情，请消化内科主治医师会诊后指示：①清淡、规律饮食，可完善胃镜检查；②加用铝碳酸镁咀嚼片 1 g tid、莫沙必利片 5 mg tid；③消化内科随诊。向感染科主治医师汇报后得到指示：同意消化内科会诊意见，遵嘱执行。

3月19日，患者诉咳嗽、咳痰较前加重，自诉经常出现反酸、恶心不适，昨日出现发热，体温最高 39 ℃，有气喘、乏力不适，饮食欠佳。血气分析测定：pH 7.424，PCO_2 37 mmHg，PO_2 54.9 mmHg ↓，K^+ 3.2 mmol/L ↓，Na^+ 134 mmol/L ↓，Ca^{2+} 1.06 mmol/L ↓，标准 pH 7.4，Ca^{2+} 1.08 mmol/L ↓，K^+、PO_2 明显降低。根据患者病史、体征及辅助检查，补充诊断为：Ⅰ型呼吸衰竭，反流性食管炎，电解质紊乱，低钾血症，予以补钾、护胃、氧疗治疗。血常规：白细胞计数 11.05×10^9/L ↑，中性粒细胞绝对值 8.53×10^9/L ↑，单核细胞绝对值 1.35×10^9/L ↑，嗜酸性粒细胞绝对值 0 ↓，中性粒细胞百分比 77.2% ↑，淋巴细胞百分比 10.4% ↓，单核细胞百分比 12.2% ↑，嗜酸性粒细胞百分比 0% ↓，C反应蛋白：111.8 mg/L ↑，降钙素原检测：0.02 ng/mL。评估莫西沙星抗感染效果欠佳，加用头孢曲松 2 g qd iv 抗感染治疗。2023 年 3 月 20 日，痰培养及鉴定：未见异常；在痰中找结核分枝杆菌时偶然发现痰标本弱抗酸染色阳性，并做痰涂片革兰氏染色（图 2.2），将痰标本转接至血平皿，培养 72 小时后发现白色丝状鹅毛样菌落生长（图 2.3），经质谱分析，结果为肉色诺卡菌感染。通知临床，将患者转至单人病房隔离治疗，并调整用药方案：予以复方磺胺甲噁唑片 3 片 tid 口服抗诺卡菌药物治疗，评估抗感染疗效，效果显著，继续目前抗感染治疗，患者感染性指标见图 2.4、图 2.5、图 2.6，患者体温变化见图 2.7、图 2.8。

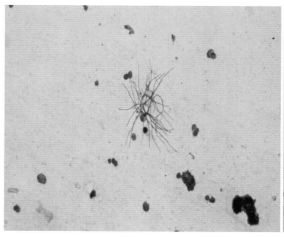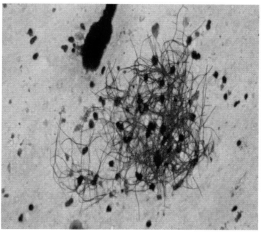

（a）抗酸染色

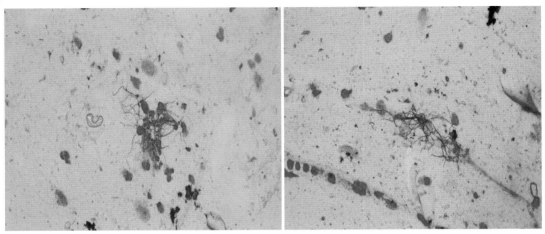

（b）革兰氏染色

图 2.2　痰涂片染色

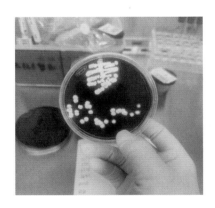

图 2.3　痰培养 72 h 后菌落形态

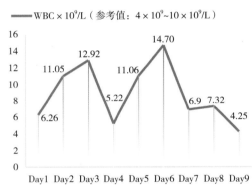

图 2.4　患者白细胞计数的变化情况

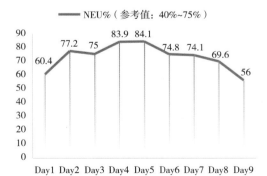

图 2.5　患者中性粒细胞百分比变化情况

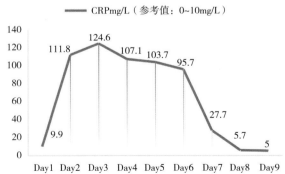

图 2.6　患者 C 蛋白反应变化情况

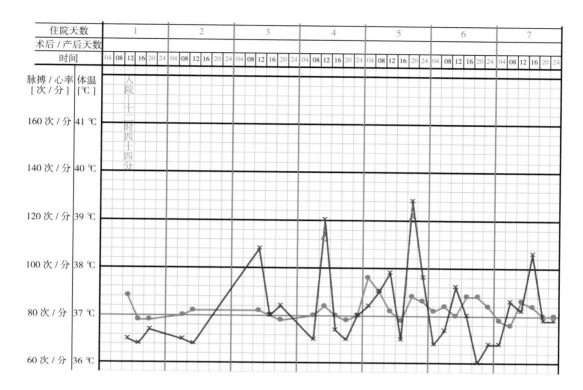

图 2.7　患者住院前 7 天的体温变化情况

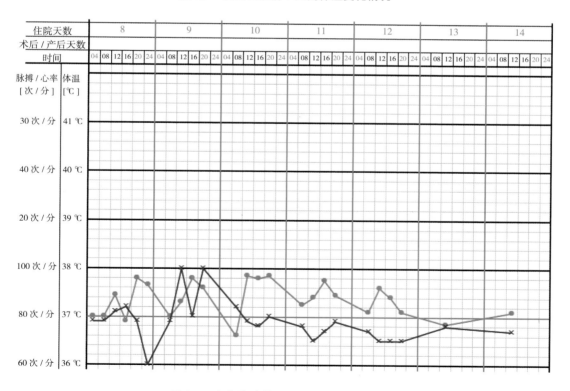

图 2.8　患者住院第 8—14 天体温变化情况

案例分析

1. 临床案例分析

针对诺卡菌的鉴别诊断，是本病诊断的要点。本案例以肺部感染为首发症状，3月18日入院时患者咳痰较前加重，出现发热，体温最高达 39 ℃。根据影像学表现，两肺多发感染性病变，考虑结核可能，遂以"肺部感染，肺结核不排除"入住我院感染科。完善胸部平扫、结核分枝杆菌涂片、痰培养及鉴定，为明确病原以及肺结核诊断，完善结核分枝杆菌灌洗液 X-pert 试验，鉴别诊断如下：

①大叶性肺炎。特点：多见于青壮年，由肺炎链球菌感染引起，起病急，表现为高热、寒战、咳嗽、咳痰，咳大量铁锈色痰，抗菌治疗有效，X 线检查及细菌检测可鉴别诊断。

②肺脓肿。特点：多见于老年吸烟者，常因感染因素诱发，起病急，表现为高热、寒战、咳嗽、咳痰，咳大量脓臭痰，痰液静置后可见分层现象，X 线检查可见肺部空洞，液平可明确。本案例可排除。

从检验科得知，该患者痰液中找出诺卡菌，并培养出该菌菌落。随后立即调整用药方案并将该患者转至单间病房隔离，予以复方磺胺甲噁唑片 3 片 tid 口服抗诺卡菌治疗，评估抗感染疗效，效果显著。

2. 检验案例分析

在一次抗酸染色找结核杆菌试验中，用显微镜油镜偶然发现了弱抗酸染色阳性，疑似诺卡菌，告知该患者的管床医生，并重新对患者的痰标本进行培养。经过培养箱 3~4 天的培养后，根据菌落特征及质谱分析，确定为诺卡菌，告知临床并建议修改用药方案，建议将喹诺酮、头孢类药物联合磺胺类药物治疗。由于诺卡菌的影像学特征与结核病相似，建议临床与放射科会诊，明确该患者是否为结核分枝杆菌感染，并用结核 T 细胞检测与灌洗液 X-pert 联合应用，做出痰涂片阴性排除肺结核的诊断。

知识拓展

诺卡菌是条件致病菌，很少发生人传人现象。根据国内外文献报道，诺卡菌主要通过伤口或呼吸道感染免疫功能低下的人群，如恶性肿瘤或结缔组织疾病的患者，以及糖尿病、人类免疫缺陷病毒感染或慢性肺部病等患者，此外，长期服用免疫抑制剂或糖皮质激素者也易受到感染。本病例中患者 2022 年 6 月曾在我院住院诊断为两肺活动性肺结核，结核病患者机体免疫力低下，容易引起诺卡菌感染。诺卡菌也可感染免疫功能正常的健康人，有文献报道研究中 3 例皮肤感染患者未合并基础疾病。诺卡菌主要通过皮肤和呼吸道侵入人体形成原发感染；诺卡菌也可转移性感染淋巴管、胸膜、腹膜、脑部等组织或器官，首先感染局部皮肤，然后沿淋巴管转移感染其他皮肤，未出现全身皮肤播散性感染，由肺部播散至皮肤、胸膜、脑部患者各1例。近年来，有研究人员统计发现，诺卡菌病的感染率逐年增加，可能与老年人口的增加、服免疫抑制剂患者人数的增多及近年来检测技术的提高有关。

诺卡菌主要通过呼吸道、破损皮肤引起局部或播散性感染而侵入人体。肺部感染诺卡菌后，一般呈急性、亚急性、慢性表现，急性感染比慢性感染更致命。临床主要表现为咳嗽、咳痰、咯血、气喘、呼吸困难、发热，部分患者有胸痛，肺部听诊可闻及双肺湿性啰音、哮鸣音等。皮肤感染诺卡菌后，一般起病急，症状重。临床皮损表现主要为局部红肿斑、结节、脓肿、溃烂、溢脓，部分患者在损伤接种部位出现溃疡性斑块后，经淋巴管扩散，可形成淋巴管炎和沿淋巴管走向的皮下红斑、结节、脓肿，破溃后可有脓液溢出，自觉症状主要表现为疼痛。诺卡菌引起全身器官感染患者，入院早期有发热、咳嗽、咳黏痰等呼吸道症状。从影像学与体征来看，与结核病非常相似，通过抗酸涂片，在偶然情况下，找出诺卡菌，找到了诺卡菌病原学依据，并通过结核T细胞与灌洗液X-pert检测联合应用，可以排除结核分枝杆菌感染。这类疾病极难与结核病进行鉴别诊断，通过结核T细胞与灌洗液下呼吸道标本X-pert新技术的联合应用，发现结核分枝杆菌阴性，排除结核菌感染是鉴别诊断的关键，应予以重视。

治疗方面：诺卡菌感染起病缓慢，感染周期长，通常使用青霉素头孢类、喹诺酮类等抗生素联合方复方磺胺甲噁唑使用，院外一般情况磺胺类药物继续维持治疗6~12个月会有效果；实验室痰中找病原菌及培养是该病诊断的金标准。因此，做好定期随访检查对该病的预后有非常重要的作用。

案例总结

诺卡菌是一种需氧革兰氏阳性分枝杆菌，可广泛存在于土壤、空气中，也可存在于动物排泄物和腐烂植物中。迄今为止，临床快速、准确地诊断诺卡菌病仍然比较困难，通过临床症状和体征进行主观诊断，缺乏特异性，误诊率极高。目前，诺卡菌病主要通过脓液、痰液等涂片染色，细菌培养做质谱分析，基因测序分析等进行确诊。本案例以肺部感染（考虑肺结核可能）入院，该疾病与肺结核的临床表现及影像学检查非常相像，难以鉴别。检验人员通过镜检时的细心观察，找出病原菌是诊断该疾病的关键，通过结核T细胞与下呼吸道标本X-pert新技术的联合应用排除肺结核的诊断。此外，做好定期随访检查对该病的预后非常重要。

专家点评

诺卡菌是一种广泛分布的重要的机会性感染致病菌，主要引发肺部感染，也可造成肺外组织感染，可导致脑脓肿、皮肤及软组织感染。目前依据病原学培养、质谱和测序技术可鉴定大多数诺卡菌种，找到病原学依据，早期诊断有利于疾病的早期、及时、合理诊断及治疗，提高治愈率。因此，在微生物检验中，要充分重视细菌涂片的重要性，相关检验人员要不断提升自我的技术水平，主动学习与掌握少见菌的镜下形态及染色特点，以提升临床病原的发现率，为医生提供更加准确的信息与更具价值的诊断报告。

参考文献

［1］ SHEN T，WU L H，GENG L，et al. Successful treatment of pulmonary Nocardia farcinica infection with linezolid：Case report and literature review［J］. The Brazilian Journal of Infectious Diseases：an Official Publication of the Brazilian Society of Infectious Diseases，2011，15（5）：486-489.

［2］ NAKAMURA K，KAMIJO F，NEGISHI T，et al. Primary cutaneous nocardiosis caused by Nocardia concava［J］. The Journal of Dermatology，2015，42（11）：1121-1122.

［3］ MONTICELLI J，LUZZATI R，MAUREL C，et al. Brain abscesses caused by nocardia paucivorans in a multiple myeloma patient treated with lenalidomide and dexamethasone：a case report and review of literature［J］. Mediterranean Journal of Hematology and Infectious Diseases，2015，7（1）：e2015011.

［4］ TORRES O H，DOMINGO P，PERICAS R，et al. Infection caused by nocardia farcinica：case report and review［J］. European Journal of Clinical Microbiology and Infectious Diseases，2000，19（3）：205-212.

［5］ 易雪丽，陈东科. 亚洲诺卡菌致脑脓肿 1 例［J］. 中国感染与化疗杂志，2017，17（3）：333-335.

［6］ MCTAGGART L R，RICHARDSON S E，WITKOWSKA M，et al. Phylogeny and identification of Nocardia species on the basis of multilocus sequence analysis［J］. Journal of Clinical Microbiology，2010，48（12）：4525-4533.

［7］ UHDE K B，PATHAK S，MCCULLUM I Jr，et al. Antimicrobial-resistant nocardia isolates，United States，1995-2004［J］. Clinical Infectious Diseases，2010，51（12）：1445-1448.

［8］ 王家睦. 诺卡菌及其感染［J］. 国外医学（微生物学分册），1997（3）：30-31.

［9］ MCNEIL M M，BROWN J M. The medically important aerobic actinomycetes：Epidemiology and microbiology［J］. Clinical Microbiology Reviews，1994，7（3）：357-417.

［10］ PELEG A Y，HUSAIN S，QURESHI Z A，et al. Risk factors，clinical characteristics，and outcome of nocardia infection in organ transplant recipients：a matched case control study［J］.

Clinical Infectious Diseases，2007，44（10）：1307-1314.

［11］陈燕.19 例诺卡菌病临床诊治的回顾性研究［D］.泸州：西南医科大学，2020.

［12］KASWAN K K，VANIKAR A V，FEROZ A，et al. Nocardia infection in a renal transplant recipient［J］. Saudi J Kidney Dis Transpl，2011，22（6）：1203-1204

［13］DIEGO C，AMBROSIONI J C，ABEL G，et al. Disseminated nocardiosis caused by Nocardia abscessus in an HIV-infected patient：First reported case［J］. AIDS，2005，19（12）：1330-1331.

［14］LIU W L，LAI C C，HSIAO C H，et al. Bacteremic pneumonia caused by Nocardia veterana in an HIV-infected patient［J］. Int J Infect Dis，2011，15（6）：430-432.

3

猪链球菌 2 型感染

作者：罗春玉[1]，刘斯婧[1]，周倩仪[2]，陈思思[1]（东莞三局医院：1 检验科；2 中医综合科）
点评专家：王从容（南方医科大学南方医院增城分院）

前　言

　　猪链球菌（Streptococcus suis）是一种重要的细菌性传染病病原体，根据菌体荚膜多糖抗原性的不同，可分为 35 种血清型，其中猪链球菌 2 型具有流行广、致病力强的特点，是一种重要的人畜共患病原菌。人体感染后，潜伏期短，进展快，病情严重，致残率、致死率高，临床多表现为高热、寒战、头昏、头痛、四肢疼痛、呕吐等症状，并易引起脓毒症休克、脑膜炎、败血症、肺炎等多种并发症，少数也可表现为关节炎。猪链球菌在人群中属于少见的链球菌，本案例患者出现发热、关节炎症状，临床医生以关节炎收入院，在完善 C 蛋白反应（C-reactive protein，CRP）、降钙素原（procalcitonin，PCT）等实验室感染指标检查后，根据患者体征，提示患者感染性关节炎可能性大，随即送检了血培养，最终通过血培养确诊为猪链球菌感染致反应性关节炎。由于该患者初始症状不具备特征性，容易漏诊、误诊，因此，应加强临床医生及检验人员对猪链球菌病的认识，提高临床多元思维，避免漏诊、误诊。

案例经过

　　患者，男性，38 岁，2021 年 5 月 3 日因"发热，突发右肢体乏力、疼痛 1 天"入院。患者 1 天前无明显诱因出现右侧肢体乏力、活动不利伴疼痛，右上肢体疼痛，以上臂外侧为主，并放射至手背，右下肢疼痛放射至右臀部、右大腿后外侧、右小腿外侧，并放射至足背，呈进行性加重，翻身、起立、步行可诱发疼痛加重，无头痛，无恶心、呕吐，无明显口齿含糊，无肢体抽搐、意识丧失等不适。

　　急诊检查结果如下。头颅 CT：未见明显异常，DR：心肺未见异常。CRP>100.00 mg/L;

常规 CRP 130.42 mg/L；白细胞计数：20.63×10^9/L；中性细胞绝对值：17.47×10^9/L。急诊科以"右侧肢体乏力疼痛查因"收住入院。

入院完善相关实验室检查：PCT 1.96 ng/mL，尿常规（+），尿培养未见异常，感染四项（HIV、TPPA、HCV、HBsAg）阴性，癌胚抗原（CEA）、甲胎蛋白（AFP）阴性，抗核抗体（ANA）<1∶80，抗可溶性抗原 Ab（ENA-Ab）阴性，肌钙蛋白阴性，心功能正常。

既往史：否认高血压、糖尿病病史。预防接种史不详，无药物过敏史及药源性疾病史。否认手术、外伤史。否认肝炎、结核等传染病史。无输血史。

个人史：生于原籍，无疫区居住史。无工业粉尘及毒物接触。无严重精神创伤史。无烟酒嗜好。

婚育史：已婚，其配偶健康。婚后子女健康。

家族史：无家族遗传病史。

体格检查：体温 38.0 ℃，心率 79 次/分，呼吸 18 次/分，血压 116/69 mmHg。

一般情况：神志清，发育正常，营养佳，步入病室，体位自如，查体合作。

皮肤及体表淋巴结、头颈无异常，胸腹部检查正常。脊柱四肢：脊柱呈生理弯曲，左侧肢体肌力、肌张力正常，右侧上肢肌力等级为 3+ 级，手肌力等级为 3 级，右下肢肌力等级为 4+ 级。右侧肢体肌张力减低。

病原学检查：5 月 3 日送检血培养，5 月 4 日血培养报阳，革兰氏染色为阳性球菌、短链球菌（图 3.1）。随即向临床医生报告，并转种血平板。在羊血琼脂平板上 35 ℃ 培养 18~24 h 出现细小、圆形、凸起、α 溶血的灰白色菌落（图 3.2）。5 月 6 日细菌鉴定：猪链球菌 2 型。美国临床和实验室标准协会（Clinical and Laboratory Standards Institute，

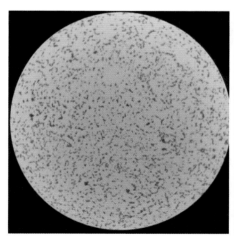

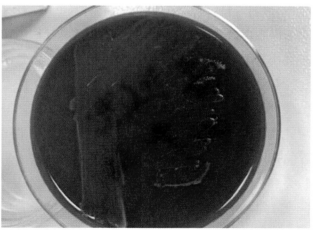

图 3.1 血培养革兰氏染色涂片可见革兰氏阳性球菌

图 3.2 阳性瓶转血平板约 24 h 后，血平板可见较小、α 溶血的灰白色菌落

CLSI）并无猪链球菌的药敏标准，药敏标准参照 α 溶血性链球菌标准，对万古霉素、左氧氟沙星、利奈唑胺，头孢曲松敏感，对红霉素耐药，青霉素无 KB 法标准，需用最低抑菌浓度（minimal inhibitory concentration，MIC）确定其敏感度，查阅文献，均推荐首选青霉素治疗。患者的感染性指标变化见表 3.1。

表 3.1　患者的感染性指标变化

检验项目	检验时间						
	2021-05-03	2021-05-04	2021-05-05	2021-05-06	2021-05-11	2021-05-17	2021-05-20
PCT（ng/mL）	1.96	2.05	1.00	0.39	<0.10	0.12	<0.10
WBC（×10^9L）	20.55	11.14	6.61	6.39	9.24	9.6	9.62
NEU（%）	84.5	70.0	68.0	64.7	67.1	70.4	60.0
CRP（mg/L）	>100.0	>100.0	96.0	43.3	7.3	72.3	8.9
ESR（mm/h）	—	—	—	—	32	45	40

案例分析

1. 检验案例分析

本案例是以关节炎为首发症状入院，因血常规中的白细胞升高，CRP、PCT 升高，临床医生进行了抗感染治疗，但究竟是什么原因引起的感染还不能确定。最终在血培养检查中发现了端倪。5 月 5 日血培养报阳，涂片染色所示为革兰氏阳性球菌、短链状。检验医生随即与临床沟通，由于只抽取了单瓶需氧瓶，嘱医生结合临床，排除污染的可能性。5 月 6 日，血培养鉴定为猪链球菌 2 型，为了一探究竟，找出关节炎的罪魁祸首，检验医生再次联系临床医生讨论此病例，让医生询问患者职业，手部是否有伤口。同时查阅文献得知，该菌为人畜共患感染性疾病，且因其毒力强，容易引起脑膜炎、脓毒症休克。后续也在临床医生处了解到患者是市场贩卖猪肉的商户，并且手部有破溃伤口。结合患者已出现的临床症状和实验室检查：PCT 1.96 ng/mL 及其他感染指标，细菌感染可能性大。对只采集单瓶或一套血培养瓶产生的阳性结果不能判定为感染或者污染，建议结合原发感染灶或迁徙性感染灶的临床表现、采集后治疗效果等，确定感染或污染。最终临床医生根据患者的临床表现、流行病学史、抗感染治疗效果，PCT 从 1.96 ng/mL 降至正常水平，其余感染指标也逐渐降至正常，症状缓解，确定为猪链球菌 2 型感染。在本案例中，血培养阳性结果对最终确诊猪链球菌感染提供了直接依据，检验与临床的沟通对疾病的诊断也起到关键作用。回顾本案例，规范临床送检血培养，准确把握血培养送检指征也迫在眉睫。

2. 临床案例分析

患者入院时表现为发热、突发右肢体乏力疼痛，因实验室检查血常规中白细胞升高，CRP、PCT 升高，其他检查、体征阴性，排除颅内感染性病变或脑血管意外、自身免疫性关节炎、心梗等后，首先考虑是感染所致，故使用头孢呋辛钠 + 非甾体消炎止痛药治疗，为了查明感染原因，入院当天送检血培养。5 月 4 日下午，检验科回报血培养细菌涂片结果后，考虑到病情进展较快，予以小剂量激素抗炎治疗。5 月 6 日，收到检验科细菌鉴定报告：猪链球菌 2 型，与检验科医生进行沟通、讨论，询问患者的职业及流行病学史，手部是否有伤口等详细信息。结合临床表现与患者接触史及细菌鉴定结果，抗感染治疗有效，遂诊断为猪链球菌感染。收到药敏报告后，在目前治疗有效的情况下，根据药敏结果继续当前抗感染治疗并辅以中药治疗。患者病情好转，未再出现发热，但仍有关节炎表现，继续抗炎治疗，5 月 24 日带药出院。

知识拓展

猪链球菌可分为 α 溶血性和 β 溶血性，对青霉素敏感。革兰氏染色为阳性球菌，呈卵圆形，单个或成双、短链排列。分解葡萄糖等多种糖，七叶苷试验阳性，马尿酸钠试验阴性。在羊血琼脂平板上 35 ℃培养 18~24 h 出现细小、圆形、凸起、α 溶血的灰白色菌落。部分菌株在马血琼脂平板上呈 β 溶血。

在我国，1998 年江苏省报告了人感染猪链球菌病，发病 25 例，死亡 14 例；2005 年 6—8 月，四川省发生的人感染猪链球菌病疫情，为国内外迄今为止见于报道的最大规模人感染猪链球菌病疫情，发病数 204 例，死亡 38 例。

目前认为，较为重要的猪链球菌毒力因子主要有：

（1）荚膜多糖（capsular polysaccharide，CPS）：是目前唯一被确认的，也是最为重要的毒力因子。

（2）溶菌酶释放相关蛋白（muramidase-released protein，MRP）和细胞外蛋白因子（extracellular factor，EF）：除荚膜多糖外，这两种蛋白是最常用于评价猪链球菌毒力的指标。

（3）猪链球菌溶血素（suilysin）：溶血素被认为是几种细菌的主要毒力因子，可能在猪链球菌侵入和裂解细胞的过程中发挥着重要作用。

（4）44000 蛋白、IgG 结合蛋白及其他因素：44000 蛋白为 2 型猪链球菌的胞壁蛋白，IgG 结合蛋白属热激蛋白，有报道认为也与毒力相关。菌毛（fimbriae）、黏附因子（adhesions）也是一些细菌常见的毒力因子。

猪链球菌是猪的一种重要病原体，其人感染通常发生在职业生活中会接触猪的人身上。感染呈急性起病，轻重不一，表现多样。

（1）感染中毒症状：高热、畏寒、寒战，伴头痛、头晕、全身不适、乏力等。

（2）消化道症状：食欲下降、恶心、呕吐，少数患者出现腹痛、腹泻。

（3）皮疹：皮肤出现瘀点、瘀斑，部分病例可出现口唇疱疹。

（4）休克：血压下降，末梢循环障碍。

（5）中枢神经系统感染表现：脑膜刺激征阳性，重者可出现昏迷。

（6）呼吸系统表现：部分严重患者继发急性呼吸窘迫综合征（acute respiratory distress syndrome，ARDS），出现呼吸衰竭表现。

（7）听力、视力改变：听力下降，视力下降，且恢复较慢。

（8）其他：少数患者可出现关节炎、化脓性咽炎、化脓性淋巴结炎等，严重患者还可出现肝脏、肾脏等重要脏器的功能损害。

案例总结

猪链球菌在人群中为少见的链球菌，而在猪链球菌感染病例中，致反应性关节炎的症状也较少见，为明确诊断，实验室血培养的送检尤为重要，是诊断的金标准。但在基层医疗机构，还是存在很多不规范的微生物标本送检。本案例中，只送检单瓶血培养，如果因其影响因素致培养阴性，我们就无法获得病原体，很容易造成漏诊、误诊。因此，临床医生规范微生物标本的送检显得尤为重要，并要求熟悉且严格执行血培养的送检指征：①体温 >38 ℃或 <36 ℃；②寒战；③外周血白细胞计数增多（计数 >10.0×10⁹/L，特别有核左移时）或减少（计数 <4.0×10⁹/L）；④呼吸频率 >20 次／分或动脉血二氧化碳分压（PCO_2）<32 mmHg；⑤心率 >90 次／分；⑥皮肤黏膜出血；⑦昏迷；⑧多器官功能障碍；⑨血压降低；⑩炎症反应参数如 CRP、PCT、1，3-B-D- 葡聚糖（G 试验）升高等。采血时间：寒战或发热初起时采集。抗菌药物应用前采集最佳。采集套数：成人每次应采集 2~3 套，每套从不同部位采集。

猪链球菌关节炎的确诊需要血培养、相关炎症指标等证据。PCT 水平的高低是细菌感染严重程度的指标。据文献报道，PCT 只在机体对感染产生全身反应时才会产生，在局限性感染和慢性感染时其血清浓度正常或轻度升高，全身性细菌感染时其血清浓度大幅度上升，特别是脓毒症和感染性休克时，PCT 浓度成倍升高。因此，利用 PCT 水平测定可以有效地评价感染和炎症的严重程度及进展情况，鉴别细菌性和非细菌性发热。血清高浓度的 PCT 是机体免疫系统反应严重及全身脓毒反应持续存在的指征，如果细菌性疾病患者的 PCT 水平持续升高，表示炎症处于上升期或病情恶化，有必要进一步进行其他检查（如病原学检查），必要时改变治疗方案；反之，PCT 水平下降，则说明病情逐渐好转，炎症和感染得到有效控制。在本案例中，也可以明确地看到 PCT 的数值与病情进展是完全一致的。因此，血培养、实验室等感染指标是确诊猪链球菌感染的关节炎的依据。

专家点评

猪链球菌病是由一种溶血性链球菌感染引起不同临床症状的疾病，主要表现为败血症、化脓性淋巴结炎、脑膜脑炎和关节炎。病猪和带菌猪是本病的主要传染源。猪场一旦发生传播，会给行业带来巨大的经济损失。同时，猪链球菌病又是一种人畜共患病，感染人群主要为屠宰场工人以及与病猪有接触的人。

对于医院接收的患者，虽然临床症状起病急，但却不具备特征性，因此，发生漏诊、误诊的概率非常大。如需确诊，需要实验室证据作为支撑。及时诊断对于患者治疗，以及控制本病扩散有重要的作用。

在本案例中，极为难得的是，接诊医院作为一家普通二级医院，急诊、住院医生和实验室均表现出了很高的医学素养与相互沟通协作能力。在整个案例的诊断过程中，初步进行了快速感染性指标的检测，CRP 和 PCT 都显著性地升高，自身免疫指标为阴性，临床据此排除自身免疫性疾病，同时判断关节炎很大可能是由感染引发，但感染源不明，于是立即送检血培养。实验室通过系列实验，给出猪链球菌的结论，主动提示临床，进一步了解患者的生活背景，最后发现患者是屠宰场从业者，且手上有皮肤破溃，于是迅速确认了诊断。这是一个非常难得的结果。

幸运的是，在血培养的送检过程中，虽然只抽了一个需氧瓶，但没有漏诊，得出了阳性结果，比较被动的是一时无法判断是否为污染导致。不过猪链球菌并非日常环境中常见定植菌，可以判断为感染是大概率事件。

本案例体现了实验室的责任心和主导性，对于临床是强有力的辅助和支持。因此，有效的临床沟通对最后确诊和保证治疗效果尤为可贵。

参考文献

［1］中华人民共和国卫生部 . 卫生部关于印发《人感染猪链球菌病诊疗方案》的通知［J］. 中华人民共和国卫生部公报，2007（1）：3-12.

［2］汪华，胡晓抒，朱凤才，等 . 人 - 猪链球菌感染性综合征的流行病学调查［J］. 现代预防医

学，2000，27（3）：312-314.

［3］戴维·吉尔伯特，亨利·钱伯斯，迈克尔·萨格，等.热病：桑福德抗微生物治疗指南（新译第53版）［M］.北京：中国协和医科大学出版社，2019.

［4］周庭银，章强强.临床微生物学诊断与图解［M］.4版.上海：上海科学技术出版社，2017.

［5］国家卫生计生委医政医管局，国家卫生计生委合理用药专家委员会.国家抗微生物治疗指南［M］.2版.北京：人民卫生出版社，2017.

［6］中国医疗保健国际交流促进会临床微生物与感染分会，中华医学会检验医学分会临床微生物学组，中华医学会微生物学和免疫学分会临床微生物学组.血液培养技术用于血流感染诊断临床实践专家共识［J］.中华检验医学杂志，2022，45（2）：105-121.

［7］宋秀琴，时兢，谢卫星，等.降钙素原测定在感染性疾病中的临床意义［J］.现代诊断与治疗，2003，14（5）：278-280.

布鲁氏杆菌性关节炎

作者：曹慧军[1]，余漪漪[2]（贵州医科大学附属医院，1 临床检验中心；2 儿科呼吸）

点评专家：余芳（贵州医科大学附属医院）

前　言

　　布鲁氏杆菌是重要的人畜共患病原菌。在畜牧业发达的地区，尤其是与牛羊接触密切的人群有较高的发病率。它的传播途径主要是接触传播，也可通过消化道、空气等传播。布鲁氏杆菌可导致不同系统感染，临床症状多样，诊断较为困难。临床流行病学接触史对诊断非常关键，但有时由于患者症状不典型，容易忽视。病原学诊断是金标准，但布鲁氏杆菌培养较为困难，规范送检微生物培养标本，且延长培养时间可提高检出率。

案例经过

　　患者，男，10 岁，因"右髋疼痛 7 天"入院。

　　现病史：患者父亲诉 7 天前患儿无明显诱因出现右髋疼痛，为胀痛。外院骨盆、髋关节核磁共振提示骶髂关节炎，右侧髂腰肌局部水肿，左侧股骨头，股骨颈局部骨髓水肿。期间未进行特殊治疗。为进一步诊断，遂就诊于我院儿科。入院查体：体温 36.7 ℃，心率 90 次 / 分，呼吸 23 次 / 分，血压 90/50 mmHg。

　　既往体健，否认传染病史、药物过敏史、手术外伤史，无家族遗传病史。

　　专科查体：双下肢等长，右侧髋关节屈曲，外展，内外旋活动障碍伴明显疼痛，见外侧一不规则瘀斑，约 5 cm × 10 cm 大小，扪及胀痛，皮温不高。左下肢查体无异常。触诊肝脾肿大。

　　实验室检查：白细胞计数（WBC）4.46×10^9/L，中性粒细胞百分比（NEUT%）47.1%，血红蛋白（Hb）113 g/L；肝肾功能大致正常；C 反应蛋白（CRP）7.98 mg/L，红细胞沉降率（ESR）25 mm/h，降钙素原（PCT）0.08 ng/mL。自身免疫性疾病相关检测：

抗中性粒细胞胞浆抗体阴性，类风湿因子 20.30 IU/mL，抗链球菌溶血素 O 36.7 IU/mL，人类白细胞抗原 B27 阴性，抗环瓜氨酸肽抗体阴性，抗核抗体阴性；传染病三项、乙肝相关均为阴性。结核感染 T 细胞检测阴性，肺炎支原体抗体阴性，EB 病毒核抗体和衣壳抗体 IgG 阳性、衣壳抗体 IgM 阴性；巨细胞病毒 IgM 抗体（CMV-IgM）阴性。血培养：培养 5 天，无细菌生长。

影像学检查：下肢及骶髂关节核磁共振提示左侧股骨粗隆，右侧股骨头结节状异常强化灶，右侧骶髂关节及臀部软组织异常强化，考虑炎性改变，如图 4.1 所示。浅部彩超显示右侧腰臀部皮下组织水肿声像。

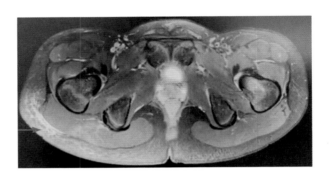

图 4.1　骶髂关节核磁共振（异常部位如箭头所示）

入院初步诊断：

右髋疼痛原因：幼年特发性关节炎？髋关节感染？病毒性关节炎？细菌性关节炎？

关节炎的鉴别诊断：关节炎疾病种类较多，根据病因可分为创伤性关节炎、感染性关节炎、迟行性关节炎、强直性脊柱炎、风湿性和类风湿性关节炎、幼年特发性关节炎等。这类疾病症状并无特异性，根据病史和检查找出关节炎的原因是诊断的关键。

进一步计划检查：完善患者流行病学接触资料，完善血培养检查、关节穿刺液细菌培养等病原学检查。

在诊疗的过程，再次详细追问患者接触史，发现患者父亲长期饲养羊，因此，再次送检血培养，并要求如果 5 天培养为阴性，则延长培养。这次血培养 3 天即报阳，血涂片初步可见细小革兰氏阴性杆菌，呈细砂样，疑似布鲁氏杆菌，如图 4.2 所示。实验室电话报危急值，革兰氏阴性杆菌，同时追问是否有牛羊接触史，如有则高度怀疑布鲁氏杆菌。

培养 1 天，可见细小菌落，质谱鉴定为布鲁氏杆菌属。

最后诊断为布鲁氏杆菌感染，反应性关节炎（布鲁氏杆菌）。建议患者到传染病医院进行规范抗布鲁氏杆菌治疗。

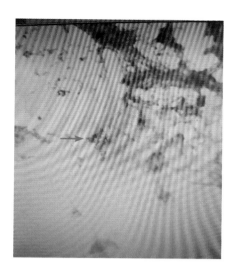

图 4.2　血培养阳性培养物革兰氏染色，菌体呈细砂样（如箭头所示油镜 ×1000）

案例分析

1. 临床案例分析

本案例患者由于一开始并未找到关节炎的原因，我们考虑幼年特发性关节炎（juvenile idiopathic arthritis，JIA）可能。JIA 是一种小儿时期比较常见的关节炎，以持续的关节炎为特征，持续时间 >6 周。特发性的意思是我们并不知道这种病的原因，需排除已知原因，如感染、风湿性关节炎等。幼年是指症状出现的年龄 <16 岁。该患者为 10 岁，存在关节疼痛肿胀和活动受限，自身免疫抗体均为阴性，感染性指标不高或为阴性，血培养阴性。EB 病毒核抗体和衣壳抗体 IgG 阳性，衣壳抗体 IgM 阴性，患者可能既往 EB 病毒感染，而 EB 病毒感染和幼年特发性关节炎有一定关系，另有 EB 病毒相关平滑肌肿瘤且以关节炎首发病的报道。因此，结合文献报道及临床症状，幼年特发性关节炎确实不能除外。由于该疾病属于排除诊断，需要进一步排除其他导致关节炎的原因才能诊断。而 EB 病毒相关平滑肌肿瘤需通过病理检测排除。最后血培养检出布鲁菌，解释了该患者"不明原因"关节炎的真正原因。

2. 检验案例分析

本案例患者关节疼痛明显，影像学检测显示关节炎性病变，炎性指标有 CRP、ESR 增高，疑似髋关节感染，找出病原菌是关键。感染性关节炎常见的疾病菌为金黄色葡萄球菌、肠球菌、肠杆菌科细菌、布鲁菌等。虽然该患者开始双瓶血培养为阴性，但并不能排除特殊难培养病原菌，如结核分枝杆菌、布鲁氏杆菌、支原体等。结合患者有羊接触史，布鲁氏杆菌感染需重点考虑。由于布鲁氏杆菌较难培养，规范送检血培养并延长培养可提高阳性率，最后，实验室培养出布鲁氏杆菌，为患者的诊断提供了重要的信息。

知识拓展

幼年特发性关节炎是儿童常发病，但诊断需严格排除其他原因导致的关节炎，如感染性关节炎、风湿性和类风湿性关节炎。本案例患者虽然做了全面的自身免疫抗体检测，免疫性关节炎可以基本排除，但是针对感染性关节炎检测手段尚不充足（仅采集一套血培养和结核感染 T 细胞检测），仍需进一步规范血培养送检，适当的情况下，需穿刺关节脓肿部做病原学检测。

关节炎，切勿忘记布鲁菌，牛羊接触牢记心。贵州地区是牛羊放牧发达地区，布鲁氏杆菌感染较多。布鲁氏杆菌感染症状多样，常见的有发热、乏力、多汗、关节疼痛、淋巴结肿大、脾肿大、肝肿大、生殖系统损伤、神经系统损伤、呼吸系统感染等。该患者仅为关节疼痛、肝脾肿大，无其他阳性体征，极易漏诊，忽略布鲁氏杆菌感染可能。这提示我们在以后的诊疗中，即使阳性体征不多，仍需考虑布鲁氏杆菌的可能，并详细追问患者接触史。

血培养是感染性疾病诊断的金标准。对于怀疑布鲁氏杆菌感染患者，多次血培养，延长血培养非常关键，规范送检对检出的阳性率影响较大。已有大量研究显示，增加血培养送检套数可提高检出阳性率。

案例总结

布鲁氏杆菌可导致多系统感染，其中布鲁氏杆菌性关节炎是常见的感染类型。关节炎是一类异质性较高的疾病，根据不同致病原因分类较多，其中布鲁氏杆菌导致的关节炎占比较少，症状、影像学缺乏特异性而易被误诊为其他类别的关节炎。对于原因不明的关节炎，需警惕布鲁氏杆菌关节炎的可能，其诊断要点包括：

（1）是否存在其他布鲁氏杆菌常见的临床症状，如发热、肝脾肿大、淋巴结肿大等。

（2）是否有牛羊直接或间接接触史。

（3）是否规范送检血培养，并延长培养至 28 天。

（4）布鲁氏杆菌病原学血清检测和分子诊断试验是否有阳性发现。

专家点评

由于本案例患者最初阳性检测指标较少，给临床明确诊断带来极大的挑战。EB 病毒 IgG 抗体阳性提示曾经感染，因此，考虑幼年特发性关节炎以及 EB 病毒相关平滑肌肿瘤的可能，但经进一步检测并不能明确诊断。再次送检血培养报阳，并检出布鲁氏杆菌，诊断明确，起到一锤定音的效果。由此可见，对于某些特殊微生物感染，仅单次单套送检可能还不能排除，结合临床信息多次送检能提升检出率。同时，积极的临床沟通能促进检验与临床的有效结合进而提升诊疗效率。对于本案例而言，临床微生物检验对患者的诊断非常关键。

参考文献

［1］中华医学会儿科学分会免疫学组，中华儿科杂志编辑委员会，中国儿童风湿免疫病联盟.中国幼年特发性关节炎诊断及治疗临床实践指南（2023版）［J］.中华儿科杂志，2023，61（5）：398-411.

［2］凌加云，温宇，何璐，等.多关节型幼年特发性关节炎67例临床分析［J］.中华实用儿科临床杂志，2021，36（17）：1320-1324.

［3］蔡蓉，李彩凤，张俊梅.EB病毒感染对幼年特发性关节炎的影响［J］.中华实用儿科临床杂志，2016，31（22）：1728-1730.

［4］许娟，李志辉，陈卫坚，等.以关节炎为首发表现的儿童EB病毒相关平滑肌肿瘤1例［J］.中华实用儿科临床杂志，2022，37（3）：219-221.

5

糖尿病合并类鼻疽感染

作者：谢艳斌[1]，毛连华[1]，陆德胜[1]，王自超[2]（广西柳钢医疗有限公司医院，1 医学检验科；2 普通外科）

点评专家：赵旁益（广西柳钢医疗有限公司医院）

前　言

　　类鼻疽是一种由类鼻疽伯克霍尔德菌感染引起的地方性人畜共患传染病。其临床表现多样且缺乏特异性，包括肺部感染、败血症、局部脓肿、溃疡感染、尿路感染等，有着"似百样病"的俗称，常导致临床延误诊断。病原学检查是该病诊断的金标准。

案例经过

　　患者，男性，46 岁。自述 2022 年 10 月下旬无诱因出现右侧腋窝疼痛不适，自检触及右侧腋窝硬块，无畏寒、发热、肢体活动障碍、皮肤溃烂、流脓等其他不适表现，故起初未就诊，后因疼痛加重难忍于 2022 年 11 月 24 日至广西柳钢医疗有限公司医院普通外科住院治疗。

　　入院查体：体温 36 ℃，心率 112 次 / 分，呼吸 20 次 / 分，血压 133/92 mmHg。精神状态好。右侧腋窝触及一肿物，大小约 6 cm×6 cm，边界清晰，局部皮肤温度稍高，无明显波动感，局部触痛，皮肤潮红，无溃烂、渗液，其余无明显异常。

　　实验室检查结果如下。血常规：白细胞计数（WBC）11.98×10⁹/L ↑［参考值（3.5~9.5）×10⁹/L］、中性粒细胞计数（NEUT）8.65×10⁹/L ↑［参考值（1.8~6.3）×10⁹/L］、单核细胞计数（MONO）1.30×10⁹/L ↑［参考值（0.1~0.6）×10⁹/L］。C 反应蛋白测定（CRP）67.00 mg/L ↑（参考值 0~10.0 mg/L）。血糖（随机）：葡萄糖 22.09 mmol/L ↑（参考值 3.9~7.8 mmol/L）。尿常规：酮体（+）↑、葡萄糖（++++）↑。肿瘤标志物七项：血清铁蛋白 453.00 ng/mL ↑（参考值 0~400 ng/mL）、糖类抗原 15-3

（CA15-3）38.49 U/mL↑（参考值 0~25 U/mL）。血脂四项：甘油三酯 9.59 mmol/L↑、高密度脂蛋白胆固醇 0.69 mmol/L↑。肾功能四项、心肌酶五项、肝功能十项、输血前四项、凝血四项无明显异常。

影像学检查结果如下。彩色 B 超（图 5.1）扫描见右侧腋窝皮下混合回声包块（上下径约 81 mm，左右径约 37 mm，前后径约 50 mm，距离体表约 9 mm，边界欠清晰，形态欠规则，其内可见无回声及等回声），考虑右侧腋窝炎性改变（脓肿形成可能）；右侧腋窝皮下实质性低回声结节（大小约 19 mm×10 mm），考虑淋巴结肿大声像。

CT 扫描显示右侧腋窝见团块状稍低密度影，周围脂肪间隙模糊，较大层面范围约 69 mm×44 mm，CT 值约 17 HU，考虑感染性病变伴脓肿形成可能（图 5.2）。

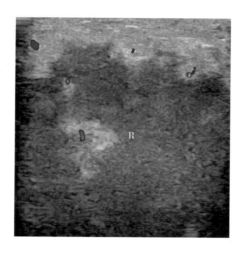

图 5.1　右侧腋窝脓肿 B 超影像

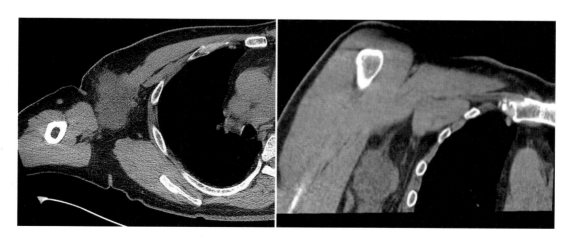

图 5.2　右侧腋窝脓肿 CT 影像

初步诊断：①右侧腋窝脓肿；②右侧腋窝淋巴结炎；③2型糖尿病。

诊疗经过：鉴于软组织感染致病菌常是以革兰氏阳性菌及厌氧菌为主的多种混合感染，且患者合并糖尿病，入院时予以胰岛素降糖、头孢呋辛钠 1.5 g+ 甲硝唑 0.5 g q8h 静滴抗感染对症治疗。2022 年 11 月 25 日，急诊行右侧腋窝脓肿切开引流术，术中有浓白色脓液流出，量约 100 mL，留取脓液送细菌涂片 + 培养。术后患者疼痛感虽明显减轻，但治疗数日创面仍有明显红肿，脓性渗出，腋窝硬肿范围未见缩小。

检验科收到脓液标本后，直接涂片革兰、抗酸染色，显微镜观察找到革兰氏阴性杆菌，未找到抗酸杆菌。2022 年 11 月 29 日，脓液培养质谱鉴定结果：类鼻疽伯克霍尔德菌，药敏结果提示对头孢他啶、哌拉西林 / 他唑巴坦、亚胺培南、美罗培南、复方磺胺甲噁唑、环丙沙星、左氧氟沙星等抗菌药物敏感。根据《热病：桑福德抗微生物治疗指南（第 48 版）》推荐治疗类鼻疽伯克霍尔德菌的首选方案，结合患者的感染情况较轻，故推荐临床使用头孢他啶进行至少 2 周的抗感染治疗。

后续治疗和转归情况如下。

2022 年 11 月 30 日起，予以头孢他啶 3 g q12h 抗感染方案治疗，患者伤口红肿逐渐消退，脓性渗液减少，创面逐步收敛愈合。

2022 年 12 月 5 日，再取创面分泌物行细菌病原学检查，12 月 7 日，回报仍培养出类鼻疽伯克霍尔德菌。经临床药学室会诊，12 月 12 日起，调整用药方案为头孢他啶 3 g q8h，维持抗感染及创面换药治疗，12 月 22 日，患者创面基本愈合。住院期间检测患者体温正常，予以出院，嘱院外定期随诊，继续服用复方磺胺甲噁唑 4 片 q12h，随诊 6 个月。如有不适，及时复诊。

出院诊断：①类鼻疽（脓肿型）；②右侧腋窝脓肿；③右侧腋窝淋巴结炎；④2型糖尿病、糖尿病酮症；⑤高甘油三酯血症；⑥低钾血症。

患者出院后遵医嘱，血糖控制佳，复诊时伤口愈合良好。

案例分析

1.临床案例分析

本病例为我院发现的首例类鼻疽病例，亦为柳州市报告的为数不多的类鼻疽病例之一。类鼻疽是由类鼻疽伯克霍尔德菌引起的人类与动物的共患疾病，主要见于热带地区，流行于东南亚地区，人群普遍易感，我国的类鼻疽病例主要集中分布在海南、广东和广西等南部地区。该患者否认有异地旅居史，但长居广西，职业为出租车司机，有接触其他类鼻疽携带者的可能性，不过也不排除接触被病原菌污染的土壤和污水从而感染致病的可能。患者为血糖未控制的糖尿病患者，属于免疫力低下的易感人群，符合该病的流行病学特点。

2. 检验案例分析

2022 年 11 月 25 日，检验科微生物室收到患者的脓液标本后，在生物安全柜内进行标本处理，标本接种于哥伦比亚血平板、麦康凯琼脂平板、巧克力平板，放置于 35 ℃空气、5% CO_2 环境下分别培养。脓液涂片革兰氏染色找到革兰氏阴性杆菌（图 5.3）。2022 年 11 月 26 日，哥伦比亚血平板和麦康凯琼脂平板上有细小的菌落生长，继续过夜培养，48 h 后哥伦比亚血平板上可见中等大小、灰白色、不透明、凸起、边缘平坦、中央厚实不规则褶皱的菌落（图 5.4），似"车轮胎样"菌落。麦康凯琼脂平板上生长菌落为干燥、粉红色的菌落（图 5.5）。菌落涂片革兰氏染色为革兰阴性杆菌，葡萄糖氧化发酵实验为非发酵型，氧化酶和触酶实验均为阳性。2022 年 11 月 28 日，我室 VITEK 2 全自动微生物分析仪 GN 卡鉴定为类鼻疽伯克霍尔德菌，2022 年 11 月 29 日，MALDI-TOF-MS 鉴定结果为类鼻疽伯克霍尔德菌。

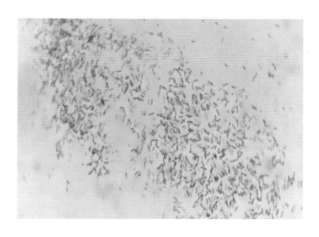

图 5.3　标本直接涂片革兰氏染色（×1000）

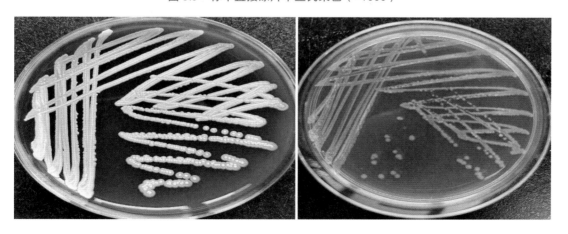

图 5.4　哥伦比亚血平板 35 ℃培养 48 h 菌落形态　　图 5.5　麦康凯琼脂平板 35 ℃培养 48 h 菌落形态

考虑类鼻疽伯克霍尔德菌为高致病性菌，立即电话联系普通外科主管医生，告知该患者脓液培养出类鼻疽伯克霍尔德菌。该菌为潜在的生物恐怖细菌，可以通过接触和气溶胶传播，建议立即对患者进行接触和呼吸道隔离，并进行传染病报卡。同时通知感控科指导临床科室做好环境、物表的清洁消毒工作及对医护人员和家属进行防控措施的宣讲，避免交叉感染。

药敏结果提示，类鼻疽伯克霍尔德菌对头孢他啶、哌拉西林/他唑巴坦、亚胺培南、美罗培南、复方磺胺甲噁唑、环丙沙星、左氧氟沙星等抗菌药物敏感，再次电话与主管医生沟通，得知患者正在使用的抗菌药物为头孢呋辛+甲硝唑，疗效不佳，为了有效地控制感染，实验室结合《热病：桑福德抗微生物治疗指南（第48版）》推荐以及患者的感染情况，推荐临床使用头孢他啶进行至少2周的抗感染治疗，待患者病情稳定好转后建议再换口服复方磺胺甲噁唑片+多西环素根除治疗3个月以上。主管医生认同治疗方案并将头孢呋辛改为头孢他啶进行抗感染治疗。

知识拓展

类鼻疽属于地方性传染病，具有分布广、潜伏性强、致病性强、诊断难、治疗难等特点。人们主要通过接触污染的水和土壤，经由破损的皮肤等途径感染，临床表现多种多样，可呈急性爆发性感染，亦可为慢性化脓性感染，感染可涉及全身任何器官及组织，受累的脏器包括肺、肝、脾、肾、关节、血液及中枢神经系统。

类鼻疽伯克霍尔德菌对大多数抗菌药物具有天然固有的耐药性，包括青霉素、氨苄西林、第一代和第二代头孢菌素、氨基糖苷类庆大霉素、妥布霉素、链霉素和多黏菌素。

案例总结

类鼻疽临床表现变化无常，潜伏期少则2~3日，多则数年，起病可急可缓，因此，常较难第一时间诊断。该病例临床表现并不特异，与一般软组织感染表现无异，如未及时送检细菌培养可能导致漏诊或者误诊，也可能为病情迁延反复或急性进展恶化埋下伏笔。而除了根据细菌培养结果精准选择抗菌药物，能及时将脓肿切开引流也是快速控制感染、有效治疗的关键。

随着医疗技术水平的提高，类鼻疽伯克霍尔德菌引起人们感染的报道越来越多，其存在和潜在危害也越来越受到重视。微生物检验医师积极参与本案例的诊疗经过，从标本处理、病原菌的鉴定、药敏结果解读到用药推荐，多方面与临床医生沟通和交流，为患者疾病的诊断和治疗提供了及时、准确的病原学依据。通过本案例，对类鼻疽的临床特点、实验室检查、疾病诊断和治疗加深了印象，为类鼻疽疾病的诊疗积累了经验。

专家点评

　　类鼻疽伯克霍尔德菌感染病例比较少见，其临床表现多样，包括亚临床感染、局部脓肿、重症肺炎和急性败血症，基层临床医师对其认识有待提高。正确的诊断及治疗有赖于准确的病原学结果。该鼻疽病例为我院收治的首例病例，初始常规抗菌药物（头孢呋辛钠＋甲硝唑）治疗效果不佳，后根据药敏结果，改用头孢他啶抗感染治疗，患者的病情逐渐好转并顺利出院。在临床工作中，临床医师要提高对不同病原菌的认知，微生物检验医师要警惕不典型菌的培养，以便能迅速做出正确的诊断，提供准确的治疗方案。

参考文献

［1］方静，方瑶.类鼻疽的研究进展及诊疗现状［J］.微生物与感染，2013，8（2）：115-118.

［2］戴维·吉尔伯特，亨利·钱伯斯，迈克尔·萨格，等.热病：桑福德抗微生物治疗指南（新译第53版）［M］.北京：中国协和医科大学出版社，2019.

［3］WIERSINGA W J，CURRIE B J，PEACOCK S J. Melioidosis［J］. The New England Journal of Medicine，2012，367（11）：1035-1044.

6

苏黎世放线菌致腹膜透析导管隧道感染

作者：王丹[1]，杨向贵[1]，钟晓艺[2]（成都医学院第一附属医院，1 检验科；2 肾病科）

点评专家：许颖（成都医学院第一附属医院）

前 言

放线菌是一种单细胞原核微生物，兼性厌氧菌，是健康人群牙菌斑主要菌群组成部分，同时也与人类龋病和口腔感染有关，皮肤黏膜屏障破坏，放线菌进入口腔组织，慢性感染可形成颌面部结节；而放线菌若进入其他部位引起感染，常导致致密性纤维化硬结和窦道的慢性肉芽肿病变，其中窦道脓液可见"硫磺样"颗粒，是该病确诊的病原学证据，而放线菌微需氧培养要求较高，致临床易漏诊，易发展为慢性感染。因此，本文学习苏黎世放线菌（Actinomyces turicensis）感染病例及相关文献，对临床诊断与治疗进行探讨。

案例经过

患者，女性，68 岁。因夜尿增多 6 年余，血肌酐水平升高（具体不详），双肾彩超提示肾脏缩小，诊断为慢性肾衰竭。长期服用药物保肾，于 2017 年 12 月 27 日行腹膜透析导管置入术，术后逐渐过渡到规律腹膜透析，维持性腹膜透析 4 年。近 2 年反复双下肢水肿，左下腹腹膜透析导管出口处红肿，见少量脓性分泌物，于 2022 年 5 月 25 日入院就诊。

既往病史：高血压病史（最高血压具体不详）6 余年，长期服用苯磺酸氨氯地平片控制血压，近期血压控制不佳。无过敏史、传染病史、外伤史、输血史。

个人史：长期居住在四川省成都市，无工业毒物、粉尘、放射性物质接触。

查体：体温 36.5 ℃，心率 94 次 / 分，呼吸 20 次 / 分，血压 163/84 mmHg。神志清楚，慢性肾病面容，贫血貌，双耳听力差，全身皮肤巩膜无黄染，浅表淋巴结未扪及肿大；颈软，无抵抗，颈静脉无怒张；双肺呼吸音稍粗，未闻及明显干湿啰音；心律齐，各瓣膜听诊区未闻及病理性杂音及额外心音；腹部软，无压痛及反跳痛，肝脾肋下未触及，双肾区无叩痛，四肢关节无畸形，双下肢中度对称性凹陷性水肿。

皮肤检查：右下腹可见一长约 5 cm 陈旧性手术瘢痕，患者治疗前左下腹腹膜透析导管出口处皮肤红肿，见少量脓性分泌物，未见"硫磺样"颗粒，距导管口大于 2 cm 处有压痛，挤压伤口处，明显有脓性分泌物排出。

实验室检查：胱抑素 C（CysC）6.49 mg/L，尿素 24 mmol/L，肌酐（Cre）964.1 μmol/L，$β_2$- 微球蛋白（$β_2$-MG）32.1 mg/L，血清总蛋白（TP）57.3 g/L，葡萄糖（Glu）7.40 mmo1/L，二氧化碳结合力（CO_2 CP）23.7 mmol/L，C 反应蛋白（CRP）6.3 mg/L，红细胞沉降率（ESR）88 mm/h。红细胞计数（RBC）3.27×10^{12}/L，血红蛋白（Hb）90 g/L，平均血红蛋白浓度（MCHC）317 g/L，平均红细胞体积（MCV）86.9 fL，红细胞比容（Hct）28.4%，血小板计数（PLT）192×10^9/L，白细胞计数（WBC）5.97×10^9/L，淋巴细胞百分比 10.4%，中性粒细胞百分比 73.8%。血清淀粉样蛋白测定（SAA）16.46 mg/L。纤维蛋白原（Fib）7.84 g/L，纤维蛋白（原）降解产物（FDP）6.49 μg/mL，D- 二聚体（D-Dimer，DD）768.00 ng/mL。

微生物检查：取脓性分泌物标本涂片、革兰氏染色镜检，镜下见大量白细胞分布和少量革兰氏阳性杆菌、革兰氏阳性球菌分布。分泌物接种于哥伦比亚血平板（成都瑞琦公司），经 5%CO_2、35 ℃培养 2 d 后见 3 种菌落形态，两种白色大菌落（革兰氏阳性球菌）和一种灰白色针尖样菌落（革兰氏阳性杆菌）。实验室与医生针对结果沟通、讨论后，考虑患者有明显感染症状，仍需明确病原学结果，为避免采样污染或未取到有效标本，实验室下临床进行床旁采样。

先用生理盐水清洗伤口处，挤压排出脓性分泌物，再用无菌棉拭子采集病灶边缘及深部分泌物。将脓性分泌物涂片、革兰氏染色镜检，镜下见分布均匀的白细胞（以中性粒细胞为主）和大量革兰氏阳性杆菌分布 [图 6.1（a）]；标本接种于哥伦比亚血平板，经 5%CO_2、35 ℃培养 3 d 后见灰白色、针尖样菌落，菌落革兰氏染色为革兰氏阳性杆菌 [图 6.1（b）、图 6.1（c）]。挑取灰白色菌落经基质辅助激光解吸 - 飞行时间质谱仪（MALDI-TOF MS，法国梅里埃公司）分析，鉴定为苏黎世放线菌（图 6.2）。使用 e-test 浓度梯度法完成药敏试验，根据 2018 年美国临床和实验室标准协会（Clinical and Laboratory Standards Institute，CLSI）推荐的放线菌药敏试验结果判断标准进行判读，显示该苏黎世放线菌对头孢噻肟、美罗培南及亚胺培南均敏感。

2022 年 5 月 29 日送检脓性分泌物进行革兰氏染色镜检、细菌培养，结果同 5 月 28 日送检结果。

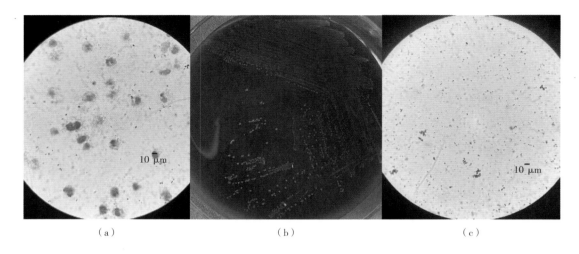

| （a） | （b） | （c） |

图 6.1　脓液分泌物染色镜检与菌落观察

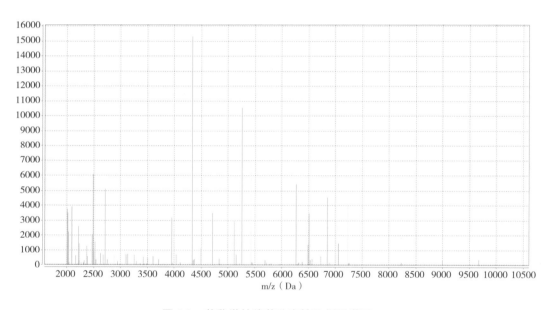

图 6.2　苏黎世放线菌分离株飞行质谱图

诊断与治疗：结合患者的临床表现和细菌培养鉴定结果，诊断该患者为苏黎世放线菌导致的腹膜透析导管隧道感染。药剂科药师结合药敏试验结果推荐给予美罗培南 0.5 g qd 进行治疗。治疗 1 周后，患者导管出口处疼痛、红肿较明显好转，皮肤流脓症状已明显改善，但仍有少量脓性分泌物，病情得到有效控制，现美罗培南已用足疗程，抗生素降阶梯为注射用头孢噻肟钠 2.0 g qd，加外用换药，1 周后出院。出院时嘱患者连续口服阿莫西林 0.5 g q8h 3 个月，每月定期随访。

案例分析

1. 临床案例分析

腹膜透析导管出口处出现了红肿、分泌物或者在隧道处进行按压时有分泌物或者脓液出现，或者是局部可以摸到一个脓肿等，表明患者出现了导管隧道感染，临床需要及时处理。使用消毒液进行局部消毒，或使用抗菌软膏进行治疗，必要时使用手术清创，对感染组织进行充分的手术切除。

2. 检验案例分析

本案例是一例苏黎世放线菌引起的腹膜透析导管隧道感染，患者因慢性肾衰竭行腹膜透析，是腹部感染的易感人群。实验室综合多个标本的涂片、培养、质谱鉴定结果，最终判断为苏黎世放线菌引起的软组织感染，并使用手工方法完成药敏试验，与临床主动沟通，告知该菌特点和推荐治疗方案。

知识拓展

已报道的苏黎世放线菌感染主要表现为乳房脓肿、剖宫产术后复杂性腹腔感染以及耳廓、臀部等皮肤软组织感染，患处可见多个脓性窦道，挤压皮损处后有脓血性分泌物溢出。肉眼观察脓液中是否有"硫磺样"颗粒，是诊断放线菌病的主要手段之一，但临床却很难见到，因仅有衣氏、麦氏放线菌产"硫磺样"颗粒且不同菌株间病理检查亦有差异。另外，脓液显微镜直接检测对诊断放线菌病有明确价值，其"硫磺样"颗粒在制片过程中可能被压碎，再经过涂片、干燥固定、革兰氏染色后，置于显微镜油镜下观察，可见大量呈分枝状、革兰氏染色阳性的菌丝，被白细胞包围，是该病的特征。

放线菌属于兼性厌氧菌，但厌氧培养是首选方法，可以提高分离率，延长培养时间，避免该菌的漏检。然而，因细菌鉴定仪器系统数据库有限、放线菌生长耗时长且菌种间鉴别需特殊生化反应，使得传统生化鉴定方法难以完成放线菌鉴定，常导致检测结果假阴性和重复性差。近年来，质谱技术已广泛应用于微生物领域，为临床实验室快速准确鉴定放线菌病提供了技术支持。另外，16S rRNA 部分片段测序、宏基因组二代测序（metagenomic next-generation sequencing，mNGS）已是细菌菌种鉴定的有效手段。

本案例患者经多个标本的涂片、培养、质谱鉴定结果，最终确定是苏黎世放线菌引起的腹膜透析导管隧道感染，临床需要及时使用消毒液进行局部消毒，或抗菌软膏进行治疗，必要时使用手术清创，对感染组织进行充分的手术切除。

在放线菌病的治疗过程中，通常建议使用大剂量青霉素或阿莫西林。给药途径取决于感染的严重程度：轻度放线菌病如局限性口腔疾病，推荐口服青霉素 V 或阿莫西林。

严重或广泛的放线菌病，通常是侵袭性的，并伴有明显的化脓或瘘管，多发生在有明显潜在合并症的患者身上，推荐静脉注射青霉素 G，初始疗程 4~6 周。患者病情有明显改善后，可以从静脉治疗转为口服治疗，口服青霉素 V 或阿莫西林 6~12 个月。

案例总结

本案例患者为 68 岁女性，因慢性肾衰竭而长期腹膜透析，导致患者出现腹膜透析并发症（腹膜透析相关导管隧道感染）。实验室通过与临床积极有效的沟通，采集合格样本后明确诊断为苏黎世放线菌导致的隧道感染。临床参考实验室药敏结果，先后使用美罗培南和头孢噻肟进行治疗，患者症状明显改善。但目前对于放线菌的药敏试验，临床微生物实验室能做的工作比较有限。CLSI 推荐使用琼脂稀释法，而临床试剂无法满足药敏试验要求，导致只能采用其他方法（如 e-test 浓度梯度法）给医生治疗提供参考方案，该方法实用且结果可靠，能满足手段有限的实验室对治疗的需求。放线菌病的感染在临床少见，对于抗菌治疗持续时间，认识不够，实验室通过积极、有效的沟通，提示医生及时更改治疗方案，达到较好的治疗效果。

专家点评

腹膜透析相关导管隧道感染是长期腹膜透析患者易出现的并发症之一，若诊治不及时容易成为难治性隧道感染。因此，对于少见菌的培养、鉴定和药敏试验是临床微生物实验室的一大挑战，由于鉴定这类细菌的生化鉴定试剂、药敏试剂有限，需要实验室引进新的鉴定技术如质谱技术、测序技术，寻找替代药敏试验，尽早为临床提供准确的药敏结果，帮助临床诊断和治疗。

参考文献

［1］王诗维，杨建军，张松梓．不同牙龋病状况患者龈上菌斑及龋损组织微生物多样性分析［J］．上海口腔医学，2022，31（2）：201-204.

［2］苏玲，李素云，洪燕，等．肺泡灌洗液宏基因测序诊断儿童肺放线菌感染一例［J］．新医学，2022，53（1）：66-69.

［3］COBO F. Breast abscess due to Actinomyces turicensis in a non-puerperal woman［J］. Enferm Infecc Microbiol Clin（Engl Ed），2018，36（6）：388-389.

［4］李颖，彭涛，王凯，等．剖宫产术后复杂性腹腔感染合并苏黎世放线菌感染一例［J］．临床医药文献电子杂志，2018，5（68）：168-169.

［5］刘岩，蒲增惠，赵茂茂，等．耳廓苏黎世放线菌病首例报告及文献复习［J］．中国感染控

制杂志，2019，18（1）：79-82.

［6］张河林，赵秀林，尹卫国，等 . 苏黎世放线菌感染导致骶尾脓肿的临床分析［J］. 国际检验医学杂志，2020，41（16）：2046-2048.

［7］中华医学会检验医学分会临床微生物学组，中华医学会微生物学与免疫学分会临床微生物学组，中国医疗保健国际交流促进会临床微生物与感染分会 . 宏基因组高通量测序技术应用于感染性疾病病原检测中国专家共识［J］. 中华检验医学杂志，2021，44（2）：107-120.

［8］ROSENBLATT J E，GUSTAFSON D R. Evaluation of the Etest for susceptibility testing of anaerobic bacteria［J］. Diagnostic Microbiology and Infectious Disease，1995，22（3）：279-284.

7

空肠弯曲菌致肝硬化患者菌血症

作者：李晶[1]，杨倩[1]，龚辉[2]，黄燕春[1]（成都市龙泉驿区第一人民医院，1 检验科；2 消化科）

点评专家：喻华（四川省医学科学院·四川省人民医院）

前　言

　　空肠弯曲菌是一种食源性人畜共患病原菌，为革兰氏阴性微需氧弯曲菌，食用被污染的食物和水源可引起婴幼儿和成人急性腹泻，世界卫生组织已将其引起的腹泻列为最常见的食源性传染病之一。国外文献报道，在弯曲菌感染的肠炎患者中，仅 0.2%~0.4% 进一步发展为菌血症，肝硬化、HIV 感染、恶性肿瘤和免疫力低下是空肠弯曲菌肠外感染的重要危险因素。本文报道 1 例由空肠弯曲菌引起的肝硬化患者菌血症病例。

案例经过

　　患者，男性，59 岁。酒精性肝硬化病史 6 年余，1 月前因双侧大量胸腔积液行双侧胸腔闭式引流，并行经颈静脉肝内门体分流术（transjugular intrahepatic portosystemic shunt，TIPS）。2022 年 11 月 17 日，因"腹痛 6 天余"收入本院消化内科。入院查体：慢性肝病病容，双肺呼吸音偏低，可闻及湿啰音，双侧胸腔引流管固定在位，少许渗液；腹软，全腹轻微压痛，其余无特殊。

　　入院时相关检查：血常规示白细胞计数（WBC）14.04×10^9/L，中性粒细胞百分比（NEUT%）91.7%，C 反应蛋白（CRP）44.3 mg/L；降钙素原（PCT）1.50 ng/mL；大便隐血阳性；超声提示肝硬化声像图，肝脏钙化灶，右肝支架管及门静脉主干未见血流灌注，脾大。腹腔积液（2.2 cm × 2.2 cm），胸腔积液（右侧：15.1 cm × 9.8 cm × 9.9 cm，左侧：8.1 cm × 8.3 cm × 5.5 cm）。入院诊断：酒精性肝硬化失代偿期伴食管胃底静脉曲张，自发性腹膜炎，双侧大量胸腔积液，细菌性肺炎。

　　患者入院后立即采集双套血培养送检，并予以哌拉西林 / 他唑巴坦 4.5 g q8h 静脉输注，经验性抗感染治疗。入院第 4 天，患者腹痛有所好转，轻微腹胀，无腹泻、黑便；

右侧胸腔引流管处轻微渗液；血常规结果为 WBC 9.89×10^9/L，NEUT% 88.1%；微生物实验室回报右上肢需氧瓶培养出空肠弯曲菌，β - 内酰胺酶阴性。患者症状有所好转，炎症指标较前下降，并出现腹泻，调整哌拉西林 / 他唑巴坦用药频次，改为 4.5 g q12h 静脉输注，其余治疗不变。入院第 6 天，患者腹泻加重，腹胀、腹痛不明显，肠鸣音 3~4 次 / 分，未送检大便常规及大便培养等检查；右侧胸腔引流管处渗液明显，予以拔除，伴轻微气紧、咳嗽不适，胸腔部位予以换药处理；微生物实验室回报左下肢需氧瓶培养出空肠弯曲菌。入院第 10 天，于局部麻醉下行胸腔穿刺术，术中穿刺 10 mL 胸腔积液送检并引流出淡黄色乳糜样液体约 750 mL。胸腔积液相关检测结果：需氧条件下培养 48 h 无细菌生长；胸腔积液常规提示有核细胞计数为 0.11×10^9/L，其中单个核细胞占 72%，分叶核细胞占 28%，黏蛋白定性为弱阳性；胸腔积液生化结果提示乳酸脱氢酶（LDH）32 IU/L，腺苷脱氨酶（ADA）1.40 U/L，总蛋白（TP）2.80 g/L，葡萄糖（Glu）9.05 mmol/L。综上可基本排除渗出液可能。入院第 13 天，患者腹胀较前明显，大便 6~7 次 / 天，全腹轻压痛，腹部超声提示腹水增多，腹膜肿胀稍明显，但无法进行穿刺引流；大便涂片提示肠道菌群失调，予以双歧杆菌胶囊 840 mg bid 口服，调节肠道菌群，停用哌拉西林 / 他唑巴坦。入院第 16 天，患者大便次数明显减少，1~2 次 / 天，无腹痛、腹胀。复查血常规结果为：WBC 7.69×10^9/L，NEUT% 83.5%，患者好转出院，院外继续服药，定期门诊随访。

微生物检查结果如下：

（1）鉴定结果：2022 年 11 月 17 日，在患者右上肢和左下肢分别采集一套血培养瓶送检，其中 2 瓶需氧瓶分别在培养 40 h、66 h 后报阳，直接涂片革兰氏染色为阴性菌，菌体呈弧状、逗点状、海鸥状，转种于哥伦比亚血平板，在 35 ℃、6%~7% CO_2 环境下培养 48 h 后可见半透明、圆形的不溶血菌落，如图 7.1 所示。采用质谱分析系统 Autof

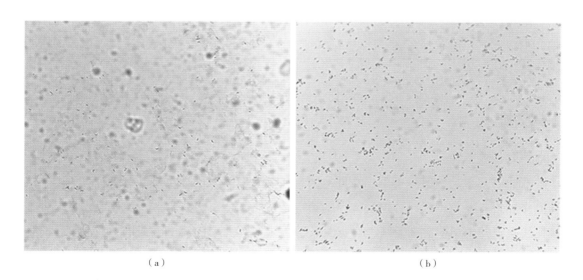

（a）　　　　　　　　　　　　　　　（b）

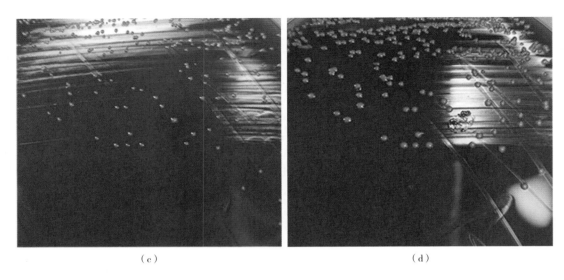

（c）　　　　　　　　　　　　　　　　（d）

图 7.1　空肠弯曲菌镜下菌体及菌落形态

（a）为血培养报阳后直接涂片革兰氏染色镜下形态（×1000）；（b）为纯菌落革兰氏染色后镜下形态（×1000倍）；（c）、（d）分别为35℃、6%~7% CO_2 环境下培养48 h和72 h的菌落形态

Ms 1000 进行鉴定，鉴定结果为空肠弯曲菌（得分9.553），结合菌落、镜下形态特征及相关生化试验（氧化酶阳性等），最终确定为空肠弯曲菌。

（2）药敏结果：采用头孢硝噻吩试剂条检测 β - 内酰胺酶，参照美国临床和实验室标准协会 M45-A3 药敏指南文件进行药敏试验，药敏结果见表7.1。

表 7.1　空肠弯曲菌药敏试验结果

抗菌药物	K-B 法（mm）	判断标准（mm）			结果
		敏感	中介	耐药	
β - 内酰胺酶	—	—	—	—	阴性
红霉素	25	≥ 16	13~15	≤ 12	敏感
环丙沙星	6	≥ 24	21~23	≤ 20	耐药

注："—"表示无数据。

案例分析

1. 临床案例分析

弯曲菌多引起肠道内感染，在发达国家和发展中国家，弯曲菌感染很普遍。由于培养操作和报告要求不同，各国经培养确诊空肠弯曲菌感染的发病率差异很大，且很难直接比较报道的发病率。在美国，食源性疾病动态监测项目 Food Net 提供了一个统一的网站报道点，给出了准确的实验室确诊感染的发病率。经培养确诊弯曲菌感染的发病率在美国 21 世纪初明显下降，但在 2012 年其发病率又增长了 14%，达到 2000 年以来的最高水平。Food Net 网站报道结果显示：在某些州，空肠弯曲菌是可从消化道感染患者中分离到的最常见的肠道病原体，估计美国每年发生 130 万例。因为漏诊和漏报，实际的发病率比报道的发病率要高很多。由空肠弯曲菌引起的肠外感染少见，该菌可引起脑膜炎、心包炎、新生儿败血症、关节炎等。

空肠弯曲菌常通过污染的食物和水源侵入人体肠道，本案例患者为肝硬化失代偿期的老年男性，长期存在门静脉高压和肝功能异常。患者入院前 6 天出现腹痛，大便隐血阳性，可能此时已出现空肠弯曲菌肠道内感染。在患者机体免疫力低下的情况下，空肠弯曲菌穿过消化道屏障入血，导致患者出现血流感染。可惜的是，我院实验室现有的传统微生物培养方法不能很好地检出空肠弯曲菌，且暂无分子诊断项目可用，导致患者在入院后大便中未检出空肠弯曲菌。空肠弯曲菌肠内感染时，患者常有腹泻或腹痛，多在一周内自限性痊愈，轻症者一般不需要治疗，当患者处于妊娠、高热、免疫力低下等状态时需要抗生素治疗。在抗菌药物治疗方面，首选阿奇霉素或红霉素，环丙沙星因耐药率差异较大而不作为首选。早期合理使用抗生素可明显提高肝硬化合并菌血症患者的生存率，本案例患者空肠弯曲菌入血导致菌血症，入院第 1 天即予以哌拉西林 / 他唑巴坦经验性抗感染，经 12 天的抗感染治疗及改善肝功能、调节肠道菌群等支持治疗后，获得了较好的临床疗效。

2. 检验案例分析

首先，活性炭 - 头孢哌酮 - 去氧胆酸钠 - 琼脂培养基（CCDA）和 Campy-CVA（含头孢哌酮、万古霉素和两性霉素）是目前较为推荐的用于分离、培养空肠弯曲菌的培养基，但是绝大多数常规实验室都没有相应的培养基，导致粪便中空肠弯曲菌的漏检。其次，粪便标本中大量杂菌的存在，从大量干扰菌落中筛选出可疑空肠弯曲菌菌落比较困难。空肠弯曲菌核酸检测也可作为肠道感染病原菌检测的一种有效手段，但是国内开展该检查项目的实验室较少。Fitzgerald 等研究发现，相比传统培养及核酸检测，检测粪便中空肠弯曲菌抗原更方便、快速，但其准确性受到质疑。对于该菌的鉴定，传统的革兰氏染色、氧化酶、触酶、马尿酸钠试验和硝酸盐还原试验可将疑似菌株鉴定为弯曲菌属，但是不能鉴定到种的水平，质谱技术可快速得到准确的鉴定结果，分子生物学方法亦可得到准确的鉴定结果。因此，空肠弯曲菌感染，尤其肠道内感染受检测手段限制而被忽略。临床医生和微生物实验室人员应重视空肠弯曲菌感染，对于空肠弯曲菌感染的高危患者或怀疑空肠弯曲菌感染时，临床与实验室之间应积极沟通，实验室应采取优化培养条件、延长培养时间等方法，提高空肠弯曲菌的检出率。

知识拓展

空肠弯曲菌为无芽孢革兰氏阴性杆菌，生长条件苛刻，最适生长温度为 37~42 ℃，初次分离培养时在含有 5% O_2、10% CO_2 和 85% N_2 的环境中生长最好，但是在约 7% CO_2 环境下也能生长良好。肝硬化患者可出现胸腔积液这一少见并发症，临床上主要表现为大量胸腔积液（通常大于 500 mL），可导致患者出现缺氧、呼吸困难和感染，胸腔积液的出现通常预示着预后不良。本案例患者感染性指标升高不明显，且临床症状不重，但是血培养却培养出空肠弯曲菌，说明对于肝硬化伴胸腔积液患者应重点关注，可能会存在症状隐匿的情况。空肠弯曲菌主要导致消化道感染，鲜有导致血流感染的文献报道。但是，国内实验室鲜有针对空肠弯曲菌导致肠炎的检测方案，导致实验室漏检。

案例总结

本案例总结了肝硬化患者发生空肠弯曲菌血流感染的诊治过程。空肠弯曲菌可通过污染的食物和水源侵入人体肠道内，多引起肠内感染，肠外感染病例也日益增多，其中血流感染不容忽视，对于肝硬化等免疫力低下人群需警惕继发性血流感染。空肠弯曲菌肠内感染检出率受检测手段限制而被忽略，实验室应提高对该菌的分离培养鉴定能力，临床应重视病原学标本的规范采集与送检。

专家点评

本案例报道了由空肠弯曲菌导致肝硬化患者血流感染的病例，该病例实属少见。本案例从临床表现、实验室检查、治疗等方面，详细总结了空肠弯曲菌导致血流感染的特征，为空肠弯曲菌血流感染提供了诊治经验。空肠弯曲菌常导致肠炎，但是受限于检测手段，我国空肠弯曲菌的检出率并不高。目前，各医院微生物实验室的建设和诊断能力参差不齐，少见菌、厌氧菌和微需氧菌鉴定能力欠缺，部分特殊感染无法明确病原菌，导致临床治疗延后或治疗不当。因此，应加强微生物实验室建设，提升感染性疾病的检测能力。空肠弯曲菌在鉴定方面较为困难，但是在质谱技术的助力下，可快速准确地鉴定到种。引进质谱技术可极大地提升实验室的检测能力。当然，临床医生的送检意识也是相当重要的，本案例再次印证了在无法明确感染灶伴发热的情况下送检血培养的重要性。

参考文献

［1］ SKIRROW M B，JONES D M，SUTCLIFFE E，et al. Campylobacter bacteraemia in England and Wales，1981-91［J］. Epidemiol Infect，1993，110（3）：567-573.

［2］ NIELSEN H，HANSEN K K，GRADEL K O，et al. Bacteraemia as a result of Campylobacter species：a population-based study of epidemiology and clinical risk factors［J］. Clin Microbiol Infect，2010，16（1）：57-61.

［3］ MORI T，HASEGAWA N，SUGITA K，et al. Clinical features of bacteremia due to Campylobacter jejuni［J］. Intern Med，2014，53（17）：1941-1944.

［4］ PIGRAU C，BARTOLOME R，ALMIRANTE B，et al. Bacteremia due to Campylobacter species：clinical findings and antimicrobial susceptibility patterns［J］. Clin Infect Dis，1997，25（6）：1414-1420.

［5］ SAMUEL M C，VUGIA D J，SHALLOW S，et al. Epidemiology of sporadic Campylobacter infection in the United States and declining trend in incidence，FoodNet 1996-1999［J］. Clin Infect Dis，2004，38 Suppl 3：S165-S174.

［6］ SCALLAN E，HOEKSTRA R M，ANGULO F J，et al. Foodborne illness acquired in the United States—major pathogens［J］. Emerg Infect Dis，2011，17（1）：7-15.

［7］ KRISHNASWAMY R，SASIDHARAN P，REJJAL A，et al. Early onset neonatal sepsis with Campylobacter jejuni：a case report［J］. Eur J Pediatr，1991，150（4）：277-278.

［8］ MIHALIČ R，TREBŠE R. Reactive arthritis provoked by campylobacter jejuni enterocolitis mimicking prosthetic joint infection：a case report［J］. JBJS Case Connect，2020，10（3）：e2000043.

［9］ MIRUZZI L，CALLUS A，YAMAGATA K，et al. Case report of Campylobacter jejuni-associated myopericarditis：rare case of cardiac involvement by a common gastroenteritis pathogen［J］. Eur Heart J Case Rep，2022，6（2）：ytac043.

［10］ TSONI K，PAPADOPOULOU E，MICHAILIDOU E，et al. Campylobacter jejuni meningitis in a neonate：a rare case report［J］. J Neonatal Perinatal Med，2013，6（2）：183-185.

［11］ ALLOS B M. Campylobacter jejuni Infections：update on emerging issues and trends［J］. Clin Infect Dis，2001，32（8）：1201-1206.

［12］ 王静云，孙晶，高沿航，等. 肝硬化并发菌血症研究进展［J］. 临床肝胆病杂志，2014，30（7）：683- 686.

［13］ FITZGERALD C，PATRICK M，GONZALEZ A，et al. Multicenter Evaluation of Clinical Diagnostic Methods for Detection and Isolation of Campylobacter spp. from Stool［J］. J Clin Microbiol，2016，54（5）：1209-1215.

［14］ LV Y，HAN G，FAN D. Hepatic Hydrothorax［J］. Ann Hepatol，2018，17（1）：33-46.

［15］ 马博，尚天玲，黄剑洁，等. 肝性胸水临床研究进展与挑战［J］. 临床肝胆病杂志，2022，38（2）：452-456.

［16］ MATEI D，CRACIUN R，CRISAN D，et al. Hepatic Hydrothorax-An Independent Decompensating Event Associated with Long-Term Mortality in Patients with Cirrhosis［J］. J Clin Med，2021，10（16）：3688.

8

胞内分枝杆菌致肺部感染

作者：范英子[1]，袁媛[2]（成都医学院第一附属医院，1 检验科；2 感染科）

点评专家：许颖（成都医学院第一附属医院）

前　言

　　肺炎是临床常见疾病，其中混合型肺炎在老年患者中发生率较高。本案例患者因反复肺部感染至我院就诊，经感染科与检验科医师沟通，采用微生物学、免疫学、分子生物学常规方法联合排查病原体，在结果均为阴性的情况下，选择呼吸道病原体靶向测序方法，结合相关病史及影像学结果，诊断为以胞内分枝杆菌（mycobacterium intracellulare）为主引起的肺炎，避免了少见病原体的漏诊和误诊，为完善治疗方案提供了有效依据。

案例经过

　　患者，女性，70 岁。20 余天前因"咳嗽、咳黄浓痰伴气促"至我院急诊科就诊，伴发热，最高体温 38 ℃，伴活动后胸闷、心累，伴气促，偶有头痛，无头晕、黑蒙、胸痛、咯血、腹痛、腹泻等不适。患者自行于当地买药口服（具体不详）后症状有所缓解，但 20 天来症状反复出现，为求进一步诊治，门诊以"肺部感染"收入我院治疗。自患病以来，患者精神、饮食、睡眠尚可，大小便如常，体重未见明显变化，平素健康状况良好。

　　入院检查胸部 CT 平扫提示：左肺下叶背段实性小结节，直径约 0.6 cm，与邻近小血管关系密切，请密切随访；右肺中叶条片影，部分合并肺实变；余双肺散在实性微小结节、网格、索条、斑片模糊影，考虑炎性改变并间质性改变。主动脉瓣区钙化斑（图 8.1）。

　　查体：体温 36.0 ℃，心率 95 次 / 分，呼吸 20 次 / 分，血压 117/61 mmHg。神志清楚，皮肤巩膜无黄染，浅表淋巴结未扪及，球结膜无水肿，胸廓正常，双侧语颤对称，叩诊

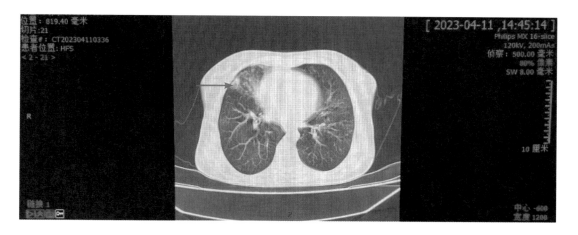

图 8.1　胸部 CT 平扫结果

呈清音，双肺呼吸音粗，双下肺可闻及明显湿啰音，心律齐，未闻及心脏瓣膜杂音，腹部平软，无反跳痛、肌紧张，双下肢无水肿。心脏彩超、左心功能测定显示：肺动脉收缩压重度增高，吸氧状态下（吸氧浓度为 33%）血气分析无显著异常。

实验室检查结果：血常规结果为红细胞计数（RBC）5.35×10^{12}/L，血红蛋白（Hb）151 μg/mL，白细胞计数（WBC）5.31×10^9/L，中性粒细胞百分比（NEUT%）91.3%，淋巴细胞百分比 6.6%，单核细胞百分比 1.9%，血小板计数（PLT）201×10^9/L，C 反应蛋白（CRP）18.2 mg/L，降钙素原（PCT）<0.02 ng/mL。

肺泡灌洗液细胞检查：细菌培养 48 h 为口腔正常菌群生长；双相培养 5 d 无真菌生长；结核分枝杆菌 RNA、DNA 定量结果均为阴性；结核感染 T 细胞斑点试验结果为阴性；分枝杆菌培养结果阴性；半乳甘露糖检测 0.19 μg/mL（参考值 <0.5 μg/mL）；1，3-β-D 葡聚糖 ≤ 37.5 pg/mL（参考值 <70 pg/mL）。

免疫学检查：T 细胞绝对数 310.27×10^6/L；辅助 / 诱导 T 细胞绝对数 198.94×10^6/L；抑制 / 细胞毒 T 细胞绝对数 94.83×10^6/L；肺炎衣原体抗体 134 IU/mL；类风湿因子 203.94 IU/L；抗链球菌溶血素 O（ASO）、环瓜氨酸多肽（CCP）均正常，抗核抗体（ANA）检测间接免疫荧光法（IIF 法）全阴，支原体抗体阴性，免疫球蛋白 G（IgG）8170 mg/L，IgA、IgM、IgE、补体 C3、C4 均正常。髓过氧化物酶（MPO）、蛋白酶 3（PR3）、GBM-IgG、cANCA、pANCA 均阴性。

临床给予对症支持，持续吸氧，心电监护；经验用药：头孢曲松 2 g qd 抗感染，氨溴索 30 mg bid 静滴祛痰，布地奈德雾化吸入解痉、平喘。同时送检呼吸道病原体靶向测序。呼吸道病原体靶向检测 198 项结果（4 月 19 日）如图 8.2 所示。

病原微生物检测结果					
类型	属名	微生物名称	均一化序列数	病原估测浓度 (copies/mL)	微生物分类 (按样本类型)
1.特殊病原体列表 (分枝杆菌、支原体、衣原体、立克次体等)					
革兰阳性菌	分枝杆菌属 *Mycobacterium*	胞内分枝杆菌 *Mycobacterium intracellulare*	190	$<1.0 \times 10^3$	B
2.细菌列表					
未发现					
3.真菌列表					
真菌	曲霉属 *Aspergillus*	黄曲霉复合群 *Aspergillus flavus complex*	282	$<1.0 \times 10^3$	B
真菌	肺孢子菌属 *Pneumocystis*	耶氏肺孢子菌 *Pneumocystis jirovecii*	113	$<1.0 \times 10^3$	B
4.病毒列表					
DNA病毒	淋巴细胞潜隐病毒属 *Lymphocryptovirus*	EB病毒(EBV) *Epstein-Barr virus*	212	6.1×10^3	C
RNA病毒	甲型流感病毒属 *Alphainfluenzavirus*	甲型流感病毒H1N1(2009) *Influenza A virus(H1N1pdm09)*	10868	$>1.0 \times 10^6$	A

图 8.2　呼吸道病原体靶向检测 198 项结果

案例分析

1. 临床案例分析

结合患者病史及各项检查探究病因做出诊断，及时调整治疗方案。本案例患者入院前一周，其丈夫确诊为抗酸涂片阳性肺结核，有结核密切接触史；入院有咳嗽、咳痰伴气促、低热，活动后胸闷气促，肺部影像学有混合感染性病变，起初高度怀疑为结核感染；呼吸道病原体靶向测序提示为非结核分枝杆菌（non-tuberculous mycobacteria，NTM）感染，根据国内外指南及文献和实际情况，已排除其他肺部疾病，在确保标本无外源性污染的前提下，符合以下条件之一者可诊断为 NTM 肺病：①2 份分开送检的痰标本 NTM 培养阳性并鉴定为同一致病菌，和（或）NTM 分子生物学检测均为同一致病菌；②支气管冲洗液或支气管肺泡灌洗液 NTM 培养和（或）分子生物学检测 1 次阳性；③经支气管镜或其他途径肺活组织检查发现分枝杆菌病组织病理学特征性改变（肉芽肿性炎症或抗酸染色阳性），并且 NTM 培养和（或）分子生物学检测阳性；④经支气管镜或其他途径肺活组织检查发现分枝杆菌病组织病理学特征性改变（肉芽肿性炎症或抗酸染色阳性），并且 1 次及以上的痰标本、支气管冲洗液或支气管肺泡灌洗液中 NTM 培养和（或）分子生物学检测阳性。对于肺部结节性病灶或支气管扩张不伴空洞以及不能耐受每日治疗方案的患者，推荐方案如下：阿奇霉素 500~600 mg/ 次或克拉霉素 1000 mg/ 次、乙胺丁醇 25 mg/（kg·d）和利福平 600 mg/ 次，每周 3 次，口服，疗程持续至痰培养转阴后至少 1 年。继而调整治疗方案为利福平 0.6 g qd 口服，盐酸乙胺丁醇 0.75 g qd 口服，阿奇霉素 250 mg qd 口服。

患者肺部影像学同时有间质性改变，结合患者免疫功能低下表现，考虑耶氏肺孢子菌为致病菌，给予复方磺胺甲噁唑治疗，3片/次 tid 口服；黄曲霉考虑为慢性曲霉感染，患者无急性侵袭性表现及较为显著的哮喘症状，而 NTM 抗感染治疗为首要任务，治疗方案中利福平对抗真菌药物的选择性影响较大，因此，暂时没有使用抗曲霉菌药物，考虑复查呼吸道标本的病原学及影像学结果，NTM 治疗结束后根据病灶情况再做定夺。针对甲型流感病毒给予奥司他韦胶囊治疗，75 mg qd 口服。

经治疗，患者一般情况可，咳嗽、咳痰、气紧较前缓解，活动后心累，其余无其他不适。因患者及家属依从性不高，不愿行进一步肺动脉造影检查，上级医生查看患者后同意其于 4 月 28 日出院。

2. 检验案例分析

合理选择检验项目是诊断感染性疾病的有力手段。本案例患者肝肾功能、电解质、凝血、心酶谱、心蛋白谱、D- 二聚体均无显著异常。实验室检查阳性指标如下：中性粒细胞百分比 91.3%，CRP 18.2 mg/L，T 细胞绝对数 310.27×10^6/L；辅助 / 诱导 T 细胞绝对数 198.94×10^6/L，抑制 / 细胞毒 T 细胞绝对数 94.83×10^6/L；肺炎衣原体抗体 134 IU/mL；类风湿因子 203.94 IU/L，IgG 8170 mg/L，提示感染和免疫力低下。而肺泡灌洗液病原体相关检查指征均为阴性，没有分离培养出具有临床意义的阳性病原体；肺部感染原因待查，结核、细菌、真菌、支原体、衣原体、病毒皆有可能。因此，送检呼吸道病原体靶向测序寻找新的线索。4 月 19 日肺泡灌洗液病原体靶向检测结果筛选出多种病原体，其中条件致病病原体有胞内分枝杆菌、黄曲霉复合群、耶氏肺孢子菌；EB 病毒为下呼吸道正常菌群，在一定条件下也与间质性改变有关，甲型流感病毒 H1N1 为临床常见专性致病病原体。结合上述结果，常规分离培养未查出相关阳性结果的原因可能是病原体载量低、影像学不典型以及合并多种病原体感染。结合测序结果，调整相应的抗感染治疗方案。4 月 28 日复查血常规：RBC 4.50×10^{12}/L，Hb 126 g/L，WBC 3.57×10^9/L，中性粒细胞百分比 58.6%，淋巴细胞百分比 26.6%，血小板计数 293×10^9/L，随后出院。

知识拓展

非结核分枝杆菌的临床特性：胞内分枝杆菌是鸟分枝杆菌复合群一员，是慢生长非结核分枝杆菌，免疫受损人群，如 HIV 感染、肿瘤患者，肺部基础疾病的人群均易患 NTM 病。本案例患者 HIV 抗体检测为阴性，但 T 细胞数量减少、免疫力低下，是条件致病菌感染的高危因素。胞内分枝杆菌感染的临床表现类似结核分枝杆菌，主要症状为咳嗽、易疲劳、低热、盗汗等，因此，本案例在初步诊断时曾怀疑结核分枝杆菌感染。NTM 肺病是慢性病，女性的患病率明显高于男性，绝经期妇女较为常见，多数发病较慢，

CT多表现为结节影、斑片及小斑片样实变影、空洞影、支气管扩张影、树芽征、磨玻璃影、线状及纤维条索影等，胸膜肥厚粘连、心包受累、纵隔淋巴结肿大少见，且通常多种病变形态混杂存在。肺部感染性疾病鉴别诊断见表8.1。

表 8.1 肺部感染性疾病鉴别诊断

肺部感染病原体	细菌感染	病毒感染	真菌感染
典型影像特点	大叶性肺炎、小叶性肺炎、磨玻璃灶、实变、脓性空洞	多发弥漫性磨玻璃灶、间质性改变	晕征、空洞、结节、实变"多灶、多形、多变"

案例总结

传统病原检测方法对于病原不明的疑难危重等感染病原的鉴别诊断存在报告时间较长、检测靶标有限、阳性率较低等局限性，而临床症状、血常规及影像学检查支持肺部感染时，高通量测序技术能检出载量较少的病原体，指导医生选择合适的抗菌药物，及时调整用药方案。《宏基因组高通量测序技术应用于感染性疾病病原检测中国专家共识》指出：对于分枝杆菌属、真菌等，报告中序列数较低时，也要考虑为致病微生物的可能。但靶向测序不是金标准，不可作为诊断的独立证据，需要结合症状体征、影像学等进行综合评估。本案例并没有首选靶向测序寻找病原体，而是结合患者症状、体征、影像学及实验室检查逐步排查，在患者不愿反复取样送检和不具有阳性指征的前提下选择宏基因组二代测序（metagenomic next-generation sequencing，mNGS）检测，符合临床对肺部感染的诊断路径，也达到了医患双方利益的最大化。目前，国内 mNGS 在具体的检测技术层面上存在标准化程度低、检测结果差异大、质量控制体系不完善等问题。我们要遵循《病原宏基因组高通量测序临床本地化检测规范专家共识》，在流程搭建、性能确认、临床验证、质量控制各个环节严格把控。

专家点评

本案例选题典型，通过逐层递进的临床特征和辅助诊断依据，分享了1例因胞内分枝杆菌引起的肺部感染性疾病，展现了严谨的专业精神，同时体现了检验和临床医师对患者的人文关怀。具体到案例本身，我提出几点建议：①跟进患者出院后的随访及病情监测，在患者免疫力弱并且伴有呼衰的前提下，测序结果中检测出隐匿的继发性真菌感染不能忽视；②辅助性依据可添加相应的病理组织学诊断，从细胞层面上的变化可进一步辅助判断感染程度以及病原体类型。

参考文献

［1］VAN INGEN J，TURENNE C Y，TORTOLI E，et al. A definition of the Mycobacterium avium complex for taxonomical and clinical purposes，a review［J］. Int J Syst Evol Microbiol，2018，68（11）：3666-3677.

［2］中华医学会结核病学分会，《中华结核和呼吸杂志》编辑委员会. 非结核分枝杆菌病诊断与治疗专家共识［J］.中华结核和呼吸杂志，2012，35（8）：527-580.

［3］中华医学会结核病学分会，分枝杆菌菌种中文译名原则专家共识编写组.分枝杆菌菌种中文译名原则专家共识［J］.中华结核和呼吸杂志，2018，41（7）：522-528.

9

布鲁氏菌病

作者：张丽霞[1]，高伟[2]（山西医科大学第二医院，1 检验科；2 消化科）

点评专家：关坤萍（山西医科大学第二医院）

前　言

　　布鲁氏菌病（简称"布病"），是由布鲁氏菌引起的一种人畜共患性传染病。感染者一般会出现长期反复发热、乏力、大汗、关节痛、肝脾及淋巴结肿大等临床表现，严重时可出现脓毒血症、菌血症、运动功能障碍、多器官衰竭等症状，甚至危及患者生命。由于布鲁氏菌病感染者早期临床表现与伤寒、副伤寒、结核等感染性疾病极其相似，且患者大多个体差异较大，易漏诊、误诊而延误治疗时机。现将 1 例布鲁氏菌病患者来院就诊治疗过程进行总结，旨在提高检验和临床人员对该疾病的认识与判断。

案例经过

　　患者，男性，59 岁。两月前因着凉发热后出现食欲减退、进食量减少，全身乏力，休息后无缓解，就诊于当地医院，对症治疗后症状缓解出院。半个月后患者无诱因出现乏力加重，伴腹痛、咳嗽咳痰、胸憋气短、呕吐、皮肤发黄、尿黄，就诊于当地医院，检查发现肝功能结果较前升高，肝内发现钙化灶，脾大，遂转入我院进一步诊治。

　　入院查体：体温 36.5 ℃，心率 90 次 / 分，呼吸 20 次 / 分，血压 109/54 mmHg。患者神志清楚，皮肤巩膜无黄染，无出血点。左锁骨、双腋窝各触及大小约 1.0~1.5 cm 肿大淋巴结，质韧，可活动，无压痛。心肺（–），腹部平软，脾脏触及 5.0 cm 肿块。脊柱正常，运动正常，双手关节正常，双下肢正常，无变形、水肿。住院后连续 4 天高烧，时间均在午后或凌晨。完善实验室检查：自免肝筛查、结核病筛查、骨髓形态学、布鲁氏菌血清凝集试验、血培养等。实验室检查后诊断为布鲁氏菌感染。

案例分析

1. 检验案例分析

（1）血常规结果：白细胞计数 $2.30 \times 10^9/L$ ↓，红细胞计数 $3.35 \times 10^{12}/L$ ↓，血红蛋白 101 g/L ↓，血小板压积 0.05% ↓，单核细胞百分比 17.40% ↑，中性粒细胞百分比 30.90% ↓，嗜酸性粒细胞百分比 0 ↓，余无特殊。推片镜检结果（图 9.1）提示：中性粒细胞和单核细胞形态正常，偶见异形淋巴细胞。红细胞形态正常，偶见缗钱状改变，血小板形态正常，数量减少。

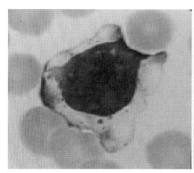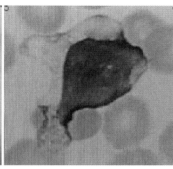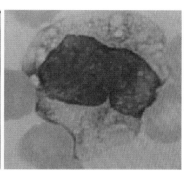

图 9.1　推片镜检

（2）本院与外院肝功能试验结果对比见表 9.1。

表 9.1　本院与外院肝功能实验结果对比

地点	时间	ALT（U/L）	AST（U/L）	ALB（g/L）	ALP（U/L）	GGT（U/L）
外院	02–14	57.8	83.8	35.09	66.2	21.7
	04–07	89.7	169.7	33.78	141.2	55.4
本院	04–11	57.8	87.9	25	166	77.4
	04–15	88.6	167.1	25.2	未做	未做
参考范围		9.00~50.00	15.00~40.00	40.00~55.00	45.00~125.00	10.00~60.00

结果显示：丙谷转氨酶（ALT）、谷草转氨酶（AST）、碱性磷酸酶（ALP）、γ 谷氨酰转移酶（GGT）均增高，白蛋白（ALB）减低，提示患者肝脏轻至中度损伤。

（3）其他检测结果。

血凝：活化部分凝血活酶时间（APTT）44.46 s ↑，凝血酶时间（TT）25 s ↑，D- 二聚体（DD）6.71 μg/mL FEU ↑，红细胞沉降率（ESR）55 mm/h ↑，乳酸脱氢酶（LDH）488.0 U/L ↑，癌胚抗原（CEA）7.245 ng/mL ↑、免疫球蛋白 G（IgG）17.84 g/L ↑。骨

髓瘤系列：轻链 KAPPA 3.93 g/L ↑，轻链 LAMBDA 3.22 g/L ↑，免疫五项筛查、自免肝筛查、结缔组织病筛查、结核杆菌抗体筛查、呼吸道病原体 9 联检阴性。

（4）建议行感染疾病相关鉴别试验，即 EB 病毒试验、肥达试验、外斐氏试验及布鲁氏菌试验。最终，布鲁氏菌血清凝集试验结果为：布鲁氏菌抗体检测阳性（++），布鲁氏菌培养 1 : 25 阳性（++++），布鲁氏菌培养 1 : 50 阳性（++++），布鲁氏菌培养 1 : 100 阳性（++++），布鲁氏菌培养 1 : 200 阳性（+++）。血培养：马耳他布鲁氏菌（+）。

（5）骨髓形态检测：未见异常。骨髓活检结果：未见异常，未见骨髓病变。

2. 临床案例分析

结合病史及相关实验室检查：患者着凉发热后出现食欲减退、全身乏力，休息也未得到缓解，对症治疗后出院，随后无明显诱因出现乏力加重，伴上腹部阵发性腹痛，持续数分钟到半小时，复检肝功能指标较前升高，彩超显示可见肝大，肝内多发钙化灶，脾大，脾内多发性结节，为求进一步诊治转入我院。

完善其他检查结果如下。

B 超显示：左锁骨上窝可见数个淋巴结，较大的约 0.48 cm × 0.33 cm，未见血流信号；双腋窝可见数个淋巴结，左侧较大的约 1.74 cm × 0.92 cm，右侧较大的约 1.00 cm × 0.50 cm，有明显血流信号。

心电图显示：大致正常。

增强 CT 显示：脾内多发低密度灶梗死灶；双肺肺气肿；脂肪肝，门静脉高压，纵隔淋巴结肿大。

随后连续 4 天患者分别在下午及半夜出现高热，体温 39~39.3 ℃。

入院后给予保肝、抗感染治疗，患者情况改善不显著，食欲减退，腹痛、乏力症状仍未减轻。肝大、脾大、淋巴结肿大并伴有发热，不能排除血液系统疾病，遂请求血液科会诊是否考虑淋巴瘤。

会诊情况如下：

（1）查体患者皮肤巩膜无黄染，全身未见出血点，综合上述检查指标及患者症状，不排除淋巴瘤的可能，行骨髓穿刺及骨髓活检，必要时行淋巴组织活检。

（2）排除感染性疾病因素。再次详细询问患者接触史并增加感染疾病项目检测。

（3）患者补充既往史：2022 年 12 月替羊接生。

（4）检验结果：血培养提示马耳他布鲁氏菌（+）。患者确诊为布鲁氏菌感染。

（5）本案例患者目前属于布鲁氏菌感染急性期发病，临床以肝脾肿大及肝功能受损为主，未见脊柱及其他关节改变，病程短，病症轻，无合并症复杂性感染，遂予以多西环素（6周）+利福平（6周）抗感染治疗。针对患者血常规三系减低，骨髓片及骨髓活检结果未见异常，给予注射人类细胞刺激因子。由于患者肝功能转氨酶增高，遂将口服多烯磷脂胆碱更换为甘草酸单胺半胱氨酸氯化钠注射治疗。此外静脉补充人血白蛋白，必要时退烧治疗。规律治疗后，患者体温恢复正常，未出现高烧，精神、食欲、全身乏力较入院前明显好转。复检血常规和肝功能，各项指标好转，用药有效。

（6）转归：嘱咐患者用药1疗程后定期复查，各项检查结果趋于正常。

知识拓展

布鲁氏菌病的感染风险主要来自与感染动物（如狗、牛、羊、猪、骆驼等）接触以及摄入受感染的动物产品（如未煮熟的牛奶、奶酪等）。据调查，布鲁氏菌病在我国主要分布在新疆、西藏、内蒙古、甘肃、宁夏等畜牧业发达的地区，我国布鲁氏菌病报告主要集中在3—8月。动物饲养员、兽医、参加运输肉制品的加工人员都是高风险人群。布鲁氏菌从黏膜、消化道等途径进入机体后，首先侵染的是吞噬细胞，这个过程中有部分细菌被吞噬细胞消灭，存活的细菌继续到达附近的淋巴结，在那里生长繁殖，导致局部感染。此后布鲁氏菌继续增殖，破坏淋巴结屏障，进入血液循环，导致菌血症，此时机体会出现发热等典型症状。随后布鲁氏菌沿着血液循环侵袭身体的各个器官。此时血液中的细菌会减少，身体的发热症状会消退。但当体内的细菌增殖到一定数量时，又会重新进入血液参与循环，身体又会出现发热的表现。这种方式会导致布鲁氏菌病反复发作，从而使布鲁氏菌病最终演变成慢性感染。临床主要表现为发热，多呈波状热，常伴寒战、头痛、乏力、多汗、肌肉痛、关节痛等症状。若未及时治疗，可能会引起一些重要器官的损伤及骨关节的破坏，可引起多个并发症。

通过下列实验室检查项目可发现布鲁氏菌。

（1）血清学检查。虎红平板凝集试验（RBPT）或平板凝集试验（plate agglutination test，PAT）、试管凝集试验（SAT）、抗球蛋白试验、酶联免疫吸附剂测定（enzyme linked immunosorbent assay，ELISA）、分子生物学检查。RBPT、SAT、ELSIA是我国医疗单位、疾病预防控制中心及布病防治单位常用的血清学检测方法，具有快速、敏感的优点，传染性标本需进行高压灭菌处理。

（2）细菌培养。布鲁氏菌的分离培养是诊断布鲁氏菌病的金标准，采集患者的血液、体液、分泌物进行培养，分离到布鲁氏菌即可确诊。因布鲁氏菌生长速度慢，培养操作要求高、风险高，易受疾病阶段及就诊前抗生素使用的影响，导致培养结果阳性率低，分离鉴定存在难度，易漏诊和误诊。

（3）鉴别诊断见表9.2。

表 9.2　几种病菌的鉴别标准

名称	临床表现	实验室检查	确证实验
伤寒、副伤寒	高热，疲倦乏力呕吐，肝脾肿大，白细胞正常或减低，淋巴细胞增多，玫瑰样皮疹	ESR ↑，CRT ↑ 肥达试验：（+）	伤寒杆菌培养：（+）
结核	低热，肝脾肿大，白细胞正常或减低，淋巴细胞增多，常累积多个脏器，临床表现复杂多样	ESR ↑ OT 试验：（+）	结核杆菌培养：（+）
布鲁氏菌病	反复高热，乏力多汗，肝脾肿大，白细胞正常或减低，淋巴细胞增多，肌肉痛、关节疼痛，可累积神经系统和呼吸系统等疾病	ESR ↑，CRP ↑ 血清凝集试验：（+）	布氏杆菌培养：（+）
风湿性关节炎	关节游走性痛，疼感重，反复发作，病变为大关节，局部有红肿热痛，关节腔积液少见，关节无畸形	ESR ↑，CRP ↑ 抗"0"：（+）	无
风湿热	发热及游走性关节炎；风湿性结节和环形红斑；多合并心脏损害（心肌炎、心内膜炎等）；神经系统损害（眨眼、伸舌等）	ESR ↑，CRP ↑ 抗"0"：（+）	无

案例总结

本案例患者因血常规标本中 WBC、RBC、PLT 均降低，推片复检未见异常细胞，与临床沟通后发现，患者淋巴结肿大，脾大，发热，肝功能结果异常，在诊断时先入为主地考虑血液系统疾病——淋巴瘤。患者规律性发热，经血液科会诊后进一步进行相关检查，检验科人员翻阅相关资料，配合临床，提出合理意见，共同查找病因，最终诊断明确，对症用药，患者好转出院。检验人员在检验工作中要培养分析临床病例的思维，综合判断，做好临床医生的"眼睛"，及时、准确、高效地服务于临床。

专家点评

布病是布鲁氏菌通过接触、呼吸道或消化道途径引起的一种人畜共患疾病。因其病因隐匿，临床表现多样，极易发生误诊、误治，导致患者久治不愈，增加患者的经济负担，类似情况在临床屡见不鲜。为了提高临床诊疗效果，尽早确定病因，建议加强临床医生和检验科人员的沟通交流，让临床了解检验，为检验提供有质有量的待检样本，同时让检验走进临床，了解临床医生的诊疗方向，使检验人员运用专业知识为临床提供精准检验项目及结果，降低疾病误诊、漏诊率，提高临床诊疗水平。

参考文献

［1］ AN C，SHEN L，SUN M，et al. Exploring risk transfer of human brucellosis in the context of livestock agriculture transition：A case study in Shaanxi，China［J］. Front Public Health，2023，10：1009854.

［2］ 郭珂宇，关鹏，单连峰，等.2013 至 2021 年我国人布鲁氏菌病发病重心轨迹特征分析［J］. 中国医科大学学报，2023，52（8）：680-683.

［3］ 包桂英，陈俊杰，张天承，等.布鲁氏菌病患者血液中布鲁氏菌与临床症状和抗体水平关联性研究［J］.疾病检测，2023，38（4）：432-435.

10

鸟分枝杆菌复合群感染全身多处脏器

作者：敖敏[1]，陈雪萍[2]，李娴[3]（重庆医科大学附属第一医院，1 呼吸内科；2 临床分子医学检测中心；3 病理科）

点评专家：陈虹（重庆医科大学附属第一医院）

前　言

非结核分枝杆菌（non-tuberculous mycobacteria，NTM）既往也称非典型分枝杆菌，是分枝杆菌属中除结核分枝杆菌复合群和麻风分枝杆菌以外的其他分枝杆菌。根据 NTM 在培养基中形成菌落所需时间，分为快速生长型分枝杆菌（RGM，形成菌落时间 < 7 d）和缓慢生长型分枝杆菌（SGM，形成菌落时间 >7 d，甚至可达 12 周）。鸟胞内分枝杆菌复合群（mycobacterium avium-intra cellulare complex，MAC）属于缓慢生长型分枝杆菌，是人体感染中最常见的非结核分枝杆菌亚种，多感染于肺部，但感染全身的病例报道很少。本文分享 1 例鸟分枝杆菌复合群感染全身多处脏器的诊疗过程。

案例经过

患者，女性，48 岁。无基础疾病，因"上腹部疼痛 15 天"入院。15 天前患者受凉后出现胸、肩、背痛，伴上腹部持续胀痛，无呼吸道症状，无发热、潮热、盗汗。查体：神志清楚，呼吸平稳，肝区有压痛。外院腹部 MRI 提示：肝右叶占位性病变，考虑胆管细胞癌合并感染可能，不排除门静脉右前支受侵，门腔间隙淋巴结增大，胸 8、10、12 椎体异常信号结节，不排除转移。初步考虑胆道肿瘤伴骨转移，收入我院肝胆外科。

入院后完善血常规、肝功、肾功、肿瘤标志物、心肌损伤标志物、G 试验、GM 试验、抗核抗体、抗中性粒细胞胞浆抗体（anti-neutrophil cytoplasmic antibodies，ANCA）均正常，PET-CT 提示：左肺上叶肺门区软组织密度结节，考虑恶性肿瘤。双侧肺门及纵隔多发淋巴结，部分伴钙化，较大者位于纵隔 7 组，代谢活性增高，考虑部分淋巴结为反应性增生，部分不排除合并转移。肝右前叶片状低密度影伴门腔间隙肿大淋巴结，代谢活性增强，考虑恶性肿瘤伴门腔间隙淋巴结转移，全身骨多发转移（图10.1）。

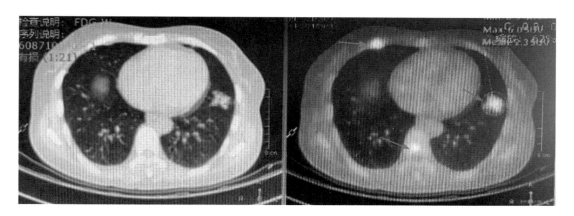

图10.1　PET-CT提示肝、肺、骨等脏器多处氟代脱氧葡萄糖(fludeoxyglucose, FDG)代谢增高(箭头所指)

　　患者入院后进行多学科联合会诊，建议多部位（肝、肺）穿刺活检。穿刺结果提示肉芽肿性炎伴坏死，未找到肿瘤细胞，细菌、真菌的涂片和培养均为阴性，肿瘤标志物正常，结合临床表现及相关检查结果，初步考虑结核，予以抗结核诊断性治疗。

　　抗结核治疗3周后患者出现肠梗死至急诊科就诊，腹部CT提示小肠机械性梗阻，考虑粘连性梗阻伴局部肠系膜轻度扭转可能。大网膜呈絮状增厚，腹膜及肠系膜线状增厚，肝实质内低密度肿块影，脾内两枚稍低密度结节影，考虑感染性病变伴肝脏小脓肿形成可能，对比之前肺内病灶略缩小（图10.2），腹膜病变为新发，考虑腹腔结核，建议继续口服抗结核药物治疗，并返回当地医院住院，予以对症处理后缓解。

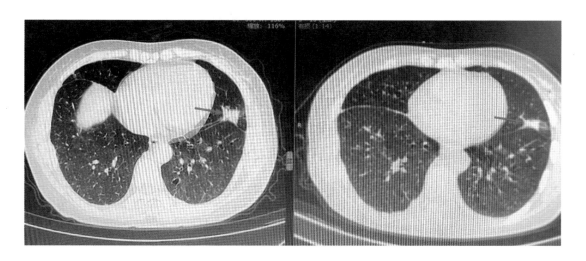

图10.2　抗结核治疗 3 周后复查提示肺内病变缩小（箭头所指）

抗结核治疗 2 个月后呼吸科随访，复查肺内病变减轻（图 10.3），腹部病变减少，但胸椎病变扩大，肝内病变略有增大。完善胸椎 MRI 提示胸 T7—T12 椎体异常信号并胸 T9—T11 椎体脊柱前方及两侧异常信号，考虑感染性病变，胸椎结核伴椎旁冷脓肿形成可能（图 10.4）。

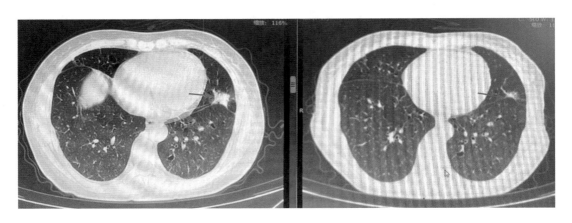

图 10.3　抗结核治疗 2 个月后复查提示肺内病变缩小（箭头所指）

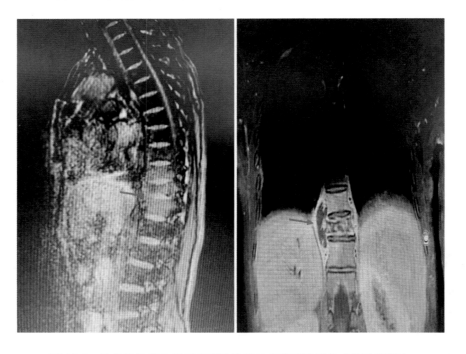

图 10.4　抗结核治疗 2 月后复查胸椎结核伴椎旁冷脓肿（箭头所指）

收入骨科，考虑诊断：①耐药结核？②其他感染性疾病？

因抗结核治疗 2 个月治疗效果为混合疗效，再次请多学科联合会诊。回顾患者病史，发现患者于第一次住院送检的肺组织分枝杆菌罗氏培养结果为考虑非结核分枝杆菌（距离送检时间 48 d），考虑非结核分枝杆菌病可能性大，耐药结核待查。胸椎局部病变较重，治疗困难，需要局部处理，行全麻下 3D 显微镜下后入路联合胸椎病灶清除，植骨融合内固定术。脓液组织送检宏基因组二代测序（metagenomic next-generation sequencing，mNGS），提示鸟分枝杆菌，故调整药物为阿米卡星、克拉霉素、乙胺丁醇、利福平联合治疗，随访，病情逐渐好转，后续治疗平稳进行。

案例分析

1. 检验案例分析

与诊断相关的检验结果如下：

（1）血结核感染 T 细胞斑点试验阴性，肺穿刺组织结核基因 X-pert 检测阴性，肺组织液基夹层杯结核杆菌涂片未找到抗酸杆菌。

（2）肝穿刺病理检测：肉芽肿性炎伴坏死，建议做结核分枝杆菌核酸（TB-DNA）检测（图 10.5）。

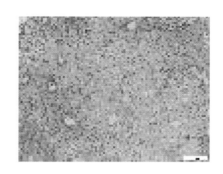

图 10.5　肝穿刺病理

（3）肺穿刺病理检测：肉芽肿性炎，局部纤维组织增生伴玻璃样变性。免疫组化：CD68（+），CD163 小灶（+），EMA 灶（+），CK 灶（+）。特殊染色：PAS（－），GMS（－）。TB-DNA：阴性（图 10.6）。

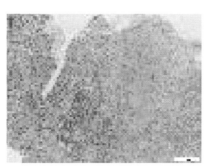 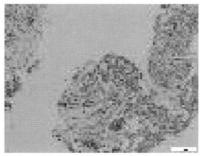

图 10.6　穿刺病理

（4）肺组织分枝杆菌罗氏培养（距离标本接收 48 d）：阳性，初步鉴定为疑似非结核分枝杆菌。

（5）胸椎病理检测：（胸椎 T7—T12）穿刺活检坏死伴肉芽肿形成，不排除结核，建议 TB-DNA 协助诊断。

（6）胸腔积液分枝杆菌菌种鉴定。

（7）结核分枝杆菌及非结核分枝杆菌均低于正常值下限。

（8）胸椎旁冷脓肿（mNGS）。

（9）结果：鸟分枝杆菌。

历时 3 个月的病程，诊断终于水落石出，最终确诊为鸟分枝杆菌病（播散型），可见 NTM 感染容易给临床医生造成困惑，造成误诊、漏诊，而临床检验应在 NTM 的诊断中给予相应的支持。

临床医生可以将临床的各种组织和液体标本用于 NTM 的检测，如果是为了诊断，则需要留取多份标本，且不能在同一天采集。采集后应尽快送检（若不能及时处理，应置于 4 ℃保存）。不应使用咽拭子培养或血清学检测结果诊断 NTM。若考虑是 NTM，在留取标本期间避免使用杀灭 NTM 的相关药物。

标本送检后可予以涂片显微镜检查，与结核分枝杆菌一样，推荐用荧光染色法的涂片显微镜检查。有些 NTM，尤其是快速生长型分枝杆菌，与结核分枝杆菌相比不耐受酒精脱色过程，易出现假阴性结果。虽然个别 NTM 菌种可能呈现出比较特殊的抗酸菌形态，但单独依据涂片显微镜检查不能鉴别结核分枝杆菌和 NTM。而细菌的分离培养才是检测 NTM 最灵敏的技术之一。组织和液体培养均可用于 NTM 的培养，二者联合培养可提高阳性率。有些 NTM 菌种的培养需要特殊的培养基，或是特定的培养温度，或是需要延长培养时间，这需要检验人员和临床多沟通，以利于特殊情况下的处理。

由于 NTM 种类多，菌种鉴定能对 NTM 病精准诊断，因此，培养为阳性患者应尽量行菌种鉴定。但不是所有分离到的 NTM 都需要进行后续的菌种鉴定，例如，培养分离到菌量很低、产色的快速生长型分枝杆菌时，几乎可以判定不是致病菌，不必开展进一步的菌种鉴定。

近年来，备受关注的 mNGS 通过直接测定样本中所有 DNA/RNA 基因组信息即可实现所有病原菌的鉴定及分型，是菌种鉴定分辨率最高的手段。本案例患者的 mNGS 为NTM 菌种鉴定提供了重要依据。但是 mNGS 仅检测样本中的核酸，是否反映患者的真实感染状况，需要将检测结果与临床情况相结合，核对甄别。

2. 临床案例分析

多年的临床现象提示感染 NTM 时，难以通过临床表现与结核病相鉴别，两者在临床表现、影像改变和部分检验、病理上存在极大的相似性。一般认为，与结核感染相比，NTM 的机体组织反应较弱，干酪样坏死较少。若不进行菌种鉴定，极易陷入常规大诊断模式而致结核误诊、误治，对患者危害极大。从本案例就可以看出，尽管患者入院时影像学检查及临床表现指向肿瘤性病变，但通过活检组织病理结果改变诊断思路，指向为感染性疾病，结合肉芽肿结节伴坏死，从常见疾病和一元论思考，首先考虑结核病，并且在后续随访中，肺内病变明显缩小，提示治疗有效，使临床医生更加笃定之前的诊断无误。但随着病程的进展，其他部位出现新发病灶促使临床医生不得不进行新的思考，从而一步步揭示真相。

与治疗结核感染不同，治疗 MAC 感染的核心药物是大环内酯类药物（如阿奇霉素、克拉霉素），可联合应用乙胺丁醇、利福霉素类、氨基糖苷类等药物，以降低大环内酯类药物治疗过程中的耐药性。

知识拓展

近年来，随着环境的改变、检测技术的更新和医生认知改变等因素，NTM 肺病的发病率不断上升，已成为一个严重的公共卫生问题。其感染容易被临床医生误诊为结核病，NTM 与非结核分枝杆菌的鉴别方法见表 10.1。

表 10.1　结核分枝杆菌与非结核分枝杆菌的鉴别方法

鉴别方法	优点	缺点
涂片法	涂片抗酸染色镜检简便、快速、低廉，准确性较高	无法区分结核分枝杆菌和非结核分枝杆菌，且受制于痰液中分枝杆菌数量，敏感性较低
结核感染 T 细胞斑点试验	高特异性、高敏感度	免疫系统不全，标本获取时间在细胞免疫发生前，前期进行抗结核治疗可使效应细胞消失等情况易产生假阴性
结核分枝杆菌脱氧核糖核酸(TB-DNA)	特异性高	敏感度低，诊断符合率低
结核分枝杆菌抗体检测法	检测简单、便捷	特异性、敏感度、诊断符合率均低，接种卡介苗易产生假阳性，检测所用的抗原为结核分枝杆菌和 NTM 共有成分或有交叉的成分，因此该方法对两种疾病的鉴别诊断意义不大
病原宏基因组检测	病原体检测范围广，可检测罕见感染性疾病的病原体，可检测新突发和混合感染，敏感性、特异性、时效性高于传统检测	实验操作难度大，检测费用相对高，需要结合临床解读

案例总结

该患者从起病到确诊历时 3 个月，最终确诊为鸟分枝杆菌病（播散型），累及肝、腹腔、肺、骨等多个脏器，可见 MAC 感染容易使临床医生感到困惑，造成误诊或漏诊。本案例患者并非典型的免疫力低下人群，以腹部症状为首发表现，而无呼吸道症状，也无相应的肺部体征。外院 MRI 提示胆管细胞癌合并感染可能，胸椎体异常信号结节，不排除转移，因此，入我院外科系统诊治。患者患病以来饮食尚可、睡眠可，二便如常，体重无明显变化。再结合 PET-CT 结果，支持肝癌伴全身多处转移。为明确诊断行多部位活检，诊断肉芽肿性疾病，结核病可能性最大，予以抗结核诊断性治疗，治疗后肺内病变明显缩小，临床更笃定之前的诊断。但随着胸椎病灶的进展，锥体破坏增加，冷脓肿形成，迫使临床重新审视该病例，冷脓肿脓液送检 mNGS，最终诊断为鸟分枝杆菌病，予以相应治疗，患者病情好转，后续治疗平稳进行。在此案例中，不难看出，mNGS 的确能为临床疑难 / 危重、特殊感染，复杂感染等提供快速、精准诊断，减少特殊感染的误诊。

鸟胞内分枝杆菌是 NTM 在全球各大洲最常见的菌种，也是 NTM 肺病、淋巴结病及播散性 NTM 病等的主要菌种。而鉴别 NTM 感染和发病也很困难，不同的研究中 NTM 感染的发生率和患病率有着显著的不同。但从现有的资料来看，NTM 病的发病率和患病率在一些国家和地区呈增长趋势，甚至超过了结核病的发病率和患病率。

研究结果显示，在土壤、室内游泳池、热水浴缸、海岸沼泽排水系统、室内加湿器和淋浴器的气溶胶以及农村、花园、盆栽土壤扬起的灰尘中均可能含有 NTM。例如，鸟胞内分枝杆菌对消毒剂及重金属具有一定的耐受性，使其可以在自来水系统中生存。

本案例患者是中年女性患者，起病复杂，诊治过程曲折，更早发现感染以及感染后精准用药是临床医生面临的重要挑战。本案例的临床诊疗思路为临床医生提供参考，以提高对 NTM 病的诊治水平。

专家点评

NTM 肺病是 NTM 病中最常见的临床类型，NTM 累及全身的案例报道非常少，早期识别并正确诊断对减少传播性、提高治愈率、降低耐药性至关重要。NTM 病患者的临床表现存在多面性，部分患者发病时无明显症状，部分患者可能会以其他脏器疾病起病，需要临床提高对该病的认识，注意筛查。因此，对 NTM 高危因素和高危人群的早期识别和健康管理是早期诊断 NTM 病的重要环节。

此外，加强健康教育，了解 NTM 病的危害和传播方式，养成良好的卫生习惯。及时发现和治愈传染源，减少与 NTM 病患者的接触，做好人际传播的防护。增加机体抵抗力，降低对 NTM 的易感性。值得注意的是，防止医院内 NTM 感染至关重要，关键是要做好医院用水和医疗器械的消毒工作。消毒液的配制必须严格按要求进行，规范操作。在做好预防工作的同时还要注意加强 NTM 的检测工作，开展 NTM 菌种鉴定及药物敏感性试验，以提高对 NTM 病的诊治水平

参考文献

［1］ 中华医学会结核病学分会.非结核分枝杆菌病诊断与治疗指南（2020 年版）［J］.中华结核和呼吸杂志，2020，43（11）：918-946

［2］ COWMAN S，VAN INGEN J，GRIFFITH D E，et al. Non-tuberculous mycobacterial pulmonary disease［J］. Eur Respir J，2019，54（1）：1900250.

11

产气荚膜梭菌致血流感染

作者： 陈锦蓉[1]，黄少欣[2]（贵港市人民医院，1 检验科；2 血液内科）
点评专家： 孙一帆（贵港市人民医院）

前 言

血流感染（bloodstream infection，BSI）是指各种病原微生物和毒素入侵血液循环系统，在血液中繁殖，引发全身感染的疾病。若未得到及时、有效的治疗可能发展成脓毒性休克和多器官功能衰竭，预后差，死亡率高。厌氧菌大多为条件致病菌，可在机体免疫功能低下或受到外界创伤时引起感染，其导致的血流感染若不及时治疗死亡率极高。目前，血流感染分离出的厌氧菌为脆弱拟杆菌、消化链球菌、产气荚膜梭菌和棒状杆菌。有研究报道显示，产气荚膜梭菌引起的血流感染罕见（约占血流感染的 0.017%），多发生在免疫力低下或控制不良的糖尿病、潜在的恶性肿瘤及与癌症相关的放、化疗患者，常导致较高的病死率（70%~100%）。本文分享 1 例产气荚膜梭菌血流感染致死病例。

案例经过

患者，女性，71 岁。因"发热伴全身肌肉疼痛半天"于 2023 年 3 月 15 日急诊科入院。患者自述半天前无明显诱因出现发热，最高体温 39.1 ℃，伴畏寒、全身肌肉疼痛，后出现腰痛，伴恶心、尿频症状，偶有胸闷，无呕吐，无咳嗽、咳痰，无尿急、尿痛，无头晕、头痛，无腹痛、腹泻，无咽痛、鼻塞、流涕等。予以退热处理后上述症状无好转，患者及家属视病情来我院急诊科就诊。

既往史：既往有腹部肿瘤手术病史，具体不详。

入院查体：体温 38.5 ℃，心率 95 次 / 分，呼吸 20 次 / 分，血压 156/85 mmHg。神清，精神差，急性病容，全身皮肤及巩膜轻度黄染，呼吸急促，两肺呼吸音粗，未闻及明显湿性啰音，心律齐，各瓣膜听诊区未闻及杂音；腹部平软，无压痛、反跳痛，肝脾肋下未及；腰部及脊柱旁压痛明显，畏触；双下肢无水肿；神经系统查体未见明显阳性体征。

胸部 CT 提示：左肺上叶前段、左肺上叶上舌段小结节灶，考虑良性结节；左肺上叶下舌段少许纤维灶。肝右叶不规则片状低密度灶，肝脓肿（图 11.1）？

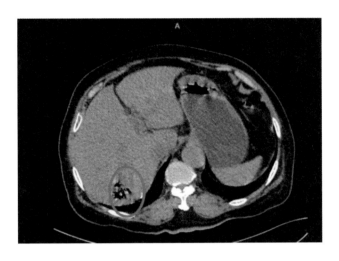

图 11.1　胸部 CT（红色圆圈提示肝脓肿可能性大）

实验室检查项目及结果见表 11.1。

表 11.1　实验室检查项目及结果

项目	首次结果	第二次结果	参考范围
白细胞（×10⁹/L）	28.13	11.1	3.5~9.5
血红蛋白（g/L）	76	59	115~150
血小板（×10⁹/L）	114	54	125~350
总胆红素（μmol/L）	100.9	114.3	≤ 23
间接胆红（μmol/L）	83.8	96.2	3~21
乳酸脱氢酶（U/L）	5949	7606	120~250
降钙素（ng/mL）	24.85	55.99	<0.05
D- 二聚体（mg/L）	53.93	53.85	0~0.55

注：红色为高于参考值，蓝色为低于参考值。

患者入院后，常规抽血检验血常规、血凝、肝功能、肾功能及降钙素原。标本收到后，离心发现重度溶血，排除抽血原因后上机检测，结果出来后第一时间与临床主管医生沟通，提示患者急性溶血及重度感染。

治疗方面，入院后予以吸氧、头孢他啶抗感染、地塞米松控制溶血、碱化尿液、补液、平喘等对症支持治疗。因患者气促明显，出现呼吸衰竭，病情危重，遂转入重症加强护理病房（intensive care unit，ICU）治疗。转入后予以气管插管、呼吸机辅助呼吸，纠正酸中毒，利尿，强心等治疗后患者病情未见好转，出现呼吸心跳骤停，经抢救无效于 2023 年 3 月 16 日 02 时死亡。

细菌检验方面，患者入院后无菌采集双侧静脉血 20 mL，分别注入厌氧瓶与需氧瓶，置于梅里埃 BACT-ALERT 3D 全自动血培养仪，分别于 4.2 h、4.5 h 后厌氧培养瓶报警阳性，当时正是夜班时间，未能及时进行镜检，第二天直接涂片检查可见革兰氏阳性两端钝圆的粗大杆菌。15 h 后血平板上可见圆形、边缘整齐、双层溶血环、光滑菌落。菌落涂片染色为革兰氏阳性粗大杆菌，质谱鉴定为产气荚膜梭菌。需氧血培养瓶 5 d 未见细菌生长。

案例分析

1. 检验案例分析

检验当晚收到该患者标本，发现是重度溶血（图 11.2），排除抽血原因后，上机检测，血涂片瑞氏染色可见红细胞大小不一，嗜多色性红细胞、球形红细胞增多，易见破裂红细胞（图 11.3）。血常规可见白细胞升高、血红蛋白降低、血小板减少。生化结果可见总胆红素升高，以间接胆红素升高为主；谷丙转氨酶、谷草转氨酶、α-羟丁酸脱氢酶、肌酸激酶、乳酸脱氢酶均明显升高；感染性指标降钙素原和白介素 6 升高明显。立即报告临床医生，患者急性溶血，并合并脓毒血症，但当时未能第一时间考虑产气荚膜梭菌感染，且患者病情恶化迅速，出现败血症及多器官衰竭，最终很快死亡。

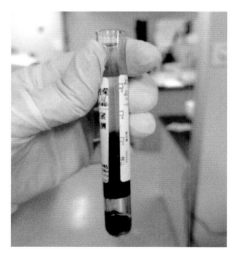

图 11.2 患者标本

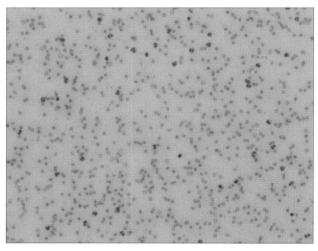

图 11.3 红细胞破裂

本案例患者入院 6 h 死亡，病情发展迅速，引发了我们的思考：检验科是否有机会向临床及早反馈，帮助他们尽早诊断治疗？

其实是可以的。首先，我们已经明确该患者有溶血表现，结合血常规和降钙素原、白介素 6 检查可判断为感染所致。考虑该患者既往有肿瘤病史，在无明显诱因的情况下病情进展迅速，应该是免疫力低下、肝脓肿引起了血流感染，此时病原菌的结果尤为重要。若能及时抽取脓液进行培养，以及涂片镜检，便可以发现是革兰氏阳性杆菌感染，并且此患者血厌氧瓶报警时间为 4.2 h，证明该患者血内细菌感染浓度很高，若在报警时我们及时进行涂片镜检，结合脓液检查可以发现革兰氏阳性杆菌、厌氧菌感染，再根据临床症状可以判断是产气荚膜梭菌感染的可能性大。因此，脓液标本的及时送检和标本涂片显得尤为重要，细菌的特殊形态可以帮助及早判断。该患者病情发展迅速，发生多器官功能衰竭、严重溶血、脓毒性休克，并且部分实验室检查未能完善。在这样的情况下，结合仅有的实验室检查为临床诊断提供方向显得特别重要。若我们能够及早考虑到是血流感染所致的溶血，并能够第一时间明确病原菌，临床就可以精准用药，或许患者还有一线生机。此病例给了我们警示，近年来血流感染趋势向上，但我们的重视度不够，并且对一些罕见厌氧菌知识储备不足，这为我们今后的工作指明了方向。

2. 临床病例分析

本案例患者为急性起病，表现为发热、畏寒、全身肌肉酸痛、解茶色尿等，考虑为感染，予以完善血常规、生化、血培养等检查，后接到检验科电话回报，所送标本均呈溶血改变，经排除医护人员操作失误所致溶血后，考虑患者合并急性溶血，但溶血原因不明，是感染所致还是横纹肌溶解综合征？治疗上予以抗感染、激素减轻溶血治疗后未见好转。后CT 结果提示肝脓肿可能，考虑为肝脓肿所致急性溶血，但患者病情进展迅速，出现呼吸、循环衰竭，予以气管插管、呼吸机辅助呼、血管活性药维持生命体征。考虑为溶血危象，拟行血浆置换治疗，其间患者病情急剧恶化，经抢救无效死亡，从发病到死亡仅 14 h。

临床上因感染所致急性溶血通常为重症感染多见，且大部分患者存在免疫力低下或容易导致溶血的基础病。此外，肝脓肿导致的血流感染多以肺炎克雷伯菌、大肠埃希菌等多见，患者病情恶化迅速，常见病原菌感染不足以解释患者病情严重程度，故入院时未能准确断定为感染所致溶血危象，但当微生物实验室报告患者血培养出产气荚膜梭菌时，一切均已得到解释。

知识拓展

产气荚膜梭菌为革兰氏阳性菌粗短大杆菌，大小为（1~1.5）μm×（3~5）μm，两端钝圆，单个或成双排列，偶见链状（图 11.4）。芽孢椭圆形，位于菌体中央或次极端，芽孢直径不大于菌体，在一般培养基培养时不易形成芽孢，在无糖培养基中有利于形成芽孢。在机体内可产生明显的荚膜，无鞭毛，不能运动。在血平板上 35 ℃培养 18~24 h，多数菌株出现双层溶血环，内环完全溶血，这是 θ 毒素所致；外环不完全溶血则是 α 毒素所致（图 11.5）。

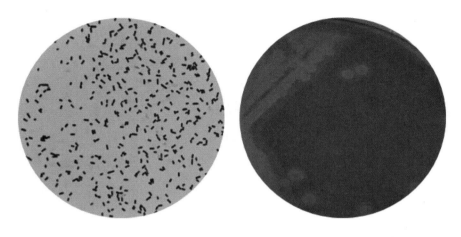

图 11.4　革兰氏染色　　　　　　图 11.5　血平板菌落

产气荚膜梭菌的临床意义：

（1）产气荚膜梭菌广泛存在于土壤、人和动物的肠道以及动物和人的粪便中，会散发臭味。常因深部创伤而感染。部分菌株可产生肠毒素，引起食物中毒。

（2）产气荚膜梭菌既能产生强烈的外毒素，又有多种侵袭性酶，并有荚膜，构成其强大的侵袭力，引起感染致病。产气荚膜梭菌是气性坏疽的主要病原菌，其外毒素有 α、β、γ、δ、ε、η、θ、ι、κ、λ、μ、ν 等 12 种，在各种毒素中，以 α 毒素最为重要。α 毒素是一种卵磷脂酶，能分解卵磷脂，人和动物的细胞膜是磷脂和蛋白质的复合物，可被卵磷脂酶破坏。因此，α 毒素能损伤多种细胞的细胞膜，引起溶血、组织坏死，血管内皮细胞损伤，使血管通透性增高，造成水肿。产气荚膜梭菌能引起人类多种疾病，其中最重要的是气性坏疽。

（3）根据产气荚膜梭菌产生的外毒素种类不同，可分成 A、B、C、D、E 5 种毒素型。对人致病的主要是 A 型和 C 型，A 型最常见，可引起气性坏疽和胃肠炎型食物中毒。气性坏疽潜伏期短，一般仅 8~48 h，病菌通过产生多种毒素和侵袭性酶破坏组织细胞，发酵肌肉和组织中的糖类，产生大量气体，造成气肿；同时血管通透性增加，水分渗出，局部水肿，进而挤压软组织和血管，影响血液供应，造成组织坏死。严重病例表现为组织胀痛剧烈，水气夹杂，触摸有捻发感，最后产生大量组织坏死，并有恶臭。病菌产生的毒素和组织坏死的毒性产物被吸收入血，引起毒血症、休克，死亡率高达

40%~100%。

产气荚膜梭菌的治疗：抗生素选择以青霉素 G 和克林霉素联合治疗显示出优于青霉素、克林霉素单药治疗或其他抗生素治疗更高的生存率。而抑制 α 毒素产生的试验表明，克林霉素、四环素、甲硝唑和利福平治疗效果优于青霉素。同时手术或介入引流的方法可以暴露空气，不利于产气荚膜梭菌的生长、繁殖，延缓和减少细菌、毒素的释放入侵，优于单纯的抗生素治疗。

案例总结

本案例考虑是产气荚膜梭菌所致的血流感染，在临床上罕见。因此，该患者就诊时依靠其表现和仅有的实验室检查考虑脓毒血症、急性溶血，但病原菌未明，经给予经验性抗感染、激素控制溶血等治疗后效果不佳，病情急剧恶化死亡，生存期极短。后经病原学结果确诊为产气荚膜梭菌感染，一切均有迹可循。

此时病原学诊断尤为重要，当实验室人员在血厌氧培养报告阳性后（4.2 h）及时回报危急值和进行正确的病原学鉴定，为临床及时准确地诊断和抗感染提供依据，均是患者感染得到控制和治疗成功的关键。

有研究报道显示，对于产气荚膜梭菌引起的血液感染，病情进展快速，病死率高，早期有效的抗菌药物治疗能明显降低病死率，青霉素类可作为首选对抗产气荚膜梭菌感染的药物。而合用高剂量青霉素 G 和克林霉素抗感染治疗时，无论年龄、基础病情况或入院时溶血的存在都可以明显降低病死率。产气荚膜梭菌容易导致肿瘤和免疫抑制状态的患者发生菌血症或脓毒症，这是因为免疫系统功能下降有利于厌氧菌定植，其他高危因素包括高龄、糖尿病、胆道病史、血液透析、心脏病等，当出现发热、腹痛、溶血、脓毒性休克等临床表现时，临床医师应高度怀疑为产气荚膜梭菌血流感染的可能，并及时送检血培养寻找病原体以做出正确的诊断。若确定为产气荚膜梭菌感染，则应大剂量使用有效抗菌药物（如青霉素类和克林霉素）或外科手术，并辅助高压氧（hyperbaric oxygen therapy，HBOT）等治疗措施，以降低患者病死率，提高治愈率。检验科人员应熟悉和掌握产气荚膜梭菌的特点和多种鉴别手段，面对少见的厌氧菌感染时，做到及时、早期、准确地进行病原诊断，协助临床及早正确诊治，挽救患者的生命。

专家点评

近年来，临床上广谱抗生素使用增加，多种侵袭性诊疗操作广泛应用并且激素、化疗药物和免疫抑制剂的使用增多，血流感染发病率与日俱增。血流感染是一种全身感染性疾病，预后差，病死率高，早期恰当的抗感染治疗可以改善患者预后。本案例也引发了我们思考，血培养是诊断血流感染的金标准，但耗时长，这就需要检验人员在怀疑是血流感染的标本时及时涂片镜检，特别是血培养瓶报阳时，须第一时间涂片镜检，再结合临床症状为临床提供诊断方向，协助临床早诊断、早治疗。

参考文献

［1］段瑶，陈旭岩，王逸群.第三梭菌血流感染1例并文献复习［J］.中国感染与化疗杂志，2023，23（3）：323-327.

［2］刘淑芬，胡秀华.血液标本中分离产气荚膜梭菌1例的报道［J］.国际检验医学杂志，2017，38（2）：287-288.

［3］吕自兰，付刚，罗光丽，等.产气荚膜梭菌血流感染致死1例［J］.检验医学与临床，2016，13（19）：2843-2844.

［4］陈媛媛，高燕.产气荚膜梭菌血流感染三例［J］.中华传染病杂志，2021，39（7）：440-442.

［5］ATIA A，RAIYANI T，PATEL P，et al. Clostridium perfringens bacteremia caused by choledocholithiasis in the absence of gallbladder stones［J］. World J Gastroenterol，2012，18（39）：5632-5634.

［6］刘园，周万青，张之烽，等.血培养分离产气荚膜梭菌1例［J］.中国实验诊断学，2015，19（10）：1808.

［7］温海楠，谢守军，赵建宏，等.血液产气荚膜梭菌合并表皮葡萄球菌感染1例［J］.临床检验杂志，2014，32（12）：954-955.

［8］SHINDO Y，DOBASHI Y，SAKAI T，et al. Epidemiological and pathobiological profiles of Clostridium perfringens infections：review of consecutive series of 33 cases over a 13-year period［J］. Int J Clin Exp Pathol，2015，8（1）：569-577.

［9］SIMON T G，BRADLEY J，JONES A，et al. Massive intravascular hemolysis from Clostridium perfringens septicemia：a review［J］. J Intensive Care Med，2014，29（6）：327-33.

12

反复发热肝衰竭患者合并布鲁氏菌病

作者：仇付会[1]，郗兰霞[2]（石家庄市第五医院，1 检验科；2 感染科）
点评专家：张志（石家庄市第五医院）

前　言

　　肝脏作为人体的重要器官之一，当因多种因素受到严重损害时，造成肝细胞大量坏死，导致功能发生严重障碍或失代偿，进而出现以凝血机制障碍和黄疸、肝性脑病、腹水等为主要表现的一组临床综合征。肝衰竭不同时期，症状也有所不同。本案例患者并发肝性脑病，有意识障碍，同时免疫力低下有中度贫血及感染发热等症状。本文分析 1 例肝衰竭患者在接受治疗期间发现有布鲁氏杆菌感染的诊疗经过，以提高临床对布鲁氏菌病流行学特征的警惕性，做到早发现、早治疗。

案例经过

　　患者，男，50 岁，共计 6 次入院。本次因"发热 8 天，神志不清 1 天"入院。

　　患者既往于我院明确诊断为慢性肝衰竭、肝炎后肝硬化失代偿期，应用熊去氧胆酸胶囊、腺苷蛋氨酸、八宝丹口服保肝治疗。2 天前无明显诱因出现发热，体温达 39.2 ℃，伴周身不适，腹泻 2 次，今为进一步治疗再次入院。

　　入院查体：体温 36.5 ℃，心率 64 次 / 分，呼吸 18 次 / 分，血压 114/66 mmHg。神志不清，烦躁不安，呼之有反应，不能正确回答问题，查体欠合作，慢性肝病面容，皮肤、巩膜重度黄染，未见肝掌，可见蜘蛛痣；心肺听诊未闻及异常；腹部平坦，软，压痛，无反跳痛，肝脾肋下未触及；移动性浊音阴性；双下肢无水肿。

　　血常规结果显示：淋巴细胞降低，中度贫血，血小板显著降低。

　　生化显示：肝功能异常，低蛋白血症，电解质紊乱。

　　免疫结果显示：肝纤维四项异常增高。

根据以上检查临床初步诊断为：①慢性肝衰竭，肝性脑病二期；②酒精性肝硬化失代偿期，Child-Pugh C 级；③慢性活动性肝炎；④门静脉高压，脾功能亢进；⑤上呼吸道感染；⑥混合痔。

案例分析

1. 检验案例分析

2023 年 7 月 19 日，患者入院当天抽取血培养一套，需氧瓶于 1.89 d 报警提示阳性。血培养危急值报告的快速、准确对临床上抗感染治疗方案的选择至关重要。是污染还是有病原菌？是细菌还是真菌？革兰氏染色是阳性还是阴性？是球菌还是杆菌？或是一些不常见的病原菌，检验科快速准确地提示，对患者疾病的治疗及预后都起着至关重要的作用。

本案例需氧瓶生长曲线为缓慢抬头，考虑为慢生长的需氧细菌。转种血平板并放置于 CO_2 培养箱，培养 24 h 后发现血平板表面长出一层针尖状、无色、细小的薄膜生长物。通过菌落形态以及培养瓶报警时生长缓慢的特点高度怀疑是布鲁氏菌，镜下仔细观察发现革兰氏阴性短小杆菌，菌体小，为细沙状（图 12.1）。生化反应中，触酶和氧化酶均为阳性，不液化明胶，分解尿素；吲哚阴性；硝酸盐还原试验阳性；甲基红试验阴性。以上试验均在生物安全柜内完成。

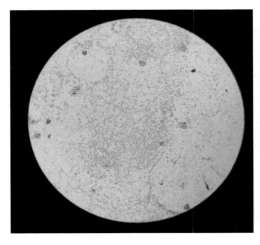
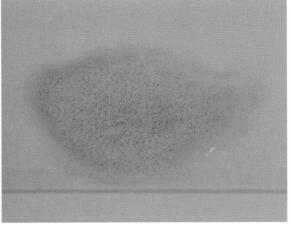

图 12.1　革兰氏阴性杆菌　　　　　　图 12.2　虎红平板凝集筛查试验

怀疑有布鲁氏菌感染，此时与临床的沟通尤为重要。初次与临床医生沟通，转述诊断为肝衰竭，肝性脑病，暂无流行病学接触史，患者又有上消化道感染，培养出细菌，暂不考虑标本污染。遂经验用药美罗培南，用药后退烧，故暂不考虑布鲁氏菌感染。因高度怀疑布鲁氏菌感染，实验室人员找出患者的免疫组血清加做虎红平板凝集筛查试验，试验结果为阳性（图12.2）。再次与临床医生沟通，以专业知识解释有以下5点支持患者可能有布鲁氏菌感染：①培养瓶报警时长体现出细菌生长缓慢的特点；②血平板菌落形态与布鲁氏菌高度相似，并且镜下形态也符合；③生化反应结果符合布鲁氏菌的生化表现；④布鲁氏菌病初筛试验：虎红平板凝集试验阳性；⑤患者最近两次入院时发热间隔符合布鲁氏菌病感染波浪热的特点（图12.3）。建议临床加做布鲁氏菌病血清凝集实验。

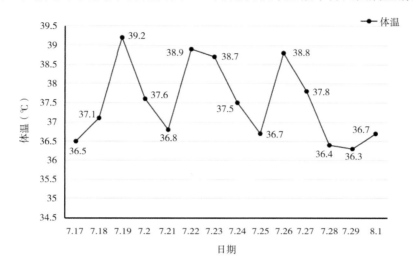

图 12.3　患者体温折线图

2 d后布鲁氏杆菌凝集试验结果为 >1 ： 6400，为强阳性（表 12.1）。再次联系临床医生，经询问得知患者有间接接触史，进一步证实了布鲁氏菌感染。

表 12.1　试验结果

中文名称	简称	结果	检测下限	实验方法
虎红平板凝集试验	Hh.A.Test	阳性	阴性	凝集法
布氏杆菌凝集试验	Bru.A.Test	>1 ： 6400	<1 ： 50	

2. 临床案例分析

根据患者的临床表现，患者有肝功能受损、失代偿表现：尿黄，肝功能异常，Child评分11分；无病毒感染证据，有饮酒史。无皮肤瘙痒，无白陶土样便，既往肝脏超声及肝脏 MRI 未见肝内占位及胆管扩张，可排除梗阻性黄疸。患者无特殊用药史，可排除药物性肝炎。

患者诊断明确，可能出现腹水、肝性脑病、上消化道出血等并发症致原有病情加重，向患者及家属交代病情，表示理解。患者发热，已抽取血培养，肾功能异常，考虑与感染相关，等待结果的同时继续美罗培南静滴抗感染治疗，还原型谷胱甘肽、舒肝宁注射液静滴保肝、退黄、改善肝细胞代谢治疗，门冬氨酸鸟氨酸静滴醒脑巩固治疗，给予人血白蛋白静滴补充白蛋白、纠正低白蛋白血症，熊去氧胆酸胶囊 0.25 g tid 口服退黄治疗，给予呋塞米、螺内酯口服利尿治疗。注意观察病情变化。遵医嘱执行。

检验科电话汇报患者血培养可见布鲁氏菌生长，加急进行布鲁氏菌凝集试验，结果提示强阳性。追问患者，患者自述无接触史，据回忆，附近邻居家有养羊史 30 余年，怀疑患者有间接接触羊毛、羊肉等，考虑患者合并布鲁氏菌病，予以调整治疗：停用美罗培南，停用门冬氨酸鸟氨酸静滴，给予多西环素、头孢他啶静滴抗感染治疗。鉴于患者严重肝功能损伤，不宜应用利福平，监测体温变化，必要时应用三联抗生素，其余保肝治疗不变，注意观察病情变化。

知识拓展

布鲁氏菌病又称为地中海弛张热、马耳他热、波浪热或波状热，是由布鲁氏菌引起的人畜共患性全身传染病。发病后，患者可能会表现出反复高热、关节痛、身体乏力等症状，甚至可能会累及全身任意系统。但此病预后良好，应做到早发现、早治疗，预防严重的并发症发生。综合患者的流行病学资料、临床表现和辅助检查，可做出诊断。

实验室诊断标准：

（1）筛查试验：虎红平板凝集试验（或平板凝集试验）阳性者应通过下述提及的确诊试验证实。

（2）确诊试验：①由血或其他临床标本中分离得到布鲁氏菌属；②在上述凝集抗体检测的筛查试验基础上，加做以下基于非凝集抗体的检测：a. 酶联免疫吸附剂测定（enzyme linked immunosorbent assay，ELISA）、免疫球蛋白 G 阳性；b. 布鲁氏菌病抗 - 人免疫球蛋白试验 IgG 效价 1 ∶ 400，并出现显著凝集及以上；c. 不少于 2 周间隔获取的双份血清标本抗体效价升高不低于 4 倍；d. 补体结合试验：效价 1 ∶ 10 并出现显著凝集及以上；e. 血清凝集试验：国内作为确诊试验，效价 1 ∶ 100 并出现显著凝集及以上或病程一年以上，效价 1 ∶ 50 并出现显著凝集及以上，或半年内有布鲁氏菌疫苗接种史，效价 1 ∶ 100 并出现显著凝集及以上者。

人布鲁氏菌病临床诊断标准：

（1）疑似诊断：符合临床表现（有发热、多汗、关节痛、头痛、乏力、厌食、肌痛、体质量减轻、关节炎、脊椎炎、脑膜炎或局灶器官累及心内膜炎、肝脾肿大、睾丸炎 / 附睾炎等），且流行病学相关，如疑似或确诊动物、患者或污染动物制品、培养物有接触史、生活在布鲁氏菌病流行区、与菌苗的生产、使用和研究有密切关系等。

（2）临床诊断：疑似病例基础上有筛查试验阳性。

（3）确诊病例：疑似或临床诊断病例基础上有确诊试验阳性。

（4）隐性感染：有流行病学史，符合确诊病例免疫学和病原学检查标准，但无临床表现。

（5）血清学阴性病例：临床强烈提示布鲁氏菌感染者，即使血清学阴性，也需要排除犬型布鲁氏菌病的可能，此时可以通过培养或者聚合酶链式反应（polymerase chain reactionpolymerase chain reaction，PCR）确诊。

案例总结

人布鲁氏菌感染表现多样，因病程所处阶段和累及器官不同而异，通常缺乏特异性。大多数临床表现为病情轻重不一的发热、多汗、乏力、关节疼痛以及肝脾淋巴结肿大，潜伏期为1~3周，平均约2周，少数患者感染数月以及更久才会发病，经常被忽略。

本案例患者因肝衰竭转院就诊，临床症状与布鲁氏菌病临床表现有重合，无法明确诊断有无布鲁氏菌感染。临床医生在首诊询问病史时需尽量详尽，原因不明的反复发热患者要反复询问有无牛羊接触史或周围环境有无条件接触，应尽早行血培养和布鲁氏菌病的相关检查。

本案例患有其他临床基础疾病，在一定程度上与布鲁氏菌病症状相混合，不易发现。但通过实验室检查及时发现了布鲁氏菌，为临床诊断提供了及时的治疗依据。临床医生应了解各项检验的临床意义、标本留取注意事项等，为检验科留送合格标本。检验医师也要多了解临床各种疾病的检验结果特点，负责出具准确的检验报告，并给出专业的解释和建议，指导临床医生合理分析结果并进一步完善需要的检测项目，防止漏诊和误诊。通过相互合作，才能有效提高诊治水平，为患者解除病痛，提供优质的诊疗服务。

专家点评

由于布鲁氏菌生长比较缓慢，菌落细小，血培养的生长曲线比较平缓，血培养仪器报阳时间较长。因此，我们可以适当增加观察时间，特别是临床医生，如果得知患者发病前与家畜或畜产品、布鲁氏菌培养物等有密切接触史，高度怀疑是布鲁氏菌病患者时，应告知微生物室检验人员其流行病学史及临床症状。

笔者从最早接触到的血培养报警时间点就开始怀疑患者可能有布鲁氏菌感染，从而追踪患者病历和入院检查结果，患者血常规、生化、免疫项目结果都已表述，但并无诊断布鲁氏菌病的相关检查，笔者找到患者免疫学血清加做虎红平板凝集试验，结果为阳性时又建议临床医生增加血清凝集试验检查，最终明确有布鲁氏菌感染。本案例检验逻辑思维清晰，为临床提供思路，体现了检验与临床沟通的必要性。

参考文献

［1］贺彦玢，徐丽娟，李素娟.布鲁氏菌病合并风湿性关节炎及乙型病毒性肝炎 1 例分析［J］.甘肃医药，2018，37（10）：955，960.

［2］中华人民共和国卫生部布.鲁氏菌病诊疗指南（试行）［J］.传染病信息，2012，25（6）：323-324，359.

［3］苏丽，曹亚文，刘耀敏，等.67 例血培养阳性成人布鲁菌感染者的临床特征［J］.山东大学学报（医学版），2022，60（12）：94-100.

［4］秦佳佳，吴明娇，钱娇，等.台州地区 9 例血培养检出布鲁菌病的临床特点及实验室分析［J］.中国卫生检验杂志，2019，29（20）：2485-2487.

［5］ZHENG R，XIE S，LU X，et al. A systematic review and Meta-analysis of epidemiology and clinical manifestations of human brucellosis in china［J］. Biomed Res Int，2018：5712920.

［6］YAGUPSKY P，MORATA P，COLMENERO J D. Laboratory diagnosis of human brucellosis［J］. Clin Microbiol Rev，2020，33（1）：e00073-19.

［7］AMJADI O，RAFIEI A，MARDANI M，et al. A review of the immunopathogenesis of Brucellosis［J］. Infect Dis（Lond），2019，51（5）：321-333.

［8］《中华传染病杂志》编辑委员会.布鲁菌病诊疗专家共识［J］.中华传染病杂志，2017，35（12）：705-710.

13

鳗弧菌脓毒血症

作者： 刘爽 [1]，张雷 [2]，肖晓光 [1]（大连医科大学附属第一医院，1 检验科；2 急诊科）

点评专家： 李士军（大连医科大学附属第一医院）

前　言

鳗弧菌为有鞭毛的革兰氏阴性细菌，能运动，具有典型的弧菌属细菌特征。鳗弧菌可引起水产养殖动物的弧菌病，并在世界范围内流行，可感染鲑鱼、虹鳟、鲈鱼、大菱鲆等多种鱼类。但鳗弧菌引起人类感染的病例极少见，本文分享 1 例鳗弧菌脓毒血症的诊疗过程。

案例经过

患者，男性，70 岁。发现双侧腕部瘀斑 4 天，无压痛、无红肿，未重视，未诊治。无明显诱因出现发热 1 天，伴双侧腕部肿胀，尤以左腕明显，自行服用布洛芬及头孢（具体不详）。因双侧腕部肿胀加重，大小不等张力性水疱形成，局部破溃有血性渗出，指端不能屈伸活动，伴全身无力、头晕、神志不清，于 2022 年 10 月 11 日就诊于我院急诊科，急诊科测量血压为 72/38 mmHg，考虑休克伴意识障碍，予以抗休克治疗，并以"脓毒症休克"收入急诊科。追问病史，患者近日有收拾冰箱接触带鱼的情况，具体受伤与否家属及患者本人不能提供。既往有高血压、肾病综合征、膀胱癌术后病史。

入院查体：体温 36.0 ℃，心率 130 次 / 分，呼吸 16 次 / 分，血压 90/64 mmHg，SpO$_2$ 93%。患者意识模糊，呼之可应，面色苍白，四肢皮肤湿冷，寒战；双侧瞳孔等大等圆，对光反射存在。听诊心律齐，各心脏瓣膜区未闻及病理性杂音，双侧肺部未闻及干湿啰音。腹部压痛，反跳痛，查体不能配合。双侧腕部肿胀，左腕高度肿胀，伴大小不等张力性水疱及破溃，有血性渗出，指端不能屈伸活动。双侧桡动脉搏动可触及。辅助检查：白细胞计数（WBC）9.49×10^9/L，中性粒细胞百分比（NEUT%）85.0%，血红蛋白（Hb）119.00 g/L，血小板（PLT）102.00 × 10⁹/L。活化部分凝血活酶时间（APTT）36.3 s，凝血酶原时间（PT）13.7 s，纤维蛋白原（FIB）4.15 g/L，纤维蛋白降解产物（FDP）7.85 mg/L，D- 二聚体（DD）3.05 mg/L，降钙素原（PCT）86.44 ng/mL，脑钠肽（BNP）1008.70 ng/L，肌酸激酶同工酶（CK-MB）9.26 μg/L，高敏肌钙蛋白（hs-TnI）0.615 μg/L，肌红蛋白（Mb）>1100.00 ng/mL，尿素 12.30 mmol/L，肌酐 160 μmol/L。上肢动静脉彩超提示双侧腋、肱、桡动脉未见明显异常，双侧腋、肱静脉未见明显异常。颅脑 CT 提示双侧基底节区腔隙性梗死；脑白质脱髓鞘改变。肺部 CT 提示右侧胸腔少量积液；支气管炎，双肺轻度间质性改变。腹部 CT 提示前列腺钙化。

入院诊断：①严重脓毒症；②脓毒性休克；③乳酸酸中毒；④多脏器功能障碍综合征：急性肾功能不全；急性心肌损害；急性呼吸衰竭；⑤双腕部肿胀，原因待查；⑥电解质代谢紊乱：低钾血症，低钠血症；⑦低白蛋白血症；⑧急性支气管炎；⑨高血压 2 级；⑩肾病综合征；⑪膀胱癌术后。

患者病情危重，首先给予抗感染、抗休克治疗。经验性予强效广谱抗菌药物美罗培南抗感染治疗。为明确感染病原学，用药前采集血培养、痰培养等，并采集血液及局部水疱液送宏基因组二代测序（metagenomic second-generation sequencing，mNGS）。急行深静脉置管，进行血液净化治疗，清除内毒素、炎症介质，给予液体复苏，纠正休克。患者呼吸困难，出现呼吸衰竭，予以紧急气管插管连接呼吸机辅助通气；予以气道管理、保护多脏器支持治疗；针对全身炎症反应综合征予以免疫调理药物。手足外科会诊予以甘露醇减轻水肿，予以罂粟碱改善微循环。

10 月 13 日，mNGS 回报患者血液及局部水疱液检测结果均为鳗弧菌，继续予以美罗培南覆盖治疗。针对左腕部高度肿胀，外科于床旁行"左手部感染清创，筋膜室切开减压，负压吸引术"，术后 VAC 引流在位。在持续血液净化治疗下，血肌酐较前下降，酸中毒好转，治疗有效，继续血液净化治疗，兼顾水电解质酸碱平衡。

10 月 17 日，创面分泌物培养结果为鳗弧菌，根据药敏结果更改抗菌药物，使用哌拉西林 / 他唑巴坦抗感染治疗。左上肢红肿消散，皮温不高，水疱仍在，继续予以罂粟碱改善微循环，停用甘露醇。在持续血液净化治疗下，血肌酐较前下降，酸中毒好转，多脏器功能损伤指标均下降，考虑治疗有效，遂暂停血液滤过治疗。患者左小指和无名指末端发黑，局部血运障碍，请外科医生查看后予以左手部换药处理，停止 VAC 引流。

10 月 20 日，患者再次出现体温升高，为清除炎症介质，保护脏器功能，继续使用血液滤过治疗。患者双下肢小腿局部皮色红，皮温高，伴瘀斑皮损形成，局部破溃伴渗液，普外科及皮肤科会诊后予以硫酸镁湿敷及百多邦软膏每日 3 次涂于下肢破溃处。

10 月 31 日，患者呼吸功能改善，呼吸衰竭纠正，暂停呼吸机辅助通气，予以持续性吸氧。

11月3日，下肢血管彩超提示有股静脉血栓形成，为降低血栓脱落致肺栓塞的风险，介入科行"经皮下肢静脉造影术+下腔静脉可回收滤器置入术"。

11月4日，血培养报告危急值查到革兰氏阴性杆菌，联合左氧氟沙星抗感染，体温控制尚可。

11月5日，考虑患者左手软组织大面积感染性坏死，保守治疗无效，感染进行性加重不能控制，于全麻下行"左上肢前臂截肢术"，术后敷料包扎，VAC持续负压引流。

11月8日，血培养结果为鲍曼不动杆菌，根据药敏结果予头孢他啶联合奥马环素抗感染治疗。患者心功能及肾功能进行性恶化，有行连续肾脏替代疗法（continuous renal replacement therapy，CRRT）治疗的指征，告知患者家属病情极为危重，家属商议后拒绝行血液净化治疗。

11月12日夜间，患者因呼吸衰竭，心力衰竭，抢救无效死亡。

案例分析

1. 临床案例分析

本案例患者为老年男性，发现双侧腕部瘀斑4天，发热1天，入院时双侧腕部肿胀加重，大小不等张力性水疱形成，局部破溃有血性渗出，并出现意识障碍，处于休克状态。实验室结果显示PCT显著增高（86.44 ng/mL），多脏器功能障碍，符合脓毒性休克诊断。先后给予抗休克、抗感染、血液滤过、辅助通气以及对症支持等治疗。患者病情危重，感染明确存在，怀疑感染灶主要来源于腕部，根据患者病史（收拾冰箱，接触带鱼）及发病特点，尤其需警惕特殊致病菌如海洋弧菌的感染，但也不排除其他革兰氏阴性杆菌及革兰氏阳性球菌感染的可能，遂经验性给予广谱抗生素美罗培南抗感染治疗。mNGS回报患者血液及局部水疱液均检出鳗弧菌，继续予以美罗培南覆盖治疗。10月11日—10月16日连续6套血培养均为阴性。微生物实验室回报创面分泌物培养结果也为鳗弧菌，综合mNGS及细菌培养结果，锁定病原菌为鳗弧菌，并根据药敏结果（图13.1）选用哌拉西林/他唑巴坦继续抗感染治疗。同时外科针对左手部感染进行清创，行"筋膜室切开减压术"。在血液滤过及各种对症支持治疗下，患者病情一度好转，PCT数值和中性粒细胞比例显著下降，多脏器功能损伤指标均下降。然而由于患者股静脉血栓形成，延迟了"左上肢前臂截肢术"，同时出现鲍曼不动杆菌血流感染，使得病情迅速恶化，最终抢救无效死亡。

2. 检验案例分析

为了明确病原学诊断，本案例患者先后送检多份血培养和创面分泌物培养，以及痰

一般菌培养及鉴定（分泌物）		检出细菌：弧菌属 SF		鳗弧菌：
药敏结果：弧菌属 SF	鳗弧菌			菌落计数：

序	抗生素	MIC	K–B（mm）	敏感度
1	＊氨苄西林 / 舒巴坦	≤ 8/4		敏感
2	＊阿米卡星	≤ 16		敏感
3	＊氨苄西林	≤ 8		敏感
4	＊头孢他啶	≤ 1		敏感
5	＊头孢噻肟	≤ 1		敏感
6	＊头孢西丁	≤ 8		敏感
7	＊环丙沙星	≤ 1		敏感
8	＊头孢吡肟	≤ 4		敏感
9	＊头孢呋辛	≤ 4		敏感
10	＊庆大霉素	≤ 4		敏感
11	＊亚胺培南	1		敏感
12	＊左旋氧氟沙星	≤ 2		敏感
13	＊美罗培南	≤ 1		敏感
14	＊哌拉西林 / 他唑巴坦	≤ 8		敏感
15	＊复方新诺明	≤ 2/38		敏感

图 13.1　鳗弧菌药敏结果

培养、G 试验、GM 试验等。临床医生表示该患者病情危重，请微生物实验室工作人员密切关注其病原学检测结果，并及时沟通。该患者多套血培养均为阴性。而创面分泌物接种于血平板，培养 24 h 后见圆形、湿润、光滑、乳白色菌落生长（图 13.2）。纯培养菌落涂片革兰氏染色后显微镜观察，见革兰氏阴性、呈逗号状或杆状细菌（图 13.3），疑似弧菌。同时利用 MALDI-TOF-MS 质谱进行快速鉴定，结果为鳗弧菌，立即电话告知急诊 ICU 医生，创面分泌物检出鳗弧菌，并告知药敏结果将于次日发出。随后利用

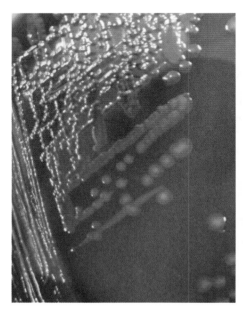

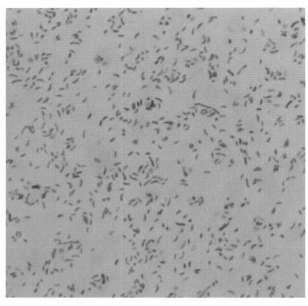

图 13.2　鳗弧菌血平板菌落形态　　　图 13.3　鳗弧菌显微镜下形态（革兰氏染色）（×1000）

MicroScan WalkAway 96 系统对该菌进行生化反应鉴定及药敏试验，鉴定结果也为鳗弧菌，药敏结果显示对多种抗菌药物敏感。

鳗弧菌属于弧菌属，药敏结果解释遵循美国临床实验室标准化协会（clinical and laboratory standards institute，CLSI）M45 标准，除阿奇霉素（参考葡萄球菌）外，均参考肠杆菌科细菌。但应注意的是，接种液必须用 0.85% NaCl 溶液配制，以保证大多数弧菌能在 MHA 和 CAMHB 培养基生长。

知识拓展

弧菌病是一种由海洋弧菌引起的致命的出血性败血症，可以影响各种海洋和淡水/咸水鱼类、双壳类和甲壳类动物。在水产养殖中，弧菌病的发病率和死亡率均较高，可以导致严重的全球经济损失。感染人类的海洋弧菌中最常见的是创伤弧菌，其他弧菌也偶见报道。人感染海洋致病弧菌主要有两种途径：一是通过皮肤伤口感染，二是通过食用含有海洋弧菌的海产品而感染，如生蚝、蚌类、生鱼片、螃蟹等。若细菌从皮肤伤口侵入，12 h 内即可发病，先是肢体肿胀、发紫、疼痛，然后出现水疱，随即形成坏死性筋膜炎、蜂窝组织炎而溃烂，如果治疗不及时，可导致败血症、感染性休克而危及生命。而经消化道感染者，潜伏期相对较长，轻者出现恶心、呕吐、腹痛、腹泻等胃肠炎症状，重者出现寒战、高热等败血症表现，可因休克、多器官功能障碍而死亡。

鳗弧菌是一种革兰氏阴性、逗号状或杆状细菌，属于弧菌科。它具有极鞭毛、嗜盐性、兼性厌氧。在 25~30 ℃，能在含有 1.5%~2% 的氯化钠的丰富培养基上快速生长。鳗弧菌有 23 种 O 血清型（O1—O23），每种血清型都表现出不同的致病性和宿主特异性，其中，只有 O1、O2、O3 血清型与鱼类中的弧菌病有关。由于致人感染的鳗弧菌报道较少，引起人类感染的鳗弧菌血清型还未得到充分研究。

尽管致病机制尚不完全清楚，但在鳗弧菌中已经鉴定出一些毒力相关因子，包括影响趋化性和运动性的基因、铁摄取系统、脂多糖和具有蛋白水解或溶血活性的细胞外产物。其中溶血素是一种外毒素，导致宿主红细胞裂解从而释放细胞内血红素，是弧菌科的重要毒力因子，引起出血性败血症的重要因素。此外，溶血素也会导致其他类型细胞的裂解，包括肥大细胞、中性粒细胞和多形核细胞等。

由于海洋弧菌感染的严重性，早期诊断及早期治疗非常关键。报道显示，创伤弧菌感染后脓毒血症 24 h 内治疗死亡率约 33%，超过 24 h 死亡率常超过 50%。海洋弧菌破坏力极强，病情进展迅速，治疗的关键在于尽早就医和及时正确地处置，如局部伤口消毒、彻底清创处理、及时给予敏感抗生素治疗等。据报道，头孢曲松、头孢吡肟、环丙沙星及多西环素能够有效治疗创伤弧菌感染，抗生素联用效果优于单种应用，常建议头孢曲松联合环丙沙星或多西环素。由于发生坏死性筋膜炎的部位血管内会形成血栓，抗生素无法通过血液循环到达病变部位，单纯应用抗生素通常没有明显效果，手术清创是控制感染最有效的方法。清创时间的延后导致截肢率和死亡率明显升高。

案例总结

鳗弧菌引起人类致病的案例较少见，但其致病性与创伤弧菌类似，感染后容易引起脓毒症，如不及时治疗，死亡率极高。但鳗弧菌的分离培养及鉴定并不难。鳗弧菌对营养要求不高，哥伦比亚血琼脂平板即可分离培养，全自动细菌生化反应鉴定仪即可鉴定。如果菌落形态和显微镜下所见疑似，最好利用 MALDI-TOF 质谱进行快速鉴定，并及时报告临床，有助于及时、精准地抗感染治疗，降低死亡率。

鳗弧菌是全球海洋渔业中弧菌病的病因之一。本案例临床医生根据患者的接触史，并结合患者的临床表现，利用 mNGS 和传统微生物培养等手段尽早锁定了病原体，但由于患者没有尽早就医，并伴有高血压、肾病综合征等基础疾病，尽管积极抗感染治疗、持续血液滤过，并进行清创术和筋膜切开术等，最后病情恶化，死于感染性休克和多器官功能障碍综合征。但该病例强调了人类感染鳗弧菌的可能性及其所引起脓毒症的严重性，应引起临床高度重视，鳗弧菌感染在免疫功能受损的个体中是非常致命的。

专家点评

海洋弧菌引起的脓毒症，致死性很强，但免疫功能正常的人感染后却很少发病，即便发病，症状也轻。但患有肝硬化、糖尿病、慢性肾病、艾滋病、长期使用免疫抑制剂等免疫功能低下者或长期酗酒者感染后，病死率极高。对于有接触史的患者，临床医生应考虑海洋弧菌感染的可能，与临床微生物实验室积极沟通，利用 mNGS 或传统微生物学检测，尽早锁定病原体，积极精准地抗感染治疗，挽救患者生命，降低死亡率。

参考文献

［1］SINATRA J A，COLBY K. Notes from the field：fatal vibrio anguillarum Infection in an Immunocompromised Patient - Maine，2017［J］. MMWR Morb Mortal Wkly Rep，2018，67（34）：962-963.

［2］YU W，SHEN X，PAN H，et al. Clinical features and treatment of patients with Vibrio vulnificus infection［J］. Int J Infect Dis，2017，59：1-6.

［3］陈波，朱雄翔，张冬梅，等. 创伤弧菌病一例［J］. 临床外科杂志，2020，28（3）：288-289.

［4］ HONG G，WU B，LU C，et al. Emergency treatment of 16 patients with necrotizing fasciitis caused by Vibrio vulnificus infection complicated with septic shock［J］. 中华医学杂志(英文版)，2014，127（10）：1984-1986.

14

耳炎苏黎世菌血流感染

作者： 秦辉[1]，丰文君[2]（郑州颐和医院，1 医学检验科；2 肾内科）

点评专家： 李轶（河南省人民医院）

前　言

耳炎苏黎世菌（Turicella otitidis）感染常见于免疫缺陷患者或合并高血压、糖尿病等免疫力低下患者，主要分离自外耳道和中耳。近年来，随着临床对该菌种的分离日益增多，对该菌的认识也在不断增加。本文分享 1 例耳炎苏黎世菌血流感染的诊疗过程。

案例经过

患者，女性，83 岁。2023 年 4 月 6 日因"血肌酐升高半年，胸闷 1 小时"至我院急诊科就诊。

现病史：患者 2 个月前无诱因出现咳嗽、咳痰、伴呼吸困难，间断发热，给予抗感染、抗炎等治疗（具体不详）后水肿加重，给予颈部临时透析管置入术，规律行血液透析治疗，病情好转后出院。1 小时前无诱因出现胸闷，伴全身重度水肿，拟"慢性肾脏病 5 期"收入肾内科。

病程中，患者精神、胃纳、睡眠均差，大便无特殊，小便量少，体重未称。

既往史及个人史：患者既往冠心病 30 余年，平素间断左胸、右后背疼痛，持续时间不定，间断口服速效救心丸，效果欠佳；糖尿病 20 余年，平素应用门冬胰岛素，控制效果尚可；既往有腔隙性脑梗死病史；否认肝炎、结核等病史，否认外伤及输血、献血史，否认食物过敏史，对青霉素、链霉素、洁霉素、头孢哌酮钠、左氧氟沙星过敏；预防接种随当地社区进行，余回顾无明显异常。无疫水、疫区接触史，无有毒有害物质接触史。

入院查体：体温 36.3℃，心率 89 次 / 分，呼吸 20 次 / 分，血压 159/87 mmHg。慢

性病面容，贫血貌，表情痛苦。双肺呼吸音低，下肺可闻及明显湿性啰音。全身浅表淋巴结未触及肿大淋巴结，颈部临时透析管在位，敷料干燥，无渗血、渗液。肩背部少量皮下瘀血，其余皮肤及黏膜未见出血点及黄染。胸骨后无压痛，肝脾肋下未触及，双下肢轻度水肿，全身重度水肿。

实验室检查结果如下：

血常规：白细胞计数（WBC）5.06×10^9/L，中性粒细胞百分比（NEUT%）81.8%，红细胞计数（RBC）2.64×10^{12}/L，血红蛋白（Hb）83 g/L，血小板计数（PLT）38×10^9/L。

尿常规：WBC 2081/μL，RBC 1244/μL，蛋白（+），隐血（+++）。

粪常规：隐血（+）。

G 试验：191 pg/L。

GM 试验：0.40 μg/L。

降钙素原（PCT）：0.77 ng/mL。C 反应蛋白（CRP）：16.26 mg/L。

凝血六项：凝血酶原时间（PT）12.7 s，凝血酶时间（TT）17.2 s，活化部分凝血活酶时间（APTT）42.5 s，纤维蛋白原（FIB）2.81 g/L，纤维蛋白降解产物（FDP）3.71 μg/L，D- 二聚体 1.61 mg/L。

肝功能：白蛋白（ALB）30.1 g/L，谷草转氨酶（AST）35.5 μ/L，谷丙转氨酶（ALT）20.1 μ/L。

肾功能：肌酐 279 μmol/L，尿素 26.9 mmol/L，胱抑素 C 5.63 mg/L。

术前八项：阴性。

辅助检查结果如下：

胸部 CT 提示：右肺下叶炎性改变，左肺上叶慢性炎性改变，左肺下叶局限性肺气肿。

心脏彩超提示：左心房大，主动脉瓣前向血流速度增快，二尖瓣少 - 中量反流，三尖瓣少量反流，左室松弛能力减低，左室收缩功能未见明显异常。

入院诊断：①慢性肾脏病 5 期，糖尿病肾病 5 期，肾性贫血，血液透析状态；②肺部感染；③脑梗死恢复期；④慢性阻塞性肺病；⑤冠状动脉粥样硬化性心脏病；⑥慢性肺源性心脏病；⑦心力衰竭；⑧高血压 3 级。

2023 年 4 月 7 日，患者入院时为置入尿管状态，后送检痰培养和尿培养等病原学检测，经验性给予头孢克肟 1 g q8h 抗感染，同时降糖、降压、脱水、扩冠活血、监测心率等对症支持治疗。

4 月 10 日，患者间断发热，体温最高 38.2 ℃，WBC 12.23×10^9/L，NETU% 90.0%，Hb 82 g/L，CRP 102.57 mg/L，PCT 3.73 ng/mL，尿常规提示白细胞升高，尿培养连续 2 次分离出屎肠球菌，计数 >105 cfu/mL，体外药敏显示万古霉素、利奈唑胺及替加环素

等敏感，考虑尿路感染合并血流感染可能性大。遂送检血培养 2 套，停用头孢克肟，调整为万古霉素 0.5 g q12h 抗感染，同时纠正贫血、降糖、降压、脱水、扩冠活血、监测心率等对症支持治疗。

4 月 12 日，患者外周血培养需氧瓶报阳，涂片镜下可见大量革兰氏阳性杆菌（图 14.1），报阳时间 2 天。转种后血平板可见大量边缘整齐，表面光滑、白色凸起呈奶油状菌落（图 14.2、图 14.3），涂片镜下可见大量革兰氏阳性细长杆菌（图 14.4）。后鉴定为耳炎苏黎世菌（鉴定率 96%），考虑血流感染可能性大。经与临床和药剂科沟通、讨论，继续使用万古霉素 0.5 g q12h 抗感染治疗。

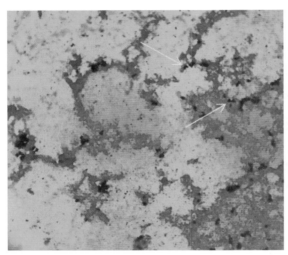

图 14.1　血培养直接涂片镜下形态（×1000）

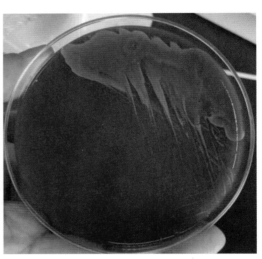

图 14.2　血培养转种后 24 h 菌落形态

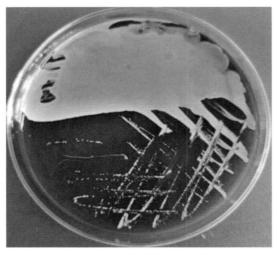

图 14.3　血培养转种后 72 h 菌落形态

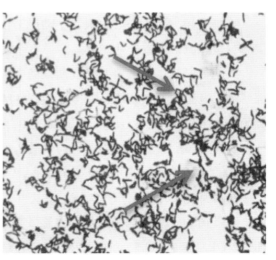

图 14.4　血平板菌落镜下形态（×1000）

4月13日，患者连续3日未发热，WBC 5.77×10⁹/L，NEUT% 77.3%，Hb 82 g/L，CRP 2.22 mg/L，PCT 1.50 ng/mL。血培养分离菌经质谱鉴定为耳炎苏黎世菌。继续予以万古霉素0.5 g q12h抗感染治疗，同时降糖、降压、脱水、扩冠活血、监测心率等对症支持治疗。

4月18日，血常规提示WBC 3.16×10⁹/L，NEUT% 66.8%，Hb 75 g/L，CRP 1.22 mg/L，PCT 0.33 ng/mL。

4月20日，患者各项感染指标基本恢复正常，饮食、排便尚可，病情逐渐好转，患者家属要求出院。

最终诊断：①慢性肾脏病5期；②血液透析状态；③心力衰竭；④肺部感染。

案例分析

1. 临床案例分析

本案例患者为老年女性，主要表现为咳嗽、咳痰、伴呼吸困难，间断发热等症状，血中性粒细胞、CRP和PCT偏高，提示感染，经验性抗感染治疗，疗效不佳。后出现高热，尿常规提示白细胞升高，尿培养2次分离出屎肠球菌，血培养涂片提示为革兰氏阳性杆菌，鉴定为耳炎苏黎世菌，考虑尿路感染合并血流感染可能性大。请呼吸科、药学部等多学科会诊后，予以万古霉素覆盖。体外药敏显示，屎肠球菌仅对万古霉素、利奈唑胺等敏感，对头孢类抗菌药物天然耐药，故起始头孢克肟经验性抗感染疗效不佳，患者临床表现无明显改善。

2. 检验案例分析

本例患者初始诊断为慢性肾脏病5期，糖尿病肾病5期，肾性贫血，血液透析状态，肺部感染。初始入院查血中性粒细胞、CRP和PCT升高，尿常规提示白细胞升高。综合目前资料，考虑细菌（如大肠杆菌、肠球菌等）感染可能性大，后尿培养连续2次分离出屎肠球菌得到证实。该患者入院后间断低热，体温最高达38.2 ℃，考虑合并血流感染。患者长期进行血液透析，合并高血压、糖尿病、冠心病等基础病，考虑可能因免疫力较差继发血流感染可能，后血培养结果证实患者耳炎苏黎世菌感染。因此，早送、及时送检血培养、痰培养及尿培养等病原学检测，有助于早期明确病原，助力临床诊断。

知识拓展

耳炎苏黎世菌为苏黎世菌属唯一菌种，是一种专性需氧革兰氏阳性杆菌，非发酵，氧化酶（−）、过氧化氢酶（＋）、动力（−）、硝酸盐还原（−）、环磷酸腺苷（＋），为健康成人的皮肤、肠道、外耳道等部位正常菌群，毒性较弱，致病率低，但可引起急慢性中耳炎等感染，少数患者可出现菌血症、角膜炎、耳廓脓肿、急性乳突炎。耳炎苏黎世菌一般不会导致儿童分泌性中耳炎，也有文献报道它可能为部分儿童外耳道正常菌群。

苏黎世菌属目前无临床实验室标准化协会判断药敏折点，可参照棒状杆菌属药敏试验解释标准。大多数菌株对利奈唑胺、万古霉素、青霉素、氨苄西林、喹诺酮类、氨基糖苷类等较敏感，而大环内酯类和克林霉素对耳炎苏黎世菌显示较高最低抑菌浓度。对该菌的治疗，可优先选用利奈唑胺或万古霉素等。

案例总结

本案例患者初始经验性抗感染治疗方案疗效不佳，临床表现未得到明显改善，后尿培养连续 2 次分离出屎肠球菌，血培养分离菌经质谱技术锁定耳炎苏黎世菌，为后续治疗提供强有力的病原学依据。耳炎苏黎世菌为革兰氏阳性棒状杆菌，是棒状杆菌中的少见菌，常规思维极易被误认为是皮肤表面正常菌群或污染菌。然而越来越多的研究发现耳炎苏黎世菌可引起人体不同部位感染，因此，对临床分离的棒状杆菌，尤其是分离自血液等无菌部位，务必谨慎对待，不能轻易排除其感染可能。总之，对少见菌引起的感染性疾病的诊断，务必紧密结合临床，同时多阅读相关文献或书籍，为临床早期诊断及治疗提供强有力的依据。

专家点评

传统病原学手段的检测能力往往较局限，而质谱技术在对疑难、少见病原体的诊断中显示出良好的敏感性和特异性，为危重症及疑难、少见病原体感染患者提供了极具潜力的病原学检测方法。本案例患者初始经验性使用头孢克肟抗感染疗效不明显，与屎肠球菌对头孢菌素类药物天然耐药和病原体未能完全覆盖等有关。因此，对少见菌引起的感染性疾病的治疗，病原学诊断是前提，抗生素的合理选用和对症支持治疗对疾病转归将起到积极的推动作用。

参考文献

［1］ BRINKROLF K，SCHNEIDER J，KNECHT M，et al. Draft genome sequence of Turicella otitidis ATCC51513，isolated from middle ear fluid from a child withotitis medis［J］. J Bacteriol，2012，194（21）：5968-5969.

［2］ LOÏEZ C，WALLET F，FRUCHART A，et al. Turicella otitidis in a bacteremic child with acute lymphoblastic leukemia［J］. Clin Microbiol Infect，2002，8（11）：758-759.

［3］ PRIYADARSHINI S R，BEHERA H S，SAHU S，et al. Turicella otitidis：a rare agent causing microbial keratitis［J］. BMJ Case Rep，2021，14（7）：e241371.

［4］ REYNOLDS S J，BEHR M，MCDONALD J. Turicella otitidis as anunusual agent causing a posterior auricular abscess［J］. J Clin Microbiol，2001，39（4）：1672-1673.

［5］ GRENINGER A L，KOZYREVA V，TRUONG C L，et al. Draft genome sequence of Turicella otitidis TD1，isolated from a patient with bacteremia［J］. Genome Announc，2015，3（5）：e01060-15.

［6］ HOLZMANN D，FUNKE G，LINDER T，et al. Turicella otitidis and Corynebacterium auris do not cause otitis media with effusion in children［J］. Pediatr Infect Dis J，2002，21（12）：1124-1126.

［7］ GÓMEZ-GARCÉS J L，ALOS J I，et al. In vitro activity of linezolid and 12 other antimicrobials against coryneform bacteria［J］. Int J Antimicrob Agents，2007，29（6）：688-692.

15

停乳链球菌致脓毒症

作者：林琳[1]、黄日红[2]、肖晓光[1]（大连医科大学附属第一医院，1 检验科；2 心脏重症）

点评专家：李士军（大连医科大学附属第一医院）

前　言

脓毒症（sepsis）是指由感染因素引起的全身炎症反应综合征（systemic inflammatory response syndrome，SIRS），严重时可导致多器官功能衰竭和（或）循环衰竭。临床证实有细菌存在或有高度可疑感染灶，病原体主要包括细菌、真菌、病毒等。虽然脓毒症是由感染引起的，但一旦发生后，其发生发展遵循自身的病理过程和规律，因此，从本质上讲脓毒症是机体对感染性因素的反应。本文分享 1 例由停乳链球菌引起的脓毒症的诊疗过程。

案例经过

患者，男性，因"左侧肢体无力伴发热 2 日，胸痛 1 日，加重 5 小时"于 2023 年 3 月 20 日入院。家属代诉，患者 2 日前开始出现左侧肢体无力，伴发热，自测体温 37.6 ℃，伴咳嗽、咳痰，无明显呼吸困难。1 日内患者肢体活动障碍加重，伴周身疼痛，以胸前区和左上肢为显著，未诉明显胸痛，呼吸困难。入院后查体：右小腿后侧有一直径为 5 cm 的类圆形瘀斑，略红肿（图 15.1、图 15.2）。入院检查：白细胞计数（WBC）14.84×10⁹/L ↑，中性粒细胞百分比（NEUT%）92.50% ↑，降钙素原（PCT）76.13 ng/mL ↑。入院诊断：重症感染；肺感染可能性大；脓毒症；右下肢皮肤组织感染？

因患者入院前两天有发热史，最高达 38 ℃；入院后患者持续咳嗽，咳黄痰，合并脑梗死，有误吸导致肺感染的高危因素。查体：肺底闻及少许湿啰音，右小腿内侧 3.0 cm × 4.5 cm 皮损，周围见瘀斑，略红肿。单纯肺部感染不足以解释 PCT 严重升高，分析存在脓毒症，是目前存在的主要问题，需积极抗感染治疗，同时送检血培养、宏基因组二代测序技术（metagenomics next-generation sequencing，mNGS）全基因测序，以及皮损处脓疱细菌培养，寻找感染源。针对重症感染，给予哌拉西林/他唑巴坦经验性覆盖革兰氏阳性球菌及革兰氏阴性杆菌抗感染治疗。

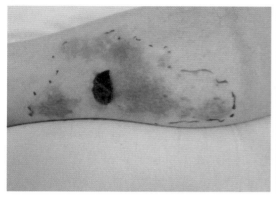

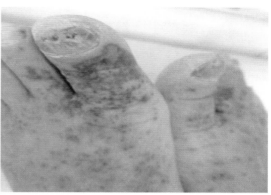

图 15.1　右下肢脓疱图　　　　　　　　　图 15.2　脚部出血点及瘀斑

3 月 23 日，PCT 和 WBC 均有所下降，应用美罗培南进行抗感染治疗。

3 月 27 日，复查血常规提示：WBC 14.93×10⁹/L ↑，NEUT% 76.50% ↑，PCT 6.72 ng/mL ↑，中性粒细胞比例及降钙素原明显回落。mNGS 和血培养以及皮损处脓疱培养，回报均为停乳链球菌（图 15.3、图 15.4），对青霉素、头孢菌素、万古霉素敏感，故继续疗程，拟降阶梯治疗。但因昨日再度发热，查体：右下肢皮损处有皮肤发红，局部有水疱，内有汁，分析局部感染仍未得到控制，建议增加抗革兰氏阳性球菌感染力度，拟用万古霉素进行抗感染治疗，考虑该患者有肾功损害（尿素 24.26 mmol/L，肌酐 242 mmol/L），改用利奈唑胺进行抗感染治疗。

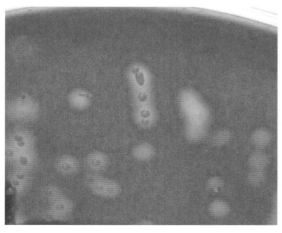

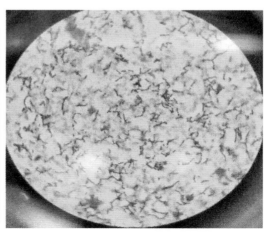

图 15.3　停乳链球菌培养形态　　　　　　图 15.4　停乳链球菌革兰氏染色（×1000）

3月29日，经治疗后患者病情好转，WBC 及 PCT 水平明显下降（图 15.5）。未再有发热，表示患者感染症状已经得到有效控制，转出重症监护病房，进入普通病房进一步治疗。

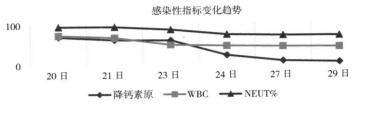

图 15.5　感染性指标变化图

案例分析

1. 临床案例分析

本案例患者入院后实验室检查中性粒细胞比例、白细胞和降钙素原感染性指标均升高，结合自身高热以及左下肢有脓疱，怀疑脓毒血症，采用"重拳猛击"，给予高阶抗生素美罗培南进行经验性治疗。高通量测序快速地检测血液中停乳链球菌，因此，针对阳性球菌给予相应的抗感染治疗。后续细菌培养，药敏报告发出，可以给予精准用药。mNGS 可以及时报告无菌体液病原菌，实验室的细菌培养可以提供药敏报告，二者在临床的抗感染治疗中起到相互补充、相辅相成的关系。

2. 检验案例分析

应用抗菌药物前，采集血培养以及皮损处脓疱培养，两处培养结果均为停乳链球菌，并且药敏结果一致，可见该案例是右下肢局部感染引起的全身炎症反应。血培养和皮损处培养同时采集，既可以得到准确的药敏试验结果，也可以为患者脓毒血症的确诊提供感染学证据。

知识拓展

化脓性链球菌在皮肤和软组织感染中有较强的致病力。

化脓性链球菌是人类的主要致病菌，其引起的疾病占链球菌感染的 90%，症状可为各类化脓性炎症，如脓疱疮、臁疮、毛囊炎等。其致病作用主要通过所含的脂磷壁酸、M 蛋白和 F 蛋白产生的多重黏附作用，通过含有的透明质酸酶、链激酶和链道酶，使细菌易于在组织中扩散。感染后可出现人体皮肤出现局限或全身性红斑，伴发热、头痛、恶心、全身不适等。

细菌是临床感染性疾病最常见的病原体之一，目前公认的细菌性病原体金标准的诊断方法仍是传统培养法。但由于大多数细菌培养存在培养时间长、阳性率低等问题，无法满足临床需求，同时针对临床不明原因发热患者的病原体鉴定，需要更快、更准确的检测方法。mNGS 检测通过对样品内 DNA 或 RNA 进行高通量随机测序，可快速、高效、准确地获取整个检测样品内全部基因组信息，从而分析出致病病原体，帮助临床诊断及治疗。

案例总结

患者入院时处于高热状态，右下肢有皮损、瘀斑、脓疱疮，感染性指标中性粒细胞比例、白细胞、降钙素原均升高。因此，临床怀疑由皮肤软组织感染引发的脓毒症，给予广谱抗生素经验性治疗，并在应用抗菌药物前，采集血液送检 mNGS、血培养以及脓疱疮分泌物培养。检验结果回报，均为停乳链球菌，因此，降阶梯治疗，实现临床精准用药。

此案例中随着病原菌的逐步明确，治疗方案越来越精准，最终患者得到了更好的救治。mNGS 与细菌培养起到相互补充的作用，mNGS 可以及时、快速地确定病原菌，细菌培养是确定感染源的金标准，并且可以为临床提供药物敏感性报告单，为临床精准用药提供依据。

专家点评

本文报告了 1 例由停乳链球菌引起的皮肤软组织感染导致脓毒血症。链球菌侵袭皮肤表面引起皮肤软组织感染，导致化脓性炎症，如脓疱疮、臁疮等。实验室分离出的停乳链球菌也是化脓性链球菌的一种，引发感染起病急，病情重。临床可以采用多种方法检测病原菌，几种方法之间互为补充。本案例采用了 mNGS 和传统培养方法同时检测，既可以快速确定病原菌，也可以准确、及时地得到药敏试验结果，为临床精准治疗提供极大的助力。

参考文献

［1］顾晓蕾，邵杰，张碧波，等. qSOFA 评分对不同年龄脓毒症患者早期诊断准确性的研究［J］. 中华危重病急救医学，2021，33（7）：798-802.

［2］LIU Y，CHAN T C，YAP L W，et al. Resurgence of scarlet fever in China：a 13-year population-based surveillance study［J］. Lancet Infect Dis，2018，18（8）：903-912.

［3］WILSON M R，NACCACHE S N，SAMAYOA E，et al. Actionable diagnosis of neuroleptospirosis by next-generation sequencing［J］. N Engl J Med，2014，370（25）：2408-2417.

16

耐酪氨酸冢村菌致腹壁脓肿

作者：李亚楠[1]，周天宇[2]（山西白求恩医院，1检验科；2器官移植中心）

点评专家：侯辰蕊（山西白求恩医院）

前　言

　　患者规律腹膜透析治疗 2 年，曾因发热伴全身疼痛、活动受限，于外院就诊，诊断为结核性腹膜炎并给予抗结核四联药物等对症治疗。随后因腹透管不通畅停止腹透。2021 年 1 月入院拔除腹膜透析管，拔管术中取脓液送检涂片抗酸杆菌阳性，行抗结核治疗。2 周后发现下腹壁肿物再次入院，最终培养检出病原为耐酪氨酸冢村菌，更换抗生素治疗后脓肿消失。

案例经过

　　患者，男性，31 岁。因"发现下腹壁肿物 2 周，腹壁破溃伴疼痛 1 周"于 2021 年 3 月 7 日至我院就诊。

　　2019 年，患者曾因恶心、呕吐就诊于某院，检查发现高血压、血糖升高、贫血、肾功能异常（血肌酐高达 160 μmol/L），诊断为慢性肾衰竭、糖尿病肾病，并给予相关治疗。后转院经中药治疗，血肌酐升高达 700 μmol/L，遂再次转院行腹膜透析管置入术并开始规律腹膜透析治疗。2020 年 8 月，患者因发热伴全身疼痛、活动受限，就诊于外院，诊断为结核性腹膜炎，给予抗结核四联药物等对症治疗，患者症状较前好转，后行左前臂动静脉内瘘成形术。

　　2021 年 1 月，患者为拔除腹膜透析管来我院就诊，拔管术中渗出大量脓液，留取脓液行结核相关检查，涂片结果显示：抗酸杆菌（＋）、结核分枝杆菌核酸检测（－），脓液一般细菌培养（－）。术后给予异烟肼注射液 0.4 g qd 抗感染治疗，腹部切口拆线无出血，切口愈合良好，随即出院。2 周后发现下腹壁肿物，大小约 5 cm×4 cm×3 cm，1 周后腹壁破溃伴疼痛，自行拔罐治疗排出大量脓液。

入院查体：体温 36.5 ℃，心率 70 次 / 分，呼吸 15 次 / 分，血压 170/100 mmHg。体形消瘦，贫血貌，下腹壁可见肿物隆起，大小约 5 cm×4 cm×3 cm，质韧，已破溃，可见淡黄色脓性液体渗出，按压轻微疼痛，腹部触诊稍硬，全腹（除破溃处）无压痛、反跳痛。左前臂动静脉内瘘成形术后维持性血液透析，近造瘘口可触及震颤，闻及血管杂音，程度较强，心肺无异常体征，双下肢无水肿。彩超检查提示下腹壁皮下不均质低回声包块（图16.1），大小约 5.9 cm×4.6 cm，边界不清，形态欠规则，考虑炎性伴脓肿形成。初步诊断腹壁脓肿破溃，腹腔脓肿，慢性肾脏病，肾性骨病，肾性贫血，高血压，糖尿病。

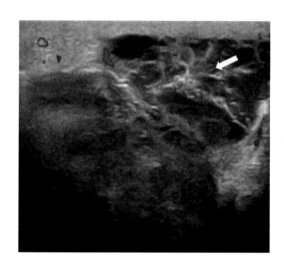

图 16.1　患者腹壁脓肿彩超图像

实验室检查：白细胞计数（WBC）9.90×10⁹/L，中性粒细胞百分比（NEUT%）0.825%，淋巴细胞占比 0.092%，血红蛋白（Hb）96 g/L，C 反应蛋白（CRP）10.96 mg/L，脑钠肽（BNP）1473.0 pg/mL，尿素 14.1 mmol/L，血肌酐 473.5 μmol/L。入院后复查结核相关检查结果均为阴性，结核菌素试验（PPD）未见明显异常。脓液送检涂片及培养结果为阴性。脓液宏基因组二代测序技术（metagenomics next-generation sequencing，mNGS）检查结果为产气荚膜梭菌，未检出其他病原。

3 月 18 日，感染科、检验科微生物实验室综合会诊后，在微生物实验室老师指导下抽取脓液送检培养。经验性使用盐酸莫西沙星氯化钠注射液 0.4 g qd 及复方磺胺甲噁唑片口服 2 g bid 抗感染治疗，并予以积极换药等对症支持治疗。脓液培养 48 h 罗氏培养基有黄色干燥菌落生长 [图 16.2（a）]，应用布鲁克基质辅助激光电离飞行时间质谱仪（MALDI-TOF）鉴定，结果为耐酪氨酸冢村菌（tsukamurella tyrosinosolvens，得分 2.015）。血平板传代培养 24 h 可见黄色干燥菌落，抗酸染色阴性，弱抗酸染色阳性 [图 16.2（b）、

图 16.2（c）、图 16.2（d）]。为进一步确认，菌株外送进行 16S rDNA 基因测序。测序结果在 NCBI 网站进行 BLAST 比对为 tsukamurela tyrosinosolvens strain MH1（序列符合率为 99%）。查文献建议临床予以克拉霉素片 500 mg bid 联合头孢曲松 2 g qd 抗感染治疗。

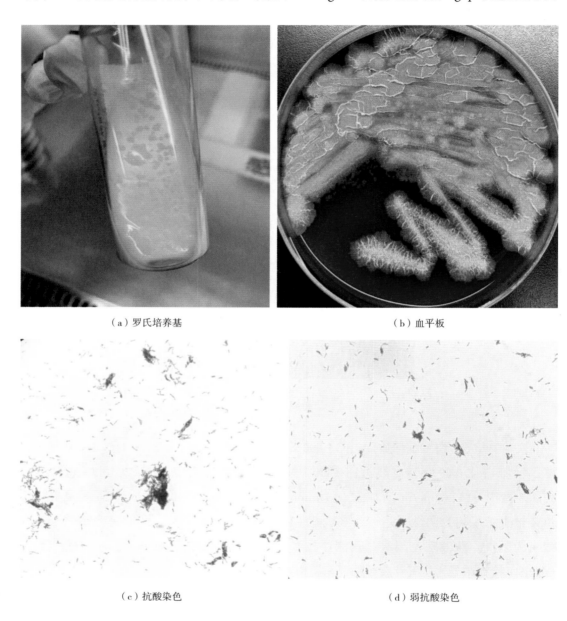

（a）罗氏培养基 　　　　　　　　　　　　　　　（b）血平板

（c）抗酸染色 　　　　　　　　　　　　　　　（d）弱抗酸染色

图 16.2　耐酪氨酸冢村菌菌落形态

　　3 月 21 日，患者下腹壁肿物量较前明显减小，约 4 cm×4 cm×3 cm，质韧，可见淡黄色脓性液体渗出，继续给予持续生理盐水（10 mL）经腹腔穿刺管冲洗。

　　3 月 30 日，腹盆部 CT 提示腹腔脓肿明显减小，约 2 cm×1.8 cm×1.5 cm，质软，引流管无脓性分泌物，引流量极少且为清亮液体，予以拔除引流管（图 16.3）。

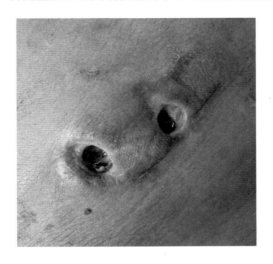

图 16.3　治疗 10 天后患者原腹壁脓肿处

4 月 9 日，患者下腹壁有少量淡黄色清亮液体渗出，按压无疼痛，换药时可见皮肤向内聚集明显，内组织红润，坏死组织少，予以引流条充分引流。患者出院并定期门诊复查，规律透析，定期腹部换药，不适随诊。

案例分析

1. 临床案例分析

长期规律腹膜透析患者易发生腹壁脓肿，检出患者腹壁脓肿的真正病原是本案例的要点。

本案例患者由于肾功能异常行腹膜透析管置入术后开始规律腹膜透析治疗 2 年，透析期间出现发热伴全身疼痛、活动受限，当时就诊的医院根据涂片结果诊断为结核性腹膜炎，遂进行抗结核治疗。2021 年，在我院拔除腹膜透析管时送检涂片也是抗酸杆菌阳性，基于患者之前有结核性腹膜炎诊断，再次给予抗结核治疗。但真正病原并非结核分枝杆菌，并在随后出现腹壁脓肿伴大量脓液。耐酪氨酸冢村菌致感染在临床较少见，多为免疫力低下患者，如艾滋病患者、肿瘤患者等。2022 年，我国文献报道 1 例 10 年"肺结核"患者最终明确真正病原为耐酪氨酸冢村菌。区分非结核分枝杆菌和结核分枝杆菌感染需要临床医生敏锐的洞察力和检验科微生物工作人员的精湛技术。

2. 检验案例分析

1971 年，冢村菌属由日本微生物学家冢村首次从肺结核患者的痰液中分离出来并命名。目前分类学显示该属包括 11 个种，其中 8 个种已报道与人类感染有关。最常见的是耐酪氨酸冢村菌，可引起留置器械相关感染、脑膜炎、肺部感染、皮肤感染和眼部感染等。耐酪氨酸冢村菌为革兰氏阳性杆菌，无鞭毛。5% 血琼脂血平板上菌落呈圆形，乳白色，边缘整齐。生化反应触酶试验阴性。在临床感染诊断和治疗中，临床正确采样对准确快速检出病原菌至关重要。本案例患者前期多次培养阴性可能与临床采集样本不规范相关。目前，临床微生物实验室中传统的表型方法和商品化试剂盒可鉴定常见的细菌种类，但无法将耐酪氨酸冢村菌与棒状杆菌属中其他一些菌种区分，如奴卡菌、马红球菌和戈登菌等。MALDI-TOF MS 是一种革命性的鉴定细菌和真菌病原体的技术，与临床微生物实验室常规使用的其他方法相比，该方法结果准确、重复性好、成本低廉。本案例检出的耐酪氨酸冢村菌由 MALDI-TOF MS 准确鉴定（得分 2.015），经 16S rDNA 基因测序结果比对分值可信（序列符合率为 99%）。

知识拓展

冢村菌属是革兰氏阳性、专性需氧、弱抗酸或部分抗酸阳性的不规则杆菌，在 35~37 ℃条件下培养 48 h 可形成粗糙、干燥、微黄色菌落。该菌为环境腐生菌，可机会性感染免疫功能低下患者，如肿瘤化疗患者、免疫功能缺陷患者、长期留置深静脉导管患者等。冢村菌属目前已发现有 11 个种，与放线菌目中的诺卡菌属、棒杆菌属、红球菌属、分枝杆菌属等有相似的基因表型和生物学特征，用传统的实验室方法很难鉴别。可致部分抗酸和弱抗酸染色呈阳性，易误诊为诺卡菌、快速生长分枝杆菌，甚至结核分枝杆菌感染。

皮肤结核临床表现多样、皮损无明显特异度，合适标本取材困难，诊断较困难。目前诊断结核病的常用手段有抗酸染色涂片镜检、组织分离培养、组织病理、PCR 检测等。结核感染 T 细胞斑点试验是一种较新的结核病辅助诊断方法，已越来越多地应用于肺结核和肺外结核的诊断，对非结核分枝杆菌及其他放线菌目细菌引起的感染诊断也有较高的辅助诊断价值。非结核分枝杆菌皮肤感染的临床表现和组织病理均缺乏特异性，可通过抗酸染色阳性诊断，但需与结核分枝杆菌相鉴别。直接分离培养是金标准，与冢村菌相似，非结核分枝杆菌鉴定困难，目前 MALDI-TOF MS 被认为是可靠方法。

目前尚无耐酪氨酸冢村菌感染的最佳治疗方法，根据奴卡菌病和非典型分枝杆菌感染的治疗原则，已提出几种抗菌药物联合治疗耐酪氨酸冢村菌感染。之前的报道中，耐酪氨酸冢村菌感染主要使用亚胺培南、环丙沙星、甲氧苄啶和磺胺甲噁唑、万古霉素和替考拉宁，但对青霉素、苯青霉素、四环素、氯霉素和广谱头孢菌素耐药。耐酪氨酸冢村菌感染的治疗时间尚无依据，应根据临床反应进行个体化治疗。特别是有免疫缺陷的宿主，可能频繁复发，建议延长口服抑制治疗。本案例患者入院前曾因发热伴全身疼痛、活动受限，外院根据涂片可见抗酸阳性杆菌结果诊断为结核性腹膜炎，予以抗结核四联药物等对症治疗，现分析可能误将耐酪氨酸冢村菌认为是结核分枝杆菌。另外，患者脓液 mNGS 检查结果提示产气荚膜梭菌，但读数不高。产气荚膜梭菌不是严格的厌氧菌，微需氧环境中可生长，因此，结合患者伤口表现分析疑为采样时环境中细菌带入。本案例患者诊断明确后使用克拉霉素联合头孢曲松治疗 2 d 临床症状明显改善。

案例总结

耐酪氨酸冢村菌是一种革兰氏阳性棒状杆菌，临床微生物实验室鉴定常与奴卡菌、马红球菌和戈登菌等难区分。耐酪氨酸冢村菌引起的人类感染病例报道较少，且临床表现易被误诊为结核分枝杆菌感染。然而，随着糖尿病、肾病、肿瘤等慢性疾病患者的增多，这种微生物对于免疫力低下患者被认为是一种条件致病菌，甚至可以导致严重感染，正确的病原学诊断非常重要。本案例是 1 例最初诊断为结核性腹膜炎，进一步培养确诊是由耐酪氨酸冢村菌引起的腹壁脓肿，最终抗感染治疗成功的患者。随着糖尿病、肿瘤等慢性疾病患者的增多，以及处于免疫力低下的患者增多，耐酪氨酸冢村菌造成机会性感染的风险大大增加。临床标本的正确采样及临床微生物实验室提高对冢村菌属内菌种的培养及鉴定水平，及时发现病原菌对临床正确诊断及进一步抗感染治疗至关重要。

专家点评

冢村菌属是由日本微生物学家从肺结核患者的痰液中分离出并命名的，最常见的是耐酪氨酸冢村菌。该菌革兰氏染色阳性、专性需氧、弱抗酸或部分抗酸阳性。因此，在诊断结核分枝杆菌相关感染性疾病时，仅做抗酸染色涂片很难区分结核分枝杆菌感染和非结核分枝杆菌感染。耐酪氨酸冢村菌可引起留置器械相关感染、脑膜炎、肺部感染、皮肤感染和眼部感染等。首次从植入心脏起搏器患者血液培养中分离出来，随后在欧洲、亚洲、美洲和非洲报道的病例越来越多，全球分布广泛。有报道称，在环境中包括土壤和石油污染地区检出耐酪氨酸冢村菌。本案例体现了检验科微生物工作对临床诊断的重要性，可为患者精准治疗提供可靠依据。

参考文献

［1］ALCAIDE M L，ESPINOZA L，ABBO L. Cavitary pneumonia secondary to Tsukamurella in an AIDS patient. First case and a review of the literature［J］. J Infect，2004，49（1）：17-19.

［2］SHENG W H，HUANG Y T，CHANG S C，et al. Brain abscess caused by Tsukamurella tyrosinosolvens in an immunocompetent patient［J］. J Clin Microbiol，2009，47（5）：1602-

1604.

［3］ LIU X，SHI J，WANG X，et al. Tsukamurella pneumonia misdiagnosed as pulmonary tuberculosis［J］. Lancet Infect Dis，2022，22（7）：1090.

［4］ YASSIN A F，RAINEY F A，BURGHARDT J，et al. Tsukamurella tyrosinosolvens sp.nov［J］. Int J Syst Bacteriol，1997，47（3）：607-614.

［5］ 周庭银，章强强，临床微生物学诊断与图解［M］. 4 版. 上海：上海科学技术出版社，2017.

［6］ TENG J L，TANG Y，HUANG Y，et al. Phylogenomic analyses and reclassification of species within the genus Tsukamurella：insights to species definition in the post-genomic Era［J］. Front Microbiol，2016，7：1137.

［7］ TENG J L L，TANG Y，WONG S S Y，et al. MALDI-TOF MS for identification of Tsukamurella species：Tsukamurella tyrosinosolvens as the predominant species associated with ocular infections［J］. Emerg Microbes Infect，2018，7（1）：80.

［8］ LIU C Y，LAI C C，LEE M R，et al. Clinical characteristics of infections caused by Tsukamurella spp. and antimicrobial susceptibilities of the isolates［J］. Int J Antimicrob Agents，2011，38（6）：534-537.

17

猫咬伤后多杀巴斯德菌感染

作者：马丽[1]，张建立[2]（长治市第二人民医院，1 检验科；2 普外一科）

点评专家：张翠英（长治市第二人民医院）

前　言

多杀巴斯德菌属于巴斯德菌属，广泛分布于健康或患病的野生或家养的动物中，人感染巴斯德菌主要是通过被狗、猫咬伤，抓伤或舔皮肤伤口，在人类伤口和软组织感染中可分离到。随着人们饲养宠物的增多，多杀巴斯德菌感染的实验室诊断及咬伤后处理方法也成为微生物实验室及临床需要重视的问题。本文分享 1 例多杀巴斯德菌的诊疗过程。

案例经过

患者，男性，47 岁。因"被猫咬伤致右小腿疼痛伴皮肤肿胀破溃 9 天"于 2023 年 6月 12 日入住我院普外科。

现病史：患者于 9 天前被猫咬伤致右小腿疼痛伴皮肤破裂出血（图 17.1），无畏寒、发热，无胸痛、胸闷，无腹痛、腹胀。当时就诊于某县中医院，给予反复冲洗 15 min（具体冲洗液不详）并肌内注射狂犬疫苗。之后未予特殊治疗，右小腿红肿疼痛逐渐加重。6 月 12 日就诊于我院门诊，彩超提示：右小腿软组织增厚，脓肿形成。为求进一步治疗，门诊以"右小腿损伤"收治入院。

既往史及个人史：平素体健，否认肝炎、结核等传染病病史，否认高血压、糖尿病病史，否认外伤手术史，否认输血史，否认食物、药物过敏史。生于原籍，久居当地，否认疫区、疫情接触史，否认化学物质、有毒物质、放射性物质接触史，否认吸毒史，否认吸烟史，偶有饮酒史。否认冶游史。

入院查体：体温 36.5 ℃，心率 93 次 / 分，呼吸 20 次 / 分，血压 122/86 mmHg，身

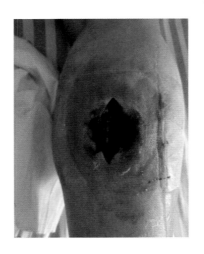

图 17.1 猫咬伤致右小腿疼痛伴皮肤破裂出血

高 165 cm，体重 69 kg。右小腿后侧中下段局部肿胀淤青，大小约 12 cm×8 cm。散在 3 处皮肤破溃，溢淡红色液，不规则皮肤破裂口长分别约为 6 mm、5 mm、3.5 mm，流出淡血性液，明显压痛，有波动感。

实验室检查结果如下：

血常规：白细胞计数（WBC）5.72×10⁹/L，中性粒细胞百分比（NEUT%）66.9%，血红蛋白（Hb）145 g/L，血小板计数（PLT）184×10⁹/L。C 反应蛋白（CRP）32.22 mg/L，降钙素原（PCT）0.09 ng/mL。

凝血系列：正常。

术前感染性疾病筛查：正常。

右小腿彩超提示：右小腿软组织增厚，脓肿形成。

入院诊断：①右小腿创伤后伤口感染；②右小腿咬合创伤。

2023 年 6 月 12 日，临床为提高病原菌检出率，在抗生素使用前予以右小腿脓肿穿刺抽取脓液送普通细菌培养 + 鉴定。实验室对脓液标本进行了涂片并接种血琼脂和中国兰琼脂培养基，并将培养基放入 35 ℃温箱进行孵育，涂片革兰氏染色镜检可见白细胞 >25/LP，革兰氏阴性球菌或球杆菌（图 17.2、图 17.3）。

6 月 13 日，入手术室在腰麻硬膜外联合阻滞麻醉下行右小腿伤口清创 + 脓肿切开引流术。麻醉成功后，术野皮肤常规消毒，铺无菌巾。沿脓肿波动感处作纵向切口长约 5 cm，用尖刀刺入脓腔中央向两端延长切口，切口达脓腔边缘。逐层切开皮肤，皮下切开脓腔后，以手指及止血钳深入其中，有间隔组织，轻轻将其分开，形成单一的空腔，利于引流。使用肥皂水及过氧化氢溶液反复冲洗脓腔，以无菌纱布条按顺序紧紧填塞整个脓腔，伤口加压包扎，经验性输液抗炎，苯唑西林 3 g q12h 抗感染治疗。

实验室培养基孵育 24 h 后中国兰培养基未见细菌生长，血平板可见直径为 1~2 mm、不透明、浅灰色菌落，菌落底部为浅绿色（图 17.4）。菌落涂片镜下可见革兰氏阴性球菌或球杆菌（图 17.5），由于无法区分球菌还是球杆菌，故将青霉素纸片贴于接种菌株的琼脂平板，培养后取药敏纸片周围的菌落进行革兰氏染色，典型的球菌为球形，球杆菌则为长杆状，最终确定为革兰氏阴性球杆菌。生化反应为：分解糖类产酸，触酶试验阳性，吲哚试验阳性，氧化酶试验阴性（盐酸二甲基对苯二胺），原考虑为巴斯德菌属，但因氧化酶试验阴性故排除，后进行质谱仪鉴定。

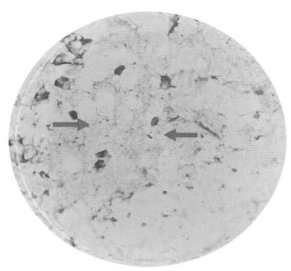

图 17.2　革兰氏阴性球菌

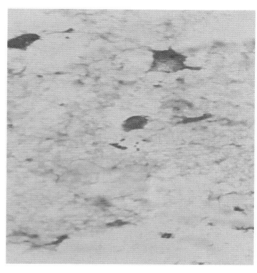

图 17.3　革兰氏阴性球杆菌

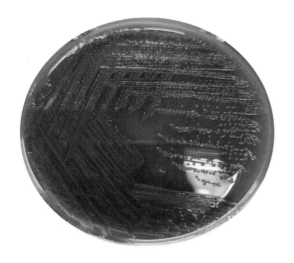

图 17.4　血平板见菌落

图 17.5　菌落涂片

6月14日，实验室用布鲁克质谱仪 MicroflexLT 进行鉴定，结果显示为多杀巴斯德菌，遂做多杀巴斯德菌药敏试验。口头报告临床培养出多杀巴斯德菌。首选抗菌药物为青霉素 G、青霉素 V 钾、氨苄西林、阿莫西林、阿莫西林克拉维酸钾、氨苄西林舒巴坦钠。患者右小腿伤口周围有肿胀，临床将伤口敷料包扎好，无渗血、渗液，根据病原菌的首选药物推荐继续抗感染、定期换药等治疗。

6月15日，实验室的药敏结果 [判断标准参照美国临床和实验室标准协会（clinical and laboratory standards institute，CLSI）M45 A3 少见菌药敏]：青霉素（26 mm 敏感）、氨苄西林（27 mm 敏感）、复方新诺明（25 mm 敏感）、左氧氟沙星（29 mm 敏感）、四环素（26 mm 敏感）、阿奇霉素（20 mm 敏感）、阿莫西林/克拉维酸（28 mm 敏感）、红霉素（20 mm 耐药）。患者右小腿脓液细菌培养鉴定结果报告为多杀巴斯德菌，药敏试验显示青霉素、氨苄西林、复方新诺明、左氧氟沙星、四环素、阿奇霉素、阿莫西林/克拉维酸对本菌株敏感，红霉素对本菌株耐药。对目前使用抗生素敏感，继续目前抗微生物感染治疗。

6月20日，右小腿伤口敷料无渗血、渗液，换药见创伤肉芽新鲜。

7月1日，右小腿伤口愈合良好（图 17.6），予以办理出院。

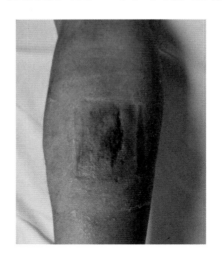

图 17.6　右小腿伤口愈合良好

案例分析

1. 临床案例分析

本案例患者被猫咬伤 9 天后伤口不愈合来本院就诊，怀疑感染导致咬合创口不愈合伴脓肿。进行常规术前检查及抗菌药物使用前微生物的送检后及时行"右小腿伤口清创 +

脓肿切开引流术"，术后经验性治疗使用苯唑西林 3 g q12h 抗感染治疗。微生物实验室回报培养及药敏结果显示病原菌为多杀巴斯德菌，遂根据病原菌的首选药物推荐调整抗生素进行抗感染及换药治疗，治疗一周后右小腿伤口愈合良好。

被猫、狗等动物咬伤后很容易感染病原菌，及时的清创及抗生素的预防性抗感染治疗十分重要，同时也要做好抗菌药物使用前的病原学送检，明确病原菌，针对性用药，以达到更理想的效果。

2. 检验案例分析

本案例患者标本送检后第一时间进行接种及涂片染色，染色镜下结果及时报告临床，为临床提供抗生素使用依据。降钙素原等感染指标正常，血流感染可能性小，考虑伤口局部感染导致伤口不愈合。质谱鉴定结果为多杀巴斯德菌证实了该诊断，鉴定结果及时与临床沟通，为临床的抗生素使用指明了方向。因此，使用抗生素前采集相关标本，有利于病原菌的检出，检验结果与临床紧密联系沟通，能帮助临床进行针对性抗生素用药，达到辅助临床、帮助患者的目的。多杀巴斯德菌做氧化酶试验不要用二甲基对苯二胺，要用四甲基对苯二胺，因为后者更敏感。营养琼脂或血琼脂平板上的培养物进行氧化酶试验时不要使用含糖的培养基，因为糖分解产酸会影响氧化酶试验结果。

知识拓展

当需要判断分离的菌株是革兰氏阴性球菌还是球杆菌时，可以将青霉素药敏纸片贴在接种菌株的琼脂平板上，培养后取药敏纸片周围菌革兰氏染色，典型的奈瑟菌为球形，否则为长杆状。分解多种糖类产酸，吲哚试验阳性，是多杀巴斯德菌典型的生化反应模式，结合患者有被猫咬伤的病史，很容易得出诊断。与猫接触或被咬伤后很可能感染细菌，病原体通常为多杀巴斯德菌、链球菌、金黄色葡萄球菌、奈瑟菌属、莫拉菌属等，推荐治疗首选方案为阿莫西林 / 克拉维酸，备选方案为头孢呋辛酯或多西环素。多杀巴斯德菌对双氯西林、头孢氨苄和克林霉素耐药。许多菌株对红霉素耐药，若只培养出多杀巴斯德菌，可用青霉素 G 静脉滴注或青霉素 V 钾口服。感染后患者会出现伤口不愈合的症状，少数患者可能出现败血症、肺炎等，肝硬化患者是感染多杀巴斯德菌的危险因素。如被猫或狗咬伤，应立即对伤口清创消毒，以免引起伤口化脓甚至败血症。

案例总结

本案例患者入院时被猫咬伤 9 天伤口不愈合，进行伤口清创及细菌培养送检，经微生物实验室质谱仪鉴定后确定为多杀巴斯德菌感染导致的伤口不愈合，为后期的继续治疗提供了有力的证据。患者在抗生素使用前采集标本有助于病原菌的检出。随着人们养宠物的情况增多，多杀巴斯德菌感染人已成为一项公共卫生问题。猫咬伤后，容易感染多杀巴斯德菌，应加强猫咬伤的伤口处理，必要时要预防性应用抗生素，同时要加强宠物管理，做好宠物的清洁及卫生饲养工作。微生物实验室和临床也应重视多杀巴斯德菌引起的感染。

专家点评

质谱技术在少见菌及苛氧菌鉴定方面具有一定的优势，但由于质谱技术也有局限性或者一些实验室条件受限不能进行质谱鉴定，这时显微镜镜检以及手工生化试验、鉴别试验就显得非常重要，一定要结合患者病史、菌落及镜下形态、生化反应综合分析，掌握不同细菌的菌落及镜下形态、生化试验的特性并应用于日常微生物工作中，用简陋的条件也可以明确致病菌。检验结果应及时与临床沟通，为临床诊断及治疗提供依据，以达到助力临床帮助患者的目的。

参考文献

［1］戴维·吉尔伯特，亨利·钱伯斯，迈克尔·萨格，等.热病：桑福德抗微生物治疗指南（新译第 53 版）［M］.北京：中国协和医科大学出版社，2024.
［2］P. R. 默里.临床微生物学手册［M］.徐建国等，主译.北京：科学出版社，2005.
［3］王会玉，李洪，许振发，等.多杀巴斯德菌感染的临床研究［J］.中国人兽共患病学报，2021，37（9）：866-870.
［4］陈绍喜.猫咬伤后多杀巴斯德菌感染一例并文献复习［J］.海南医学，2016，27（24）：4121-4123.

18

布鲁氏菌感染致腹主动脉假性动脉瘤

作者：丁卉[1]，孙缙红[2]（丽水市中心医院，1 检验科；2 血管外科）

点评专家：黄建胜（丽水市中心医院）

前　言

　　布鲁氏菌病是一种由布鲁氏菌引起的人畜共患疾病，可通过人体的皮肤、呼吸道、消化道等进入人体引起感染，全世界每年约有 500000 人患病。布鲁氏菌引起的感染性腹主动脉瘤临床非常少见。本案例患者因反复咯血入院，术中造影见主动脉多发囊性动脉瘤，考虑主动脉假性动脉瘤，CT 引导下腰大肌穿刺物涂片见革兰氏阴性小杆菌，宏基因组二代测序技术（metagenomics next-generation sequencing，mNGS）结果提示为布鲁菌属，结合流行病学史诊断为布鲁氏菌感染引起的腹主动脉假性动脉瘤，予以抗感染治疗。

案例经过

　　患者，男性，58 岁。因"反复咯血 1 月余，再发 1 小时"于 2018 年 8 月 20 日入住我院血管外科。患者既往有高血压病史，1 月前出现咯血，量 10~20 mL 不等，1 月来反复出现咯血，未予诊治。1 小时前再次出现咯血，量 50 mL 左右，至急诊科就诊。入院时意识清，查体：体温 37.0 ℃，心率 74 次 / 分，呼吸 22 次 / 分，血压 176/111 mmHg。左下肺可闻及湿啰音，心律齐，未闻及病理学杂音。实验室检查：C 反应蛋白（CRP）2 mg/L，血常规、肾功能、电解质、血糖、血脂、乙肝三系等均未见异常。白蛋白（ALB）60 g/L、球蛋白（GLO）37.4 g/L 降低，D- 二聚体 1.93 mg/L 升高。CT 血管造影检查提示：主动脉弓假性动脉瘤伴邻近左肺上叶渗出改变。

　　2018 年 8 月 22 日，患者行主动脉瘤腔内隔绝术，术中见主动脉弓部囊性动脉瘤、腹主动脉多发囊性动脉瘤，于左锁骨下动脉前缘主动脉植入 COOK ZETG-2PT-34-157 覆膜支架一枚，术后恢复良好，顺利出院。动脉瘤病因上，由于相关实验室检查已基本排除结缔组织病和沙门菌感染所致动脉瘤后，考虑结核性动脉瘤可能性大，患者带抗结核药出院开始诊断性抗结核治疗。

2018年9月17日，患者按预约返院行二期腹主动脉瘤腔内隔绝术，术前CT检查提示：腹主动脉周围、左侧腰大肌局部低密度影，考虑结核可能，于9月20日局麻下行左腰大肌病变穿刺活检术。结核分枝杆菌相关实验室检查均为阴性，排除结核性动脉瘤可能，穿刺物送检病原学检查（涂片见革兰氏阴性小杆菌，但培养未生长）。

2018年10月29日，患者按预约返院行三期腹主动脉瘤腔内隔绝术，复查CT提示左侧腰大肌囊性灶。由于此前动脉瘤病因未明，且上次穿刺物明确找到革兰氏阴性小杆菌，检验科建议再次穿刺取标本送检培养、涂片及mNGS。

2018年11月6日，CT引导下左腰大肌病变穿刺，穿刺物送检病原学检查及mNGS，穿刺物细菌培养仍未生长，mNGS结果回报布鲁菌属。经询问病史，患者妻子于2016年12月21日因腹痛15天伴发热10天入住我院，血培养检出布鲁氏菌，患者夫妻发病前在家中烹食羊肉，结合流行病学史，最终考虑患者为布鲁氏菌感染引起的腹主动脉假性动脉瘤，后以米诺环素联合利福平抗感染治疗。

案例分析

1. 临床案例分析

感染性腹主动脉瘤常见的病原菌，革兰氏阳性菌以葡萄球菌为主，革兰氏阴性菌以沙门菌最常见，贝氏柯克斯体、分枝杆菌及真菌也有报道。感染性主动脉瘤的诊断主要依靠临床表现、实验室检查及CT扫描。患者往往合并有其他感染证据，如骨髓炎、尿路感染、结核、软组织感染等，患者常有免疫抑制性疾病或肿瘤、血透、糖尿病或使用激素病史。本案例患者无发热、骨髓炎等感染症状，影像学检查及术中主动脉见多发囊性动脉瘤，需考虑合并结缔组织病或者感染性如沙门菌感染、结核分枝杆菌感染等可能，抗核抗体、结核抗体、结核DNA、肥达试验、细菌培养等实验室检查排除结缔组织病、沙门菌和结核分枝杆菌感染。在CT引导下腰大肌穿刺物检验科医生找到革兰氏阴性小杆菌，但培养无细菌生长。在检验科医生建议下第二次穿刺物送检病原菌高通量测序mNGS，结果回报为布鲁菌属，结合检查结果及患者流行病学史，最终考虑是布鲁氏菌感染引起的假性腹主动脉瘤，而后针对性抗感染治疗，症状好转。

2. 检验案例分析

本案例患者在我院行主动脉夹层腔内修复术，术中临床医生见病灶处多发囊性动脉瘤，考虑感染性动脉瘤。经实验室检查排除结缔组织病和沙门菌、结核分枝杆菌感染的可能，首次细菌培养结果为阴性。患者第二次入院时，临床医生及时与检验科沟通，CT

引导下腰大肌穿刺物送检病原学检查，检验科收到标本后，及时接种各种血平板，同时制片进行多种染色（革兰氏染色、抗酸染色），抗酸染色未找到抗酸杆菌，革兰氏染色找到少量革兰氏阴性小杆菌及大量白细胞，但培养未生长。经查患者在之前曾使用过阿奇霉素、哌拉西林 / 他唑巴坦、左旋氧氟沙星、利福平等抗菌药物，考虑抗菌药物的使用会抑制细菌生长。后同临床医生沟通，建议可送检 mNGS 进一步明确病原菌。第三次住院穿刺物送检 mNGS，测序结果提示布鲁菌属。由于该患者之前无发热等感染表现，与测序公司沟通排除了同批次布鲁氏菌污染后，建议临床医生追问患者是否有牛羊接触史，同时送检患者血清做布鲁氏菌凝集试验，以进一步明确病原体。

知识拓展

布鲁氏菌病临床表现多种多样，病情轻重不一，可侵犯全身多个系统。临床上布鲁氏菌感染合并心血管病变较少，特别是累及主动脉瘤的早期识别和诊断、临床特征、危险因素、药物和手术治疗方案等相关研究极少，此种类型布鲁氏菌病治疗难度大，死亡率高。布鲁菌感染性主动脉瘤最常见的部位是腹主动脉，其次是胸主动脉。布鲁氏菌致感染性腹主动脉瘤患者中，男性多于女性，与不同性别的职业选择及环境接触有关。既往报道的布鲁氏菌动脉炎患者多为年轻患者，其中合并有动脉粥样硬化或高血压、酗酒、吸烟等病史，是感染的危险因素，其他的危险因素还包括患者自身免疫力低下（包括糖尿病、使用类固醇激素、化疗）、自身血管损伤等情况。

案例总结

布鲁氏菌感染主动脉的途径包括：在正常或异常（动脉粥样硬化斑块溃疡）的内膜表面植入细菌；感染后脓毒菌栓经滋养血管进入主动脉壁或经淋巴道扩散至主动脉，多见于感染性心内膜炎患者；由主动脉邻近软组织感染灶的直接蔓延所致，多发生于感染并发椎旁腰大肌脓肿或脊柱炎症的患者。临床实际未意识到布鲁氏菌的多器官受累，局灶性并发症往往容易漏诊，对血管外其他感染并发症的评估有利于减少死亡率。诊断延迟一方面可能是布鲁氏菌在胞内缓慢生长潜伏期较长的结果；另一方面，临床非特异性的表现易发生漏诊、误诊。早期诊断包括必要的流行病学史，应仔细询问患者的职业、旅居史及接触史，对流行区及高危职业者应高度怀疑。病原学诊断是布鲁氏菌病诊断的金标准，当疑似布鲁氏菌病时多次血培养是必要的，既往报道布鲁氏菌动脉内膜炎患者中血培养阳性率为 68%，组织培养阳性率为 71%，手术切除感染组织应当进一步行组织培养。

本案例患者是以咯血入院，实验室检查感染相关的指标均无明显异常，行胸主动脉瘤腔内隔绝术时发现腹主动脉亦合并多处瘤样扩张，通过多项实验室检查排除了结缔组织性和沙门菌、结核分枝杆菌感染，初次细菌培养为阴性。患者二次住院时临床医生积极联系检验科，CT 引导下腰大肌穿刺物送检病原学检查，微生物实验室收到标本后及时接种及涂片检查，明确找到少量革兰氏阴性小杆菌，培养细菌未生长，考虑受抗菌药物抑制。针对这种特殊、少见感染，建议临床医生可送检 mNGS，第二次穿刺物 mNGS 结果回报布鲁菌属，通过流行病学史明确布鲁氏菌感染。临床医生和微生物实验室人员应积极加强沟通与合作，采用多种检查手段，早日明确病原菌，为患者精准化诊疗提供保障。

专家点评

感染性腹主动脉瘤患者病因难明，1/3 患者找不到感染源，21%~40% 的患者未取得患者阳性病原菌的证据。布鲁氏菌感染引起腹主动脉瘤病例并不多见，临床症状不典型，容易误诊、漏诊。本案例病原菌的明确是检验医生与临床医生精诚合作、共同努力的结果。针对疑难、特殊的患者应加强临床和微生物实验室的沟通，送检高质量的标本有利于发现真正的病原体。mNGS 越来越多地应用于临床感染性疾病的病原检测，临床应遵循 mNGS 在感染性疾病应用方面的专家共识，根据适应证规范送检，提供合格样本，为感染性疾病的诊治提供科学依据。

参考文献

［1］ PAPPAS G，PAPADIMITRIOU P，AKRITIDIS N，et al.The new global map of human brucellosis［J］.Lancet Infect Dis，2006，6（2）：91-99.

［2］ 李宇，张楠，孙立忠.感染性主动脉炎 CT 血管成像特点分析［J］.心肺血管病杂志，2019，38（9）：962-966.

［3］ WILLEMS S A，BROUWERS J J W M，EEFTING D. Aortic and iliac involvement in brucellosis：a rare but life threatening manifestation：a review of the literature［J］. Eur J Vasc Endovasc Surg，2022，63（5）：743-750.

19

大芬戈尔德菌合并结核分枝杆菌致髋关节感染

作者：李蒿蒿[1]，蔡莺莺[1]，姜汉韬[2]［台州恩泽医疗中心（集团）恩泽医院，1 检验科；2 骨科］
点评专家：余素飞（浙江省台州医院）

前　言

　　大芬戈尔德菌曾用名为马格努斯消化链球菌，1991 年重新划分到了芬戈尔德菌属，是目前该属唯一菌种，为专性厌氧革兰氏阳性球菌。据文献报道，其可定植于皮肤、口腔、上呼吸道、胃肠道、泌尿生殖道的黏膜。大芬戈尔德菌是毒力因子较强的条件致病菌，可导致严重的感染，如骨、关节、糖尿病足感染、乳腺脓肿、其他皮肤软组织感染、筋膜炎等，是假体植入后关节感染的第二位病原菌。革兰氏阳性厌氧球菌常伴随着混合感染。通过传统培养与病原微生物宏基因检测相结合，本文报道 1 例大芬戈尔德菌及结核分枝杆菌混合感染致慢性髋关节炎，并采取手术清创结合术后抗感染及抗结核的治疗方案，取得了较好的治疗效果。

案例经过

　　患者，男性，50 岁。1 月余前出现左髋红肿热痛，初不剧烈尚能忍受，伴发热，最高体温 38 ℃，至当地医院行切开引流，抗感染、止痛等对症治疗，未予以重视及处理。患者自诉 9 岁时，因髋关节外伤行手术治疗，具体不详。约 20 天前左髋疼痛加重，患肢跛行明显，左髋肿胀明显，流脓未见好转，遂于 2023 年 4 月 28 日以"左髋关节感染"收住本院骨科。

　　入院查体：体温 36.7 ℃，心率 63 次 / 分，呼吸 18 次 / 分，血压 95/61 mmHg。双肺呼吸音清，未闻及干湿性啰音，心律齐，未闻及病理性杂音，腹部柔软，无压痛，无反跳痛，肠鸣音正常。脊柱正常曲度存，无压痛、叩击痛。双下肢力线未见明显异常，左髋关节前方可见 3 cm 切口，伴流脓，左髋外侧肿胀，左髋发育畸形，左下肢较对侧短缩约 4 cm，活动受限，足趾血供感觉活动无特殊。

既往史：有新冠病毒感染史、新冠疫苗接种史，否认其他传染病史；有手术史，9岁左髋外伤行手术治疗，具体不详；有外伤史；其余无特殊。

影像学检查结果如下：

X 线提示：左髋关节脱位，与髂骨构成假关节；左侧髋臼发育不良。左膝关节轻度退行性改变。

MR 两髋关节平扫提示：左侧髋臼发育不良；左髋关节脱位，股骨头与髂骨构成假关节；左髋假关节骨质信号异常，伴周围软组织肿胀积液，考虑感染或结核。

胸部 CT 提示：两肺上叶及下叶背段见条片状、结节状高密度影，部分呈钙化密度，边界清，右肺中叶及两肺下叶见索条状高密度影，边界清，两肺陈旧性结核可能。

实验室检查结果如下：

血常规检查：白细胞计数（WBC）12.9×10^9/L，中性粒细胞百分比（NEUT%）76.1%，中性粒细胞绝对值 9.8×10^9/L，血红蛋白（Hb）116 g/L，红细胞计数（RBC）3.86×10^{12}/L，血沉（·ESR）86 mm/h；超敏 C- 反应蛋白（hsCRP）144.4 mg/L。

体液细胞学常规：有核细胞计数 135000×10^6/L，李凡他试验（+），透明度：浑浊，颜色：黄绿色。

生化检查：γ- 谷氨酰转肽酶（γGT）66 U/L，总蛋白（TP）63.1 g/L，白蛋白（ALB）31.7 g/L，白球蛋白比例（A/G）1.0，胆碱酯酶（CHE）4.22 KU/L，葡萄糖（Glu）6.57 mmol/L，高密度脂蛋白胆固醇（HDLC）0.92 mmol/L，低密度脂蛋白胆固醇（LDLC）1.13 mmol/L。

结核杆菌抗体：弱阳性；结核感染 T 细胞：阳性；IL-6 检测 114.0 pg/mL；尿常规、粪常规等阴性。

微生物学检查：入院后于 4 月 19 日穿刺送关节液培养，分别注入血培养需氧及厌氧瓶，15.5 h 后血培养仪厌氧瓶报阳，革兰氏染色涂片见革兰氏阳性球菌，多呈双球菌或四联球菌排列（图 19.1）。将报阳瓶转种培养，48 h 后取出观察，厌氧环境血平板上长出灰白色、光滑、轻微凸起、不透明、不溶血的小菌落，菌落直径为 0.5~1.0 mm（图 19.2）。需氧血平板未见菌落生长。采用基质辅助激光解吸电离飞行时间质谱（MALDI-TOF）进行菌种鉴定，结果为大芬戈尔德菌（置信度 99.9%）。体外药敏试验结果显示：青霉素、阿莫西林、阿莫西林 / 克拉维酸、氨苄西林 / 舒巴坦、哌拉西林 / 他唑巴坦、美罗培南、亚胺培南均敏感，万古霉素 MIC 值 0.25 μg/mL。

病原微生物宏基因组测序（metagenomic next generation sequencing，mNGS）：4 月 19 日送检关节液标本进行 mNGS，4 月 22 日报告检出 7841 条序列大芬戈尔德菌（相对

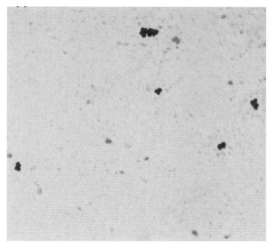
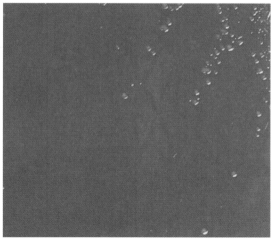

图 19.1　厌氧瓶报阳后革兰氏染色涂片镜下形态　　　图 19.2　厌氧培养 48 h 后血平板上菌落形态

丰度 90.34%）和 17 条序列结核分枝杆菌复合群（相对丰度 0.08%）。其余病原体未检出。

Xpert 检测：为验证 mNGS 结核分枝杆菌结果，抽取 5 mL 报阳血培养瓶的液体注入分离胶采血管中，3500 r/min 离心 5 min。倒掉离心后的上清液，沉淀用 1 mL 无菌生理盐水重悬。重悬液体倒入 1 mL EP 管，12000 r/min 离心 2 min。重悬并离心两次。离心后的菌株沉淀用 Xpert 检测试剂盒上机检测。结果显示：检出结核分枝杆菌（量：低），未检到利福平基因耐药位点。

临床治疗经过：患者诊断明确，活动受限，疼痛明显，有手术指征，各项检查提示无明显手术禁忌证，于 4 月 25 日行"左侧髋关节扩创 +VSD 负压引流术"。因患者髋关节感染，围手术期使用万古霉素针 100 万 U ivgtt q 12 h 抗感染，术中万古霉素 200 万 U、美罗培南 2 g、利福平 0.45 g、链霉素 1 万 U 局部应用增强抗感染。术中见左髋关节感染，窦道形成与髋关节前方、大腿外侧及盆腔相通，左大腿外侧脓腔形成，内含大量脓液，局部组织坏死明显，左髋髋关节发育不良（developmental dysplasiaofthe hip，DDH）（Crowe Ⅳ型），假髋臼、真髋臼及股骨粗隆局部组织侵蚀破坏，可见脓液。术中予以彻底清创后，生理盐水、双氧水反复冲洗 3 遍，碘伏水浸泡 15 min。充分止血后，关节腔内及切口周围涂撒万古霉素、美罗培南、利福平及链霉素粉末，关节内留置 VSD 引流皮管 2 根，逐层缝合肌肉及切口，VSD 敷料覆盖切口。左髋前方小创口予清创，留碘仿纱条 1 条引流。

术后当天患者神志清楚，体温 37.5 ℃，心率 89 次 / 分，呼吸 18 次 / 分，血压 98/52 mmHg。生命体征平稳，加压包扎。予以万古霉素针 100 万 U ivgtt q 12h 抗感染感染，切口 VSD 负压吸引。后经抗感染、抗凝、护胃、止痛、补液等治疗，患者术后恢复尚可，无明显不适，局部切口愈合可，无渗出，未拆线，病情稳定，疼痛减轻，准予以出院。

门诊继续治疗、随访。5 月 22 日术后复查，目前仍有窦道存在，继续使用利奈唑胺抗感染治疗。

案例分析

1. 临床案例分析

患者左髋红肿热痛，活动受限，疼痛明显，该病常与以下疾病鉴别诊断：①类风湿性关节炎：好发于女性，累及关节，多为双侧性、对称性，近侧指间关节常见，表现为关节隐痛、压痛、僵硬，晨起时明显。病史长者关节僵直和畸形，查抗链球菌溶血素 O（ASO）、类风湿因子（rheumatoid factor，RF）有升高改变。X 线片提示：股骨头保持圆形，但关节间隙变窄、消失，常见股骨头关节软骨下骨侵蚀，囊状改变及髋臼骨侵蚀。②特发性暂时性骨质疏松：多见于中年，属暂时性疼痛性骨髓水肿，X 线片股骨头、颈甚至转子部骨量减少。MRIT1 加权像提示：均匀低信号，T2 加权像示高信号，范围可至股骨颈及转子部，无带状信号改变。此病可在发病后 3~6 个月自愈。该患者均排除，左髋关节感染诊断明确。通过引流、清创，及时进行外科手术干预，同时给予抗菌药物治疗，患者症状改善明显。

2. 检验案例分析

本案例患者的关节液 mNGS 结果报告大芬戈尔德菌与结核分枝杆菌混合感染，关节液培养出大芬戈尔德菌，同时取关节液增菌液进行 Xpert 检测，明确检出结核分枝杆菌。至此，传统微生物学检测也明确该患者关节存在混合感染。同时，结核感染 T 细胞结果阳性，也提示患者存在结核病。

知识拓展

大芬戈尔德菌为专性厌氧革兰氏阳性球菌，可定植于皮肤、口腔、上呼吸道、胃肠道、泌尿生殖道的黏膜，是一种毒力较强的条件致病菌，可导致严重的感染。大芬戈尔德菌感染发病时间较长，感染初期常无明显症状，起病隐匿，脓肿增长迅速，常无外伤史。感染部位有不同程度肿胀、疼痛、破溃等。有些病例有基础疾病（糖尿病），多无明显诱因。

大芬戈尔德菌感染的诊断主要依据从感染部位获得足够标本进行培养，菌种鉴定相对困难。早诊断是对症处理和合理用药的关键。从诊断角度来看，培养及镜检依然是金标准，但普通培养耗时长、受标本数量或质量限制较大，阳性率低，不利于早期诊断。有研究表明，大芬戈尔德菌引起的感染性心内膜炎送检的血培养均为阴性，只有送检相关的组织标本，才能获得病原菌。本案例中，临床及时穿刺抽取关节液标本，是获得病原学诊断的关键基础。

在全球范围内，厌氧菌的抗菌药物耐药性日益增加。90%以上的大芬戈尔德菌对青霉素敏感，而且一般对其他 β-内酰胺类抗菌药物也敏感。然而，对克林霉素、甲硝唑和喹诺酮类抗菌药物有不同程度耐药。克林霉素在革兰氏阳性厌氧球菌中的耐药率在 7%~20%，而且对大芬戈尔德菌耐药率更高。因此，大芬戈尔德菌引起的感染要谨慎使用克林霉素。研究表明，5~7 天的抗菌药物治疗对于临床治疗简单的皮肤软组织感染是足够的，但一般需治疗 2 周。但是，也可根据临床症状将给药期限延长至 4 周，以确保感染症状得到完全缓解。本案例中大芬戈尔德菌生长缓慢，并且容易产生对抗菌药物的耐药性，感染后会导致病程延长，慢性感染伤口中的大芬戈尔德菌也会减慢伤口愈合的过程。本案例患者使用万古霉素联合美罗培南关节腔注射抗感染，患者局部切口愈合，病情稳定，疼痛减轻后出院，继续门诊随访。

革兰氏阳性厌氧球菌常伴随着混合感染，本案例患者检出的另一种病原菌为结核分枝杆菌。结核分枝杆菌是专性需氧菌，营养要求很高，可通过呼吸道、消化道及破损的皮肤黏膜进入机体，引起相应器官的结核病，以肺结核最为常见，还可感染人体除头发、指甲外的所有器官，是世界上传播范围最广、致病人数最多的致病菌之一。目前，结核分枝杆菌分子诊断快速、灵敏、特异性好，在临床结核病快速诊断中发挥重要作用，获得临床医生的广泛认可。

mNGS 作为新一代测序技术不依赖于微生物培养，能快速、精确地找到病原体。Hu 等通过大样本研究发现，mNGS 敏感度远高于传统培养，对不易鉴定的真菌、结核、病毒、厌氧菌等诊断优势明显，且不受抗生素应用的影响。我国《宏基因组分析和诊断技术在急危重症感染应用的专家共识》也指出，mNGS 诊断精确，所需时间短，尤其适合危重症和疑难感染的病原学诊断，具有较高的临床价值。本案例中结核分枝杆菌含菌量少，mNGS 仅检测到 17 条序列，传统培养环境下结核分枝杆菌生长缓慢、营养要求高，极易漏检。在我国，大芬戈尔德菌尚属罕见菌（厌氧菌），传统培养易漏检、误检。近年来，MALDI-TOF MS 和分子生物学技术应用于临床实验室，大幅度提高了临床对该菌感染的认识。mNGS 可作为经典诊断方法的补充，提高对致病菌识别的准确率。

案例总结

目前，国内外未有报道关于大芬戈尔德菌合并结核分枝杆菌引起髋关节感染的案例。结合本案例患者肺部 CT 影像和实验室相关结核检测指标阳性，分析其感染机制可能是患者曾感染肺结核但未曾确诊治疗，肺部的结核分枝杆菌通过各种方式进入血液循环，与大芬戈尔德菌共同作用在髋关节引起感染。

本案例通过宏基因检测快速确定大芬戈尔德菌和结核分枝杆菌为感染病原菌，同时通过血培养提高传统培养阳性率从而为临床提供药敏结果，为临床用药提供依据。血培养（适宜的环境和充分的营养供应）有利于细菌/厌氧菌增殖生长，提高含菌量，为传统培养提供足够的病原菌进行鉴定和药敏试验，可再次确认mNGS结果的准确性，并填补mNGS缺少药敏结果的不足。本案例是极好的新兴检测技术与传统培养互取优势、相辅相成运用个案。随着分子生物学技术及质谱技术的发展，对罕见菌的鉴定诊断能力明显提高，临床需根据疾病表现，灵活选择/结合各种检测手段，根据可疑致病菌对症下药。

专家点评

抗菌药物的广泛使用、老龄化、植入物及免疫抑制剂的大量使用，导致包括厌氧菌在内的条件致病菌引起的临床感染急剧增加。皮肤表面的大芬戈尔德菌、微球菌和棒状杆菌属有助于保护宿主免受更多病原微生物的定植。然而，当宿主的免疫防御机制被破坏或微生物平衡被破坏时，这些细菌就会成为机会病原体并引起感染。

然而，国内微生物实验室对厌氧菌的检测能力还有待提高。临床标本中厌氧菌检出率低的原因可能有以下几方面：①厌氧培养需要厌氧产气袋或厌氧培养仪等，成本高，许多实验室尚未常规开展；②厌氧菌一般长得缓慢、菌落小，有些厌氧菌需要生长3~5天；③标本送检过程中未考虑到厌氧菌存在，标本采集运送时接触空气或低温运送，厌氧菌容易死亡。由于临床医生经常只开普通培养，许多脓液、伤口分泌物等标本没有做直接涂片革兰氏染色仅仅接种血平板，容易造成厌氧菌的漏检。因此，微生物实验室人员需要提高主动服务意识，加强微生物实验室和临床的沟通，采用正确的培养方法、选择合适的培养条件，才能准确找到病原菌，缩短诊断时间，为临床及早使用正确的抗菌药物治疗提供依据。

参考文献

［1］ MURDOCH D A，SHAH H N. Reclassification of peptostreptococcus magnus（Prevot 1933）Holdeman and Moore 1972 as Finegoldia magna comb. nov. and Peptostreptococcus micros（Prevot 1933）Smith 1957 as Micromonas micros comb.nov［J］. Anaerobe，1999，5（5）：555-559.

［2］ 马寅舰，陈翠竹，纪冰，等. 大芬戈尔德菌致肱骨骨髓炎1例报道并文献复习［J］. 中国感染与化疗杂志，2021，21（2）：189-193.

［3］ ARSENE C，SASTE A，SOMIAH M，et al.A case of septic arthritis of the wrist due to finegoldia magna［J］.Case Reports in Infectious Diseases，2014，2014：793053.

［4］ SÖDERQUIST B，BJÖRKLUND S，HELLMARK B，et al. Finegoldia magna isolated from orthopedic joint Implant-Associated infections［J］. J Clin Microbiol，2017，55（11）：3283-3291.

［5］ 范宁，朱超，王苗，等．膝关节强直术后大芬戈尔德菌感染 1 例及文献复习［J］．中国感染控制杂志，2018，17（12）：1089-1092，1097.

［6］ 成祥君，马金霞，刘根焰，等．大芬戈尔德菌合并贪变丙酸杆菌致非哺乳期乳腺炎 1 例［J］．临床检验杂志，2017，35（12）：954-955.

［7］ COBO F，RODRÍGUEZ-GRANGER J，SAMPEDRO A，et al. Breast abscess due to Finegoldia magna in a non-puerperal women［J］. Anaerobe，2017（47）：183-184.

［8］ 栾亮，王璐，褚美玲，等．左足软组织感染伴嗜胨菌和大芬戈尔德菌菌血症一例［J］．中华临床感染病杂志，2019，12（3）：214-216.

［9］ 时琰丽，韩玉，李东，等．大芬戈尔德菌致皮肤软组织感染 4 例及文献回顾［J］．国际检验医学杂志，2020，41（4）：398-402.

［10］ HUSSEIN K，SAVIN Z，SHANI L，et al. Infective endocarditis caused by Finegoldia magna following aortic dissection repair：a case report and data evaluation［J］. Am J Case Rep，2014（15）：554-558.

［11］ BEGAJ A，MCLEAN R C，BHASKAR P. Finegoldia magna：a rare cause of necrotising fasciitis［J］. BMJ Case Rep，2020，13（5）：e235115.

［12］ RIEBER H，FRONTZEK A，ALEFELD M，et al. Sonicate fluid inoculated into blood culture bottles does not improve diagnosis of periprosthetic joint infection caused by anaerobes. A retrospective analysis［J］. Anaerobe，2020，62：102152.

［13］ 董伊隆，钱约男，张侠，等．第 2 代测序技术诊断芬戈尔德菌假体周围感染 1 例报告［J］．中国骨伤，2021，34（2）：157-159.

［14］ 刘钟阳，刘浩，张阳，等．1 例右腋窝皮脂腺囊肿伴嗜胨菌和大芬戈尔德菌感染的诊断及治疗［J］．中华医院感染学杂志，2022，32（12）：1817-1820.

［15］ COBO F，RODRÍGUEZ-GRANGER J，PÉREZ-ZAPATA I，et al. Antimicrobial susceptibility and clinical findings of significant anaerobic bacteria in Southern Spain［J］. Anaerobe，2019（59）49-53.

［16］ FUJITA K，TAKATA I，SUGIYAMA H，et al. Antimicrobial susceptibilities of clinical isolates of the anaerobic bacteria which can cause aspiration pneumonia［J］. Anaerobe，2019（57）：86-89.

［17］ 宏基因组分析和诊断技术在急危重症感染应用专家共识组．宏基因组分析和诊断技术在急危重症感染应用的专家共识［J］．中华急诊医学杂志，2019，28（2）：151-155.

［18］ COBO F，CALATRAVA E，NAVARRO-MARÍ J M. Early prosthetic valve endocarditis due to finegoldia magna［J］. Microbiol Insights，2019，12：1178636119876640.

［19］ KIM D，JI S，KIM J R，et al. Performance evaluation of a new matrix-assisted laser desorption/ionization time-of-flight mass spectrometry，ASTA MicroIDSys system，in bacterial identification against clinical isolates of anaerobic bacteria［J］. Anaerobe，2020，61：102131.

20

多杀巴斯德菌致肺部感染

作者：官瑞[1]，周婧荧[2]，刘文曲[3]（1 贵州医科大学附属医院临检中心 综合业务科；2 安顺市人民医院 检验科；3 安顺市人民医院 呼吸与危重症医学科）

点评专家：江沺（贵州医科大学附属医院）微生物免疫检验科 主任技师

前 言

巴斯德菌属（Pasteurella）是一种需氧或兼性厌氧的革兰氏阴性小杆菌，寄生于多种动物的上呼吸道及消化道黏膜中，于 1878 年由 Kitt Pasteur 首次分离，现已发现 12 个种和 3 个亚种。该菌是一种动物致病菌，可引起多种动物出血性败血症及脏器炎症，较少感染人类，属人兽共患病，其中感染人类的主要为多杀巴斯德菌（Pasteurella multocida），该病菌主要是通过猫、狗等家养宠物的抓伤、咬伤或舔舐引起，但也有少数病例报告中的感染者无动物直接接触史，故推测暴露于致病菌的环境中也可导致人类感染。人类感染后无特异性症状，可表现为局部皮肤或软组织感染，对于免疫力低下或有基础疾病者，可发展为严重的全身性感染，如肺炎、菌血症等。目前国内该病菌病例报道较少；但随着社会的发展，家养动物数量逐年增长，多杀巴斯德菌感染的报告病例较以往呈现增长趋势。因此，掌握该菌的流行特征和危险因素，对于控制疾病的发生发展有着重要意义。

案例经过

患者，男性，73 岁，因"反复咳嗽、咳痰 30 余年，再发加重伴胸闷、气促 3 天"入院。30 余年前患者无明显诱因开始出现咳嗽、咳痰，伴咯血，春季明显，每次发作时自行予药物口服治疗，20 余年前因支气管扩张伴咯血住院。半年前患者无明显诱因开始出现活动后胸闷、气喘，休息后可稍缓解，未予以重视及诊治；3 天前患者无明显诱因自觉咳嗽、咳痰较前加重，咳白色黏痰，伴胸闷、气喘明显，稍事活动即喘，休息时缓解，伴剑突下疼痛，伴恶心、纳差，伴反酸、胸骨后灼烧感，偶有盗汗，无畏寒、发热，无胸痛、咯血、心悸，无头昏、头痛，无腹泻、黑便等不适，自行于家中予阿莫西林等药物口服后无明显好转。为求进一步系统诊治，于 2023 年 5 月 2 日就诊于安顺市人民医院呼吸与危重症医学科，遂以"支气管扩张并感染"收入院。

入院检查：体温 37.5 ℃，心率 117 次 / 分，呼吸 24 次 / 分，血压 135/97 mmHg，氧饱和度 65%。神清，精神状态可，气管居中，查体合作，口唇发绀，颈静脉无怒张，双肺呼吸音粗，双肺可闻及湿性啰音，未闻及干啰音及胸膜摩擦音、哮鸣音，其余无特殊。

实验室检查结果如下：

血常规：白细胞计数（WBC）10.09 × 10^9/L，中性粒细胞计数（NEUT）6.99 × 10^9/L，淋巴细胞计数（LYC）1.86 × 10^9/L，单核细胞计数（MONO）1.19 × 10^9/L，红细胞计数（RBC）4.21 × 10^{12}/L，血红蛋白（Hb）122 g/L，血小板（PLT）232.0 × 10^9/L。

凝血功能：凝血酶原时间（PT）16.60 s，国际标准化比值（INR）1.36，部分凝血酶原时间（APTT）37.30 s，纤维蛋白原（FIB）3.7 s，凝血酶时间（TT）16.60 s。

生化检查：总胆红素（TBIL）23.9 μmol/L，直接胆红素（DBIL）8.6 μmo1/L，白蛋白（ALB）32.4 g/L，球蛋白（GLB）44.9 g/L，丙氨酸氨基转移酶（ALT）101 U/L，天门冬氨酸氨基转移酶（AST）154 U/L，尿素 1.1 mmol/L，肌酐（Cr）63.6 μmol/L，尿酸（UA）512 μmol/L，C 反应蛋白（CRP）106.31 mg/L，高敏肌钙蛋白 T（hs-CTnT）0.039 μg/L，N 端 -B 型钠尿肽前体（NT-proBNP）4895 pg/mL，降钙素原（PCT）0.132 ng/mL，电解质未见明显异常。

血沉（ESR）27.0 mm/h。

动脉血气分析：pH 7.46，PO_2 56 mmHg，PCO_2 38 mmHg，K^+ 3.9 mmol/L，Ca^{2+} 1.08 mmol/L，Lac 2.7 mmol/L，HCO_3^- 27.00 mmol/L，SO_2 90%，FiO_2 29%。

痰涂片检查：革兰氏阳性球菌（+），革兰氏阴性杆菌（+），革兰氏阴性球菌（+），未查见胞内吞噬，上皮细胞 <10/LP，白细胞 >25/LP。

肺炎支原体抗体、肺炎衣原体抗体、乙肝五项及艾滋、梅毒检测均为阴性。

影像学检查结果如下：

胸部 CT 提示：①双肺支扩合并感染；②右侧胸膜增厚；③右侧少量胸腔积液；④肝囊肿；⑤胆囊肿大、胆囊结石可疑；⑥脾脏包膜下钙化灶。

肺动脉血管成像 CTA 提示：①肺动脉 CTA 扫描未见异常；②双肺支扩并感染；③双侧胸膜增厚。

痰培养及药敏结果：痰液标本培养（5 月 7 日）为多杀巴斯德菌，药敏结果提示青霉素、头孢他啶敏感。

案例分析

1. 临床案例分析

针对肺部感染探究病因并对症治疗，是本病的诊断要点。本案例患者为老年男性，慢性病程，急性加重，主要是呼吸系统症状为主，表现为咳嗽、咳痰伴胸闷、气促，就诊于呼吸与危重症医学科并完善相关检查。血常规提示 WBC 稍高，ESR、CRP、PCT 升高；痰液细菌涂片提示有革兰氏阳性球菌、革兰氏阴性杆菌、革兰氏阴性球菌，继续完善真菌培养及细菌培养。患者胸闷、气促，完善心肌标志物检测 NT-proBNP，hs-CTnT 明显升高，结合胸部 CT 结果考虑诊断支气管扩张并肺部感染，考虑铜绿假单胞菌可能，予以哌拉西林 / 他唑巴坦抗感染治疗。患者咳嗽、咳痰 30 余年，春季明显，有吸旱烟史，现考虑为慢性阻塞性肺疾病急性加重期，结合患者症状及血气分析结果诊断 I 型呼吸衰竭，予以高浓度吸氧治疗；同时予以多索茶碱、痰热清注射液解痉、平喘、化痰治疗。

5 月 7 日，痰液细菌培养见多杀巴斯德菌，药敏结果提示对青霉素、头孢他啶敏感。查阅既往文献了解多重巴斯德菌感染可选择青霉素、阿莫西林 / 克拉维酸等抗感染治疗，考虑患者肺部感染较前有所缓解，故用原方案继续抗感染治疗。检验科微生物实验室工作人员告知多杀巴斯德菌属人畜共患病，建议询问患者家中是否有宠物以及有无受伤情况，考虑此肺部感染可能与此相关。经了解，患者确有猫、狗，但无抓伤、咬伤等情况，在日常喂食过程中可有舔舐接触，建议加强家中宠物卫生管理及避免过度接触。

5 月 11 日，复查炎症指标、血气分析及胸部 CT，结果提示炎症指标较前下降，CT 显示胸腔积液吸收，但仍有呼吸衰竭，考虑与肺功能差有关，拟完善肺功能检测，患者及家属不配合并要求出院。虽然患者的感染灶仍然存在，但症状较前明显缓解，嘱院外继续口服阿奇霉素抗感染治疗并于 2 周后复查胸部 CT，次日办理出院。

2. 检验案例分析

本案例患者的主诊断为支气管扩张合并肺部感染，且有多年慢性阻塞性肺疾病，同时出现了呼吸衰竭，故明确致病菌及根据药敏结果对症治疗尤为重要。通过痰液培养出多杀巴斯德菌，考虑为导致肺部感染的主要致病菌，该菌常寄生于狗、猫等家禽动物的呼吸道和消化道黏膜，属人畜共患病，遂立即与临床沟通，建议询问患者家中是否有猫、狗等动物及是否有被动物抓伤、咬伤史，临床医生与患者沟通后得知其家中确有猫、狗，但并未被其抓伤、咬伤，日常在喂食过程中有舔舐接触，同时结合患者年龄较大、多年基础疾病免疫力较差，考虑可能是暴露于致病菌环境中导致其感染，建议加强家中宠物卫生管理，减少不必要的接触，避免再次感染加重病情。

知识拓展

多杀巴斯德菌是中央微凸、两端钝圆的革兰氏阴性短杆菌，在镜下可观察到大部分菌体外形呈卵圆形，菌体两端着色较深，中央着色较浅，故又称为两级染色菌。该菌毒力主要来自多糖荚膜、多杀性巴氏杆菌毒素。人类感染主要由动物（主要为猫、狗）的抓伤、咬伤和舔舐导致，但对于有肺部基础病的患者，即使没有被家中宠物抓伤、咬伤，长期接触也可能导致鼻咽部定植，增加侵袭性感染的风险。有少数感染病例报告没有动物接触史，故推测该菌也可通过气溶胶传播。人类感染后临床症状缺乏特异性，可表现为伤口或接触区域的皮肤、软组织感染，对于免疫力低下或有基础疾病的患者，该菌可能会扩散到其他器官并表现为严重的全身性感染，常见的有肺炎和菌血症，也有报告显示其会导致腹膜炎、骨髓炎、化脓性关节炎、脑膜炎等炎症。据报道，55% 以上的多杀巴斯德菌肺炎病例会合并菌血症，死亡率高达 31%。当肺部感染该菌时会有胸闷、气促等症状，当伤口感染时部分出现红斑、压痛、水肿，部分患肢青紫，呈花斑样改变等。在血液、痰液和伤口分泌物等标本中培养出多杀巴斯德菌是确诊的金标准。

随着人们物质生活的提高，近年来家养宠物日渐增多，这也使得多杀巴斯德菌感染必将引起更多的关注。为避免该菌感染，应加强日常宠物管理，避免与婴幼儿、患病老人或孕妇等免疫力低下的人群密切接触。目前对于该菌感染的治疗尚无相关指南或专家共识，根据体外药敏试验及以往文献报道，该菌对多种抗生素敏感，但尚无数据支持哪些疗效最佳，在感染治疗中首选青霉素、氨苄西林或哌拉西林等青霉素类抗菌药物，对于罕见的青霉素耐药病例，可选用第二代或第三代头孢菌素、氟喹诺酮类或四环素等。氨基糖苷类、苯唑西林、克林霉素对其外活性较差，治疗时应避免使用。此外，有文献提到对于不同炎症的治疗应考虑在相关炎症组织中用较高浓度的药物，例如，在一例由多杀巴斯德菌感染导致的骨髓炎病例治疗中，头孢曲松虽药敏提示敏感，但治疗效果不佳，考虑与感染部位药物浓度较低有关，若出现中毒现象，应及时给予呼吸及循环支持。

案例总结

多杀巴斯德菌感染是一种较少见的传染性人畜共患疾病。该病菌感染途径多样，对于免疫功能低下的人群，即使与动物没有直接接触也可感染，而对于有基础疾病的患者则可引起慢性病急性发作或严重感染，导致多种炎症并发从而危及生命。目前对其治疗没有相关指南和专家共识，可结合药敏结果针对性治疗。在当前家庭宠物日益增多的背景下，早发现、早诊断、早治疗可有效降低该菌严重感染和并发症发生的概率。

专家点评

多杀巴斯德菌是人畜共患致病菌，较少感染人类，临床表现缺乏特异性，易诱发全身性感染及基础疾病加重。因此，对于有动物抓伤、咬伤或有长期动物密切接触史的患者，出现不限于伤口或接触部位的不明原因感染，如肺部感染、脑膜炎感染、关节感染等，应注意筛查多杀巴斯德菌。多杀巴斯德菌产 β 内酰胺酶罕见，因此，对青霉素、头孢菌素多为敏感，若能获得药敏试验结果，对不同感染部位选择适合的抗生素进行及时治疗，就能降低感染加重并诱发并发症的概率。

参考文献

［1］ KUBATZKY K F. Pasteurella multocida toxin - lessons learned from a mitogenic toxin［J］. Front Immunol，2022，13：1058905.

［2］ MOSTAAN S，GHASEMZADEH A，SARDARI S，et al. Pasteurella multocida Vaccine Candidates：a Systematic Review［J］. Avicenna J Med Biotechnol，2020，12（3）：140-147.

［3］ 梁瑶，王晓川，吴祥林，等. 多杀巴斯德菌致骨髓炎1例［J］. 中国感染与化疗杂志，2022，22（5）：612-614.

［4］ PIORUNEK M，BRAJER-LUFTMANN B，WALKOWIAK J. Pasteurella multocida infection in humans［J］. Pathogens，2023，12（10）：1210.

［5］ 王会玉，李洪，许振发，等. 多杀巴斯德菌感染的临床研究［J］. 中国人兽共患病学报，2021，37（9）：866-870.

［6］ 徐元平. 重症多杀巴斯德氏菌感染1例［J］. 湖北科技学院学报（医学版），2017，31（3）：273.

［7］ WILSON B A，HO M. Pasteurella multocida：from zoonosis to cellular microbiology［M］. Clin Microbiol Rev，2013，26（3）：631-655.

［8］ LNU K，OROZCO D，CREAM C. Pasteurella multocida bacteremia due to obstructive pneumonia in an immunocompromised patient［J］. J Community Hosp Intern Med Perspect，2022，12（2）：50-52.

［9］ 赵亚虹，张莎娜，李弈，等. 多杀巴斯德菌致化脓性膝关节炎1例并文献复习［J］. 中国热带医学，2023，23（9）：1007-1010.

［10］ GIORDANO A，DINCMAN T，CLYBURN B，et al. Clinical features and outcomes of pasteurella multocida infection.［J］. Medicine（Baltimore），2015，94（36）：e1285.

［11］ AZIZ H，RHEE P，PANDIT V，et al. The current concepts in management of animal（dog，cat，snake，scorpion）and human bite wounds［J］. J Trauma Acute Care Surg，2015，78（3）：641-648.

［12］HOLM M，TÄRNVIK A. Hospitalization due to Pasteurella multocida-infected animal bite wounds：correlation with inadequate primary antibiotic medication［J］. Scand J Infect Dis，2000，32（2）：181-183.

［13］TALAN D A，CITRON D M，ABRAHAMIAN F M，et al. Bacteriologic analysis of infected dog and cat bites［J］. N Engl J Med，1999，340（2）：85-92.

［14］WEI A，DHADUK N，TAHA B. Wrist abscess due to drug-resistant Pasteurella multocida［J］. IDCases，2021，26：e01277.

21

宫颈癌术后引发感染性休克

作者：应芙蓉[1]，马骏[2]，童宇恒[3]，王泽[3]，胡嘉天[3]，闫翔[3]（1温州医科大学附属第一医院，检验科；2温州医科大学附属第一医院，病理科；3温州医科大学，医学影像技术）

点评专家：杨建荣（温州医科大学附属第一医院）

前　言

　　高龄女性患者因宫颈恶性肿瘤收至我院进行宫颈根治术，手术过程顺利，术后一个月出现感染性休克症状，考虑病情严重收入急诊重症监护室（emergency intensive care unit，EICU），确诊为感染性休克，抗感染治疗后病情好转予以出院。3 年后于我院 B 超检查提示：左输尿管狭窄，左肾积水。本案例通过术后产生的感染性休克展开深入讨论分析，为今后相关临床分析与检验的进行提供参考和建议，以期给广大临床病理与检验科、影像科、妇科、重症监护室等医生提供学习经验，拓展临床思维，避免漏诊和误诊。

案例经过

　　患者，女性，63 岁。1 个月前小便擦拭后纸巾上见少量血迹，色鲜红，后因阴道再次少量流血，入我院进行检查，拟"宫颈恶性肿瘤"收住入院，行宫颈癌根治术以及（双侧）经尿道输尿管支架置入术。术后及化疗后无明显不良反应。1 个月后拔除导尿管后出现中下腹疼痛，排尿困难，当时未予以重视。1 天后出现发热症状，体温高达 38 ℃，伴畏寒、寒战，尿量减少。血压下降，白细胞、C 反应蛋白及肌酐指数升高，考虑病情严重转 EICU 加强监护治疗。患者 36 年前行双侧输卵管结扎术。否认高血压、糖尿病、心脏病等病史，否认肝炎、结核等传染病史，否认其他手术史。

　　入院查体：体温 37.4 ℃，心率 99 次 / 分，呼 18 次 / 分，血压 92/55 mmHg（去甲肾上腺素 12 μg/min），神清，精神可。肝脾肋下未及，腹正中可见 20 cm 手术瘢痕。双下肢无浮肿，病理征阴性。皮肤、巩膜未见黄染，全身未触及肿大淋巴结。

实验室检查结果如下：

5月9日，人乳头瘤病毒（HPV）：HPV16（+）。

5月19日，病理：（宫颈活检）浸润性乳头状鳞状细胞癌（颈管搔刮）少量破碎高度异型鳞状上皮（图21.1）。

5月21日，鳞状细胞癌抗原（squamous-cell carcinoma antigen，SCCA）：3.30 μg/L↑。

5月26日，宫颈癌术后病理检查与诊断（图21.2）。

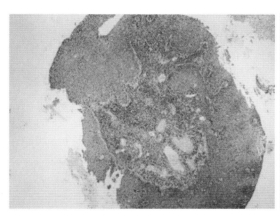
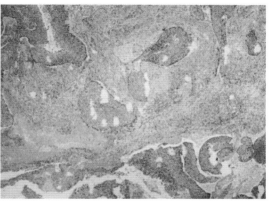

图 21.1　浸润性乳头状鳞状细胞癌（宫颈活检）

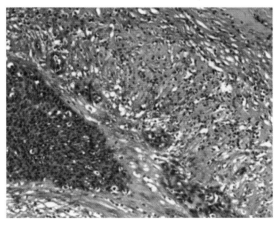
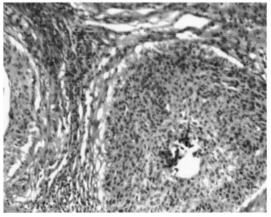

图 21.2　宫颈完整切除后的病理结果

6月24日，肝功＋肾功：白蛋白（ALB）32.6 g/L↓，天冬氨酸氨基转移酶（AST）42 U/L↑，肌酐（Cr）（酶法）303 μmol/L↑，丙氨酸氨基转移酶（ALT）23 U/L，超敏C反应蛋白（hsCRP）（比浊法）193.00 mg/L↑。

6月24日，动脉血气（急）：pH 7.431；氧分压（PO_2）89.7 mmHg↑；二氧化碳

分压（PCO_2）26 mmHg↓；剩余碱 –5.9 mmol/L↓；hsCRP（比浊法）：193.00 mg/L↑。

6月25日，凝血五项：凝血酶原时间（PT）16.5 s；凝血酶时间（TT）16.5 s；纤维蛋白原（FIB）6.22 g/L；活化部分凝血活酶时间（APTT）53.9 s；D 二聚体（DDimer，DD）7.53 mg/L。

6月25日，尿常规：尿蛋白（++），尿白细胞（+++），尿隐血（+），尿糖（+–），尿亚硝酸盐（+–），白细胞（IQ200）15147/µL↑；红细胞（IQ200）290/µL↑。

相关检验指标变化趋势：降钙素原（PCT）检测结果见表21.1，血常规检测结果见表21.2，生化检测结果见表21.3，血小板培养结果见表21.4。

表 21.1　降钙素原变化趋势

PCT 检测项目	时间				
	2020–06–24	2020–06–25	2020–06–28	2020–07–03	2020–07–05
降钙素原定量（ng/mL）	11.100	22.030	1.080	0.159	0.143

表 21.2　血常规检测结果

血常规检测项目	时间		
	2020–06–25	2020–07–11	2020–07–16
红细胞（10^{12}/L）	3.04	2.83	3.07
白细胞（10^9/L）	33.63	4.89	5.50
血红蛋白（g/L）	81	88	88
血小板（10^9/L）	123	137	135

表 21.3　生化检测结果

生化检测项目	时间		
	2020–06–25（04：26）	2020–06–25（12：57）	2020–07–16
葡萄糖（mmol/L）	10.7	10.1	6.9
肌酐（µmol/L）	304	271	59
谷丙转氨酶（U/L）	26	21	19
乳酸（mmol/L）	2.3	2.8	
天冬氨酸氨基转移酶（U/L）	28	27	25
血清钠（mmol/L）	133	137	138

表 21.4　血小板培养结果

时间	血培养		厌氧血培养	厌氧菌培养
	第一套	第二套	第一套	第二套
2020-06-29	阴沟肠杆菌复合群	阴沟肠杆菌复合群	阴沟肠杆菌复合群	阴沟肠杆菌复合群
2020-07-03	无细菌真菌生长	无细菌真菌生长	—	—
2020-07-04	—	—	无细菌真菌生长	大肠埃希菌

影像学检查结果如下：

B 超提示：宫颈癌；两侧小腿肌间静脉丛曲张，两侧下肢大动脉无明显异常发现。

核磁共振影像检查提示：宫颈部见团块样异常信号影，病灶向上累及宫体下段，病灶边界尚清（图 21.3）。

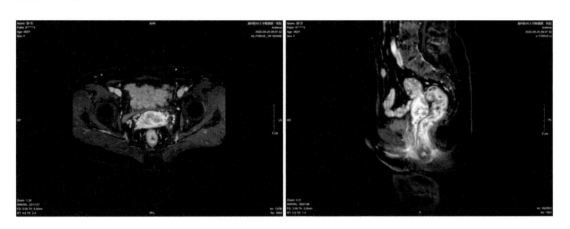

图 21.3　术前宫颈癌影像

CT 提示：两肺散在炎性渗出改变，右侧胸腔少量积液；宫颈癌术后，盆腔两侧囊性灶。结合临床，两肾积水伴置管术后改变；脂肪肝；左侧胸壁脂肪瘤；两下肺炎性纤维灶；两侧胸腔少量积液（图 21.4）。

诊疗过程：该患者 1 月前因宫颈癌于我院行手术治疗，手术过程顺利，术后化疗 1 次。6 月 24 日因"腹痛 3 天，发热 2 天"入院。结合患者病史、查体及辅助检查，提示 WBC、CRP、PCT 升高，尿常规检查结果提示尿白细胞含量升高明显，患者出现发热伴畏寒、寒战，血压下降，意识障碍，少尿，呼吸、心跳加快等症状，入院 CT 检查提示两肺散在炎性渗出改变，右侧胸腔少量积液，盆腔两侧出现囊性灶，结合临床可判断患者目前泌尿道感染明确，诊断为宫颈恶性肿瘤术后引起的感染性休克。起初予以亚胺培南西司他丁钠 1 支 q 12 h 抗感染，乌司他丁 20 万 U q 8 h 抗炎，继续去甲肾上腺素升压，予以调整白蛋白 10 g 50 mL ivgtt q 12 h 升白蛋白治疗，密切监控患者生命体征、肾功能、心功能、呼吸功能变化等护理措施，复查血常规（急）白细胞为 33.63 × 10⁹/L，提示患者感染严重，予以调整亚胺培南西司他丁钠 1 g ivgtt q 8 h 加强抗感染。跟进补液及营养支持等治疗，关注患者体温及血压变化。7 月 12 日，复查炎性指标下降，WBC、PCT、CRP 等均恢复正常值，提示抗感染效果佳。但妇科 B 超提示盆腔囊肿，与妇科会诊后转妇科继续治疗，行 B 超定位下穿刺引流术。

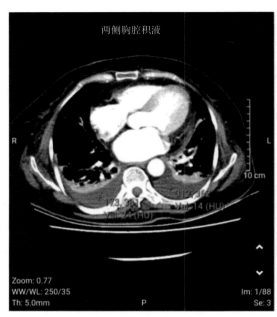

（a）两侧胸腔积液影像　　　　　（b）左肝及两肾囊肿影像

图 21.4　宫颈癌术后影像图片

案例分析

1. 临床案例分析

宫颈癌是我国发病率和死亡率均列前十的常见恶性肿瘤。以宫颈癌根治术为主的综合治疗是进展期宫颈癌的标准治疗方式，宫颈癌术后并发症的发生率约为 29%，严重影响患者的康复。本案例的感染性休克即为一种常见的宫颈癌术后并发症。感染性休克是临床较常见的急危重症之一，有效的医疗护理措施可在很大程度上减少多器官功能障碍的发生并提高抢救成功率。本案例患者术后拔除导尿管时出现感染性休克以及盆腔囊性灶、胸腔积液等相关并发症。宫颈癌术后的医疗护理配合主要包含感染的观察和护理控制方法、子宫损伤的护理和运动方法以及结合症状管理的药物指导等措施。

本案例患者在宫颈癌术后拔除导尿管后出现中下腹疼痛和排尿困难，当时未予以充分重视，误认为仅是患者的年龄、体质等因素引起的常见术后不良反应。然而，1 天后患者出现发热，伴有畏寒、寒战，遂转至 EICU 加强监护治疗。患者的临床表现和化验报告单都提供了许多线索。首先，患者体温高达 38.8 ℃，WBC、CRP、PCT 等感染指标升高，提示患者存在感染。PCT 与感染及脓毒症的相关性很好，临床上常用于感染性休克的诊断、分层、治疗监测和预后评估。PCT ≥ 10 ng/mL 时，临床提示大概率为严重细菌性脓毒症或感染性休克，常伴有器官功能衰竭，具有高度死亡风险；PCT 为 0.5~2 ng/mL 时，多为中度全身炎症；PCT<0.05 ng/mL 时，可能为局部炎症或局部感染。因此，本案例患者早期辅助检查查出 PCT 为 11.1 ng/mL，另外，该患者 CRP、WBC 均显著高于正常值，提示该患者感染性休克的可能性极高，因此，应及时完善相关指标的检查。

其次，根据 Sepsis3.0 诊断标准，对患者进行序贯器官功能衰竭评分（sequential organ failure assessment，SOFA）：①循环方面，患者应用去甲肾上腺素 ≤ 0.1 μg/（min·kg）；②肾功能方面，患者肌酐升高（300~440 μmol/L）；③尿量方面，患者排尿困难，计算可得患者 SOFA ≥ 2 分。最后，该患者经充分液体复苏后仍需升压药物维持平均动脉压大于等于 65 mmHg，乳酸仍大于 2 mmol/L，由此，诊断该患者发生了感染性休克。入院后完善相关检查，明确感染部位为泌尿系统，患者予以充分液体复苏、血管活性药物及广谱抗生素应用，并进行了 B 超引导下的双侧盆腔囊肿穿刺引流，病情得到好转。早期识别感染性休克对患者的治疗及预后十分关键。

2. 检验案例分析

感染性休克的诊断是一个综合评估的过程，包括基础生命体征的监测、感染病原学诊断以及对心血管、呼吸、消化、肝脏、肾脏等各器官系统功能的评估。并且感染的观察和控制是抢救感染性休克患者最重要的护理干预措施。在感染的观察中，传统的指标主要包括体温、白细胞、中性粒细胞比例等，这些指标可在一定程度上反映病情变化，但对于重症感染患者难以有效地反映患者的病情与预后。PCT 在正常人体血清中含量较低，但对于存在全身炎症反应的患者则显著升高。本案例根据患者 PCT、CRP、WBC 以及体温变化综合分析感染控制情况，依据感染相关化验指标及体温变化趋势分析，该患者感染性休克前后 PCT、WBC、CRP 均由显著高于正常值降回正常值范围内，提示相关检验指标对于临床诊断感染性休克的效率以及准确率具有重要意义。其中，PCT 与体温（相关系数 0.700，$P<0.001$）和 CRP（相关系数 0.689，$P<0.001$）之间具有良好的相关性。体温与 CRP（相关系数 0.544，$P=0.005$）也具有一定的相关性。当怀疑感染控制不佳时，需及时根据患者的症状体征、血液检测指标、影像学、血液和腹腔引流液培养及药物敏感试验等查找原因，在调整有效抗生素的基础上，针对不同原因采取不同的护理措施。

知识拓展

感染性休克的检验方法包括：

（1）血常规。感染性休克常伴随白细胞指标的升高，中性粒细胞增多伴核左移动。血细胞压积和血红蛋白升高为血液浓缩的标志。

（2）病原性检查。在抗菌药物治疗前常规进行血（或其他体液、渗出物）和脓液培养（包括厌氧菌培养）。分离得到致病菌后做药敏试验。

（3）尿常规和肾功能检查。发生肾功能衰竭时，尿比重由初期的偏高转为低值而固定；血尿素氮和肌酐值升高；尿总钙与血肌酐之比 <20；尿渗透压降低，尿渗量与血渗量之比 <1.1；尿 Na 排泄量 >40 mmol/L；肾衰指数 >1；Na 排泄分数 >1%。

（4）血液流变学和有关弥散性血管内凝血（disseminated intravascular coagulation，DIC）的检查。休克时血液流速减慢、毛细血管淤滞，血细胞、纤维蛋白、球蛋白等聚集，血液黏滞度增加，故初期血液呈高凝状态，其后纤溶亢进而转为低凝。有关 DIC 的检查包括消耗性凝血障碍和纤溶亢进两方面：前者包括血小板计数、凝血酶原时间、纤维蛋白原、白陶土凝血活酶时间等；后者包括凝血酶时间、纤维蛋白降解产物（fibrin degradation products，FDP）、血浆鱼精蛋白副凝固试验（plasma protamine paraquat，3P）和乙醇胶试验以及优球蛋白溶解试验等。

感染性休克的诊断是一个综合评估的过程，包括基础生命体征的监测、感染病原学诊断以及对心血管、呼吸、消化、肝脏、肾脏等各器官系统功能的评估。在感染性休克诊断时，可首先通过病史和一般症状、体征判断，治疗和诊断措施同步进行，然后观察治疗反应确定下一步诊疗手段，具备病理学报告与影像学报告后，再进行后续处理。

感染性休克的鉴别诊断如下：

（1）过敏性休克：有用药史或异种蛋白史，表现为呼吸困难、出汗、心悸、血压下降、神志淡漠、晕厥、腹痛、面色苍白、皮肤皮疹等，暂不考虑。

（2）心源性休克：有心血管基础疾病，如急性心肌梗死，表现为烦躁、心动过速、呼吸困难、尿少、颈静脉怒张、下肢水肿、肺部啰音等，暂不考虑。

（3）低血容量性休克：有进食少或体液丢失史，迅速补液可纠正。患者补液后纠正不明显，暂不考虑。

宫颈癌术后针对感染性休克的护理要点如下：

（1）常规性护理：根据医嘱对患者用药，避免患者出现血栓、感染；术后放置导尿管，观察患者尿液情况、创面引流情况。

（2）针对性心理护理，引导患者缓解心理应激。患者入院后积极沟通，为患者及家属发放宣传手册，开展健康知识教育，讲解围术期注意事项、宫颈癌病因等。

（3）针对性感染护理：术后建议患者多饮水，保持创面周围清洁，及时对病房环境进行消毒杀菌，降低患者感染风险。

（4）针对性尿道护理：根据患者恢复情况，尽早开放导尿管，指导患者做排尿训练，促进患者尽快恢复排尿反射。

（5）针对性行为干预：观察患者术后饮食习惯、卫生习惯、锻炼情况，给予相关建议。指导患者改善个人卫生行为，观察患者病房环境，保持病房干净舒适。

（6）针对性腹部护理：为患者进行腹部按摩，促进机体肠道蠕动，降低便秘风险。

案例总结

本案例患者的治疗护理经验显示，年龄较大、免疫力较低的患者的术后康复需要护理人员及时准确的病情观察、密切的医护配合及个体化、多学科协助的营养管理、康复管理、呼吸道管理、影像观察和护理、生活护理以及心理护理等一系列措施来控制相关重要脏器的感染加重。本案例患者宫颈癌术后引发的感染性休克以及相关并发症，也为相关术后引发感染性休克患者的抢救和术后康复积累了检验诊断以及护理经验，提高了临床对于相关病症的警惕性，拉近了临床诊断与检验之间的关系，依据检验的金标准提高了临床的诊断率。

专家点评

感染性休克（infection shock）是临床上常见的危急病症，多为由病原微生物入侵导致的循环障碍和细胞代谢异常的严重全身障碍疾病，易引发多器官衰竭综合征。病死率高达48%~75%，严重威胁患者的生命安全。对于某些术后康复或免疫力低下患者，术后相关护理措施操作不当易引发细菌感染，增加感染性休克的风险。因此，提高临床医护人员对感染性休克防治的警惕性以及相关术后对于患者的护理具有重要意义。本案例也为感染性休克的诊断提供了相关的检验标准，提示PCT、CRP、WBC、肝肾功能以及相关查体指标对感染性休克诊断的提示作用。因此，对于相关指标出现异常的患者需及时完善相关指标的检查，以明确病症的诊断并且及时采取治疗措施，为患者争取了宝贵时间。

参考文献

［1］ANNANE D，BELLISSANT E，CAVAILLON J M. Septic shock［J］. Lancet，2005，365（9453）：63-78.

［2］COLEMAN R L，LORUSSO D，GENNIGENS C，et al. Efficacy and safety of tisotumab vedotin in previously treated recurrent or metastatic cervical cancer（innovaTV 204/GOG-3023/ENGOT-cx6）：a multicentre，open-label，single-arm，phase 2 study［J］. Lancet Oncol，2021，22（5）：609-619.

［3］JOHNSON C A，JAMES D，MARZAN A，et al. Cervical cancer：an overview of pathophysiology and management［J］. Semin Oncol Nurs，2019，35（2）：166-174.

［4］赖月容，刘丽秋，唐佳楠.针对性预防护理干预模式对宫颈癌根治术患者的影响［J］.齐鲁护理杂志，2023，29（20）：38-41.

［5］闫红霞，张建伟，和芳.1例胃癌术后腹内疝穿孔并发感染性休克 及心力衰竭病人的护理［J］.全科护理，2023，21（31）：4463-4464.

22

宏基因测序高通量检测确诊结核性脑膜炎

作者：罗亚楠[1]，姚建平[2]（西南医科大学附属医院，1 医学检验部；2 感染呼吸科）

点评专家：叶婷（西南医科大学附属医院）

前　言

患者为老年男性，因"头痛 10 余天，发热 4 余天"入院。入院查体反应稍迟钝，伸舌偏右，颈阻可疑阳性。脑脊液（cerebrospinal fluid，CSF）检查结果提示其存在感染性疾病可能，但住院初期相关检查均未查见病原体。该患者病情及检验结果复杂，经检验与临床沟通后，再次完善 CSF 病原体宏基因测序高通量检测（metagenomics next generation sequencing，mNGS），查见结核分枝杆菌。结合患者病史、临床表现和各项检查结果，最终确诊为结核性脑膜炎（tuberculous meningitis，TBM）。

案例经过

患者 10 余天前（2023 年 10 月 18 日）无明显诱因出现头痛、头晕不适，为持续性胀痛，持续时间不详，程度较剧烈，于当地医院行对症治疗后上述症状仍反复，且逐渐出现记忆力下降、胡言乱语、对答不切题等。4 余天前患者出现发热，最高体温 38 ℃，于某院检查 CSF 提示有核细胞数 272×10^6/L，单核细胞比例 79%，蛋白 1.245 g/L，葡萄糖（Glu）5.21 mmol/L，氯（Cl）128 mmol/L，考虑颅内感染，予以抗感染、激素抗炎、抗病毒等治疗后无明显好转。既往有高血压、糖尿病、肾功能不全病史。

入院查体：体温 37.7 ℃，心率 84 次 / 分，呼吸 20 次 / 分，血压 142/100 mmHg。神清，稍烦躁，反应稍迟钝，对答尚切题，伸舌偏右，颈阻可疑阳性，其余神经系统查体及心肺腹查体无明显阳性体征。头部 CT 提示双侧半卵圆中心及基底节区少许腔梗灶可能，脑萎缩伴脑白质脱髓鞘。胸部 CT 提示双肺间质性病变。完善血常规、降钙素原、CSF 常规、CSF 生化、CSF 培养、CSF 涂片镜检、CSF 抗酸染色查抗酸杆菌、TORCH 九项定量检测、干扰素释放试验、自身抗体谱 +ANCA 以及 mNGS 后，确诊为 TBM。

案例分析

1. 检验案例分析

该患者于外院行 CSF 相关检查提示细胞总数增多，生化结果异常，但未查出细菌、真菌、病毒、分枝杆菌、寄生虫、支原体、衣原体等病原体。

入院后完善各项检查，结果如下：

（1）白细胞计数（WBC）5.84×10^9/L，中性粒细胞百分比（NETU%）88.50%，淋巴细胞百分比（LYC）7.30%，超敏C反应蛋白（hsCRP）1.34 mg/L，血清淀粉样蛋白A（SAA）18.8 mg/L，降钙素原（PCT）0.111 ng/mL。患者 NEUT%、hsCRP、SAA、PCT 增高，提示存在感染性疾病可能。

（2）肝功能检查：血清总蛋白（TP）63 g/L，白蛋白（ALB）36.2 g/L，患者营养状况不佳，可能存在消耗性疾病。

（3）CSF 乳酸脱氢酶 79.4 U/L，CSF 葡萄糖 8.93 mmol/L，CSF 乳酸 7.37 mmol/L，CSF 蛋白 2.057 g/L，CSF 白细胞 154×10^6/L。患者 CSF 中白细胞计数及蛋白增高；患者患糖尿病，考虑其 CSF 中葡萄糖及乳酸增高与血糖控制不佳相关。

（4）自身抗体谱检查：抗核抗体（ANA）（+），主要荧光模型为核颗粒型，滴度为 1∶100，抗 SS-A 抗体（++），抗 Ro-52 抗体（++），抗线粒体 M2 抗体（++），抗着丝点抗体 B（±），胞浆型抗中性粒细胞胞浆抗体（ANCA）（+），滴度为 1∶10。现考虑患者存在感染，可导致自身抗体谱异常，且 ANA 及 ANCA 滴度不高及不成对，球蛋白不高，尿红细胞阴性，无关节肿痛、面部红斑、雷诺现象、反复口腔溃疡等表现，弥漫性结缔组织病诊断依据不足，且 ANCA 相关血管炎累及中枢神经系统脑实质罕见。

（5）干扰素释放实验阴性，结核菌素试验（PPD）（−），CSF 培养及涂片染色查细菌、真菌、抗酸杆菌、隐球菌均为阴性，诊断不明。患者有低热表现，尽管结合其 CSF 涂片镜检结果、CSF 培养结果、干扰素释放试验及胸部 CT 结果来看，该患者诊断结核性脑膜炎证据不足，但其 CSF 常规及生化检查结果仍提示结核分枝杆菌感染的可能。与临床医生沟通后，建议再行腰椎穿刺取脑脊液完善 mNGS 以明确病因。

（6）mNGS 在患者 CSF 中检出结核分枝杆菌复合群 7682 条。

2. 临床案例分析

（1）病史特点总结：患者老年男性，因头痛、发热入院，查体稍烦躁，反应稍迟钝，对答尚切题，伸舌偏右，颈阻可疑阳性，CSF 相关检查结果异常，考虑颅内感染可能，原因不明。反复进行 CSF、mNGS 检查，最终查见结核分枝杆菌，确诊为 TBM。

（2）TBM 是由结核分枝杆菌（MTB）侵入蛛网膜下腔引起的弥漫性非化脓性软脑膜和脑蛛网膜的炎性疾病，也可侵及脑实质和脑血管，是 MTB 感染的最严重形式。目前 TBM 的诊断标准参考 2010 国际专家共识（图 22.1、图 22.2）。

分类（最高评分）	评分标准	分值（分）
临床标准（6分）	症状持续时间≥5 d	4
	结核感染全身症状（至少1项）：体重下降（儿童生长缓慢），夜间盗汗，咳嗽持续时间≥2周	2
	近期（1年内）接触肺结核患者或TST或IGRA阳性（10岁以下）	2
	局灶性神经功能损害（不包括脑神经麻痹）	1
	意识障碍	1
	脑神经麻痹	1
脑脊液标准（4分）	外观清亮	1
	白细胞计数：10~500个/μL	1
	淋巴细胞比率占优势（>50%）	1
	蛋白浓度>1 g/L	1
	脑脊液与血浆葡萄糖比率<50%或脑脊液葡萄糖<2.2 mmol/L	1
脑脊液影像学标准（6分）	脑积水	1
	基底脑膜强化	2
	结核瘤	2
	脑梗死	2
	增强前基底高信号/高密度	2
其他部位结核证据（4分）	胸部平片提示活动性肺结核：粟粒性肺结核/肺结核征	4/2
	CT/MRI/超声发现CNS外结核灶	2
	痰、淋巴结、尿液、胃冲洗液、血培养抗酸染色阳性或MTB培养阳性	4
	其他临床标本（脑脊液除外）MTB核酸检测阳性	4
其他诊断排除标准	依照患者的年龄、个体免疫状况和所处地区等基本情况依次完成病原学检测（培养、染色镜检及核酸检测）、病理检查或血清学检测等。根据实验室检测结果，需排除的诊断包括：化脓性脑膜炎、梅毒性脑膜炎、隐球菌性脑膜炎、病毒性脑（膜）炎、嗜酸性粒细胞性脑膜炎、脑型疟疾、寄生虫性脑膜炎及脑脓肿等	

注：TST：结核菌素试验；IGRA：γ-干扰素释放试验；MRI：磁共振成像；CNS：中枢神经系统；MTB：结核分枝杆菌。

图 22.1　TBM 的诊断评分标准

诊断分类	诊断标准
临床纳入标准	包含至少1个脑膜炎临床症状及体征：头痛、易激惹、呕吐、发热、颈项强直、惊厥、局灶性神经功能缺损、意识改变或昏睡
确诊TBM	满足A或B的条件：A.符合临床标准，并具备以下1项或多项：①脑脊液中找到抗酸杆菌；②脑脊液中MTB培养阳性；③脑脊液结核菌核酸检测阳性；B.脑或脊髓找到抗酸杆菌或结核性病理改变，并且有临床征象或相应的脑脊液改变或尸检提示脑膜炎改变
很可能TBM	满足临床入选标准并且诊断评分≥10分（无头颅影像结果）；诊断评分≥12分（有头颅影像结果）并且至少2分来自影像或脑脊液
可能的TBM	满足临床入选标准并且诊断评分6～10分（无头颅影像结果）；诊断总评分6～11分（有头颅影像结果），并且排除其他鉴别诊断
非TBM	明确诊断为其他疾病，并且未获得TBM诊断或双重感染证据

注：TBM：结核性脑膜炎；MTB：结核分枝杆菌。

图 22.2　TBM 的诊断分类标准

（3）TBM 的治疗原则：早期、联合、适量、规律、全程，只要患者临床症状、体征、检查高度提示本病，即使抗酸染色阴性也应立即开始试验性抗结核治疗。异烟肼、利福平、吡嗪酰胺、乙胺丁醇、链霉素、莫西沙星是目前治疗 TBM 最有效的药物，治疗包括四联强化治疗和二联维持治疗。

本案例患者使用抗结核治疗后，头痛症状减轻，CSF 各项相关检查指标逐渐恢复。

知识拓展

TBM 是由结核分枝杆菌引起的最具破坏性的中枢神经系统感染，以儿童多见。结核性脑膜炎常以非特异症状起病，包括头痛、发热、畏寒、精神萎靡、恶心、呕吐、食欲减退等，起病缓急不一，以慢性及亚急性起病者居多。脑膜刺激征、颅内压增高征象、癫痫、脑神经受累、肢体运动障碍等局灶性神经系统症状和体征均可出现。脑脊液检查通常出现以下变化：①压力增高，外观澄清或呈毛玻璃样；②白细胞计数多为（100~500）×10^6/L，以淋巴细胞占多数，但疾病早期部分患者可以中性粒细胞为主；③蛋白质升高至 1~2 g/L；④葡萄糖 <2.2 mmol/L，95% 患者的脑脊液糖与同步血糖比值 <0.5。TBM 脑脊液特征是淋巴细胞增多、蛋白增加和葡萄糖降低。TBM 可通过查 CSF 压力、CSF 细胞学、CSF 生化、CSF 墨汁染色、头颅磁共振等检查与病毒性脑膜炎、隐球菌性脑膜炎、化脓性脑膜炎等疾病相鉴别。通过腰椎穿刺取 CSF 可进行病原体检测以明确诊断，常用的方法包括 CSF 培养、CSF 涂片镜检、抗酸染色查抗酸杆菌等。但涂片、染色等检查方法的灵敏度较低，培养耗时长，不能很好地帮助临床进行早期、准确的诊断。mNGS 是一种基于 DNA/RNA 的技术，可直接从临床样本中对所有的核酸成分进行测序，具有高灵敏度和全面性，可提高对疾病诊断的准确率。mNGS 用于 TBM 的诊断，可提高其敏感度和诊断准确性，使患者得到及时、有效的治疗。

案例总结

结合本案例患者临床表现、体征及辅助检查结果，考虑其存在感染性疾病可能，其 CSF 常规及生化结果异常，但未查见病原体感染证据。通过与临床医生沟通，在进一步了解病史后，建议临床医生再取 CSF 完善病原体 mNGS，并查见结核分枝杆菌，确诊为结核性脑膜炎。

通过本案例可见，检验人员要有扎实的理论基础和工作经验，并在工作中主动学习临床医学和检验医学的相关专业知识，积极与临床沟通、交流，主动向临床医生提出进一步检查建议，才能将检查结果和患者临床表现相结合，对疑难病例做出综合分析，从而得到正确的诊断。

专家点评

TBM 是肺外结核最严重的疾病表现。本案例病情复杂且危重，患者头痛伴发热、精神行为异常，考虑颅内感染，其 CSF 中白细胞及蛋白升高提示结核分枝杆菌感染可能。TBM 可通过腰椎穿刺取 CSF 进行培养、染色等病原体检测明确诊断，但本案例患者多项相关检查均为阴性，结核性脑膜炎依据不足，诊断不明。完善 CSF、mNGS 检查后，查见结核分枝杆菌，最终明确病因。

mNGS 是一项无偏见和非侵入性的检测方法，其特点是可对样本中的所有病原微生物进行检测，在常规检测为阴性时，mNGS 可准确诊断危重症及疑似感染病例，现已广泛应用于中枢神经系统感染、呼吸道感染、血流感染、骨关节感染、术后感染等各方面。本案例展示了从多项常规检查为阴性，疾病诊断不明到检验与临床全面、深入沟通后使用 mNGS 技术最终明确病因的诊疗过程，体现了检验与临床及时、有效沟通的必要性。

参考文献

［1］吴珺 . Study of clinical outcome and prognosis in pediatric core binding factor-acute myeloid leukemia ［J］. 中国医学文摘（内科学分册）（英文版），2019（3）：181-182.

［2］DONOVAN J，FIGAJI A，IMRAN D，et al. The neurocritical care of tuberculous meningitis［J］. Lancet Neurol，2019，18（8）：771-783.

［3］MARAIS S，THWAITES G，SCHOEMAN J F，et al. Tuberculous meningitis：a uniform case definition for use in clinical research［J］. Lancet Infect Dis，2010，10（11）：803-812.

［4］杨志国，王海东，吴静，等 . 结核性脑膜炎 1 例临床特点与二代测序结果分析［J］. 中国现代医药杂志，2023，25（7）：79-81.

［5］罗越，胡洋洋，张兴，等 .《中国宏基因组学第二代测序技术检测感染病原体的临床应用专家共识》解读［J］. 河北医科大学学报，2021，42（7）：745-749.

［6］CHEN H，YIN Y，GAO H，et al. Clinical utility of In-house Metagenomic Next-generation sequencing for the diagnosis of lower respiratory tract infections and analysis of the host immune response［J］. Clin Infect Dis，2020，71（Suppl 4）：S416-S426.

第二篇

真菌感染性疾病

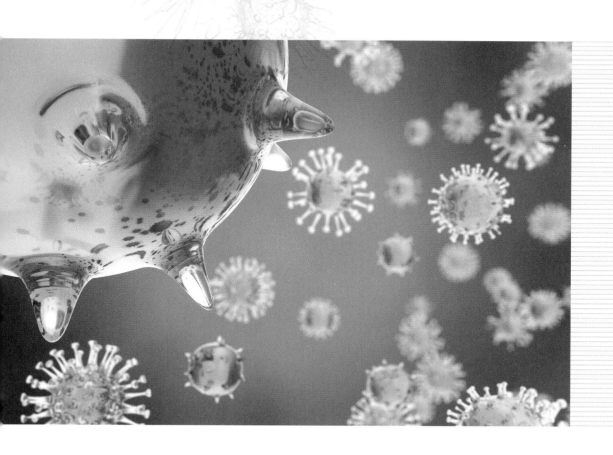

23

支气管扩张症患者肺泡灌洗液形态学检出烟曲霉

作者：周明[1]，王莹[1]，高安建[2]（深圳市第二人民医院，1 检验科；2 呼吸与危重症学科）

点评专家：王莹（深圳市第二人民医院）

前　言

　　支气管肺泡灌洗（bronchoalveolar lavage，BAL）技术是一种通过纤维支气管镜对支气管以下肺段或亚肺段，以无菌生理盐水反复灌洗、回收、获取样本，并进行检查与分析的技术。行支气管镜术，并对支气管肺泡灌洗液（bronchoalveolar lavage fluid，BALF）进行形态学检查和病原体培养，对严重肺部疾病的诊断和治疗具有重要的临床指导价值。本文分享 1 例肺泡灌洗液形态学检查检出烟曲霉的案例，结合病原学检验结果，实现对深部真菌感染的早诊断、早治疗，从而助力临床对患者病情及早、有效地干预。

案例经过

　　患者，女性，57 岁，因"反复咳嗽、咳痰 10 余年，加重，伴痰中带血 3 天"于2023 年 4 月 6 日入院。患者 10 余年前无明显诱因出现咳嗽、咳痰，为黄白色黏液痰，多于受凉、季节交替时出现，未予以重视及诊疗，咳嗽、咳痰反复发作。2 余年前外院完善胸部 CT 提示支气管扩张，行支气管镜检及高通量检查提示诺卡菌感染，间断予以利奈唑胺抗感染治疗。治疗半年后上述症状较前缓解，因明显胃肠道反应自行停药。其间仍有咳嗽、咳痰，间断有胸闷、气促，全身乏力，间断有鼻后滴流，无发热，无夜间盗汗，无鼻塞、流涕，无打喷嚏等不适。3 天前患者出现咳嗽、咳痰加重，咳黄色黏液痰，伴痰中带血，无发热、胸痛、心悸不适。拟以"支气管扩张伴感染"收入我科。近 1 周来，患者精神、胃纳、睡眠一般，夜尿 2~3 次 / 天，大便正常，近期体重无明显变化。

既往2015年外院行贲门囊肿切除术。近1周患者诉偶有腹胀，胸骨后灼热感。2022年，外院行微创下左肩骨质增生切除术（具体不详）。有甲状腺结节病史，具体不详。否认输血史。有磺胺类过敏史。否认吸烟、酗酒史。父亲因肺癌去世，姐姐有乳腺癌病史。

入院查体：体温 36.3 ℃，心率 78 次／分，呼吸 20 次／分，血压 102/68 mmHg，SPO_2 96%。神志清楚，颜面无浮肿，双肺呼吸音稍弱，双肺可闻及湿性啰音。心律齐，未闻及病理性杂音。腹平软，无压痛及反跳痛，肝脾肋下未触及。双下肢无水肿。

影像学检查：胸部 CT 提示双肺多发支气管扩张伴感染（图 23.1）。

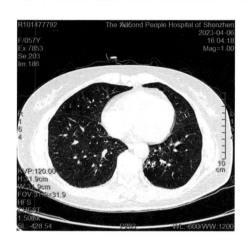

图 23.1　胸部 CT 结果

实验室检查结果如下：

血常规：白细胞计数（WBC）4.79×10^9/L，红细胞计数（RBC）3.97×10^{12}/L，血红蛋白（Hb）118.0 g/L，血小板计数（PLT）192.0×10^9/L，中性粒细胞百分比（NEUT%）57.0%。

肾功能：肌酐（Cr）76.1 μmol/L ↑；肝功能未见异常。

感染指标：降钙素原（PCT）、超敏 C 反应蛋白（hsCRP）未见异常；红细胞沉降率（ESR）30 mm/h ↑。

结核：血结核感染免疫细胞检测阴性。

真菌：血清 G 试验、血清半乳甘露聚糖试验、血清隐球菌抗原未见异常。

肿瘤：肿瘤标志物均为阴性。

患者为中年女性，慢性病程，急性加重，因"反复咳嗽、咳痰 10 余年，加重伴痰中带血 3 天"入院，既往曾诊断支气管扩张伴诺卡菌感染，此次因咳嗽、咳痰加重伴咯血入院，入院后完善胸部 CT 提示双肺支气管扩张伴感染，完善常规实验室数据无明确病原学提示，患者不排除特殊病原体感染可能，予以完善相关术前检查，行支气管镜及病原学检测。

支气管镜检查：镜下可见会厌、气管、隆突正常；右肺支气管黏膜充血，表面光滑，管腔通畅，少量白色黏稠分泌物，未见占位及其他异常病变；左肺左下叶内基底宽气管黏膜可见局部色素沉着，余支气管黏膜充血，表面光滑，管腔通畅，少量白色黏稠分泌物，未见占位及其他异常病变。于左下叶基底段用无菌生理盐水反复灌洗送检；于左下叶后基底段刷检，留取标本送检。

内镜诊断：双侧支气管炎性改变；左下叶内基底段支气管黏膜局部色素沉着（图23.2）。

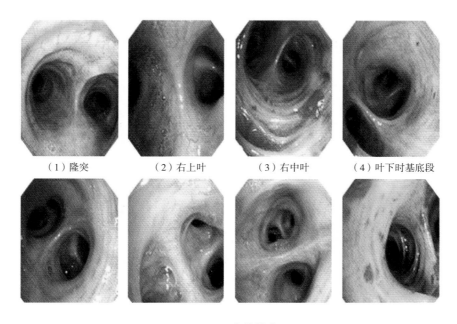

（1）隆突　　　　　（2）右上叶　　　　　（3）右中叶　　　　　（4）叶下时基底段

图 23.2　内镜检查

患者于 2023 年 4 月 10 日送检肺泡灌洗液的形态学检测，同时送检肺泡灌洗液的微生物学检测。肺泡灌洗液及支气管刷片抗酸杆菌涂片检查 + 真菌涂片检查未检出真菌，未检出抗酸杆菌；肺泡灌洗液形态学检测提示：疑似曲霉菌感染（图23.3）。

与临床沟通后，临床进一步完善相关的检查，辅以病原微生物宏基因组检测（metagenomics next-generation sequencing，mNGS）检出真菌：烟曲霉，3555 序列，结合微生物实验室肺泡灌洗液的培养结果鉴定为烟曲霉感染。临床根据检验结果予以伏立康唑抗真菌治疗，患者痰中带血明显好转，治疗效果仍在随访中。

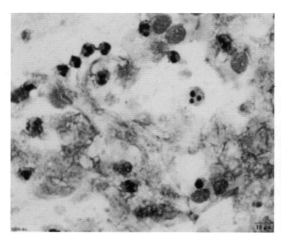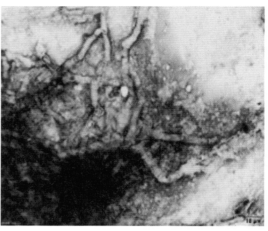

图 23.3　肺泡灌洗液形态学检测

案例分析

1. 临床案例分析

本案例患者为中年女性，长期慢性咳嗽、咳痰病史，既往诊断支气管扩张，曾有诺卡菌感染病史。此次再发咳嗽、咳痰伴痰中带血，入院后胸部 CT 提示双肺多发支气管扩张并感染改变，重点行病原学检查，但血 T-SOPT 检查、G 试验、GM 试验未见明显异常，遂行支气管镜灌洗留取病原学相关检查。检验科在支气管镜灌洗当天通过肺泡灌洗液细胞形态学检查及时检出大量菌丝，考虑曲霉菌感染，为临床医生提供诊断及治疗方向，肺泡灌洗液病原学基因检测检出烟曲霉，在最短时间内使患者得到确诊，为后期治疗赢得了时间。

2. 检验案例分析

本案例患者为多年慢性咳嗽、咳痰，反复发作，此次出现痰中带血，临床首先考虑支气管扩张伴感染，常规病原菌感染相关检测无明显异常。通过对肺泡灌洗液的细胞形态学检查，检出大量结节状、鹿角状的分隔菌丝，及时与临床沟通，为临床诊断指明了方向，使患者得以及时诊断和治疗。

知识拓展

侵袭性真菌病（invasive fungal disease，IFD）是指真菌侵入人体组织、血液并在其中生长繁殖，导致组织、器官损害和炎症反应的病理、生理过程。自 20 世纪 80 年代以来，侵袭性真菌感染的发病率在全球范围内发生了一些变化，以往常见的白念珠菌感染表现出下降趋势，而由烟曲霉和黄曲霉菌导致的侵袭性曲霉病的发病率呈上升趋势。

曲霉属（aspergillus）有 200 余种，包括黑曲霉（aspergillus nige）、黄曲霉（aspergillus flavus）、烟曲霉（aspergillus fumigatus）等。其中烟曲霉是临床上最常见的致病性曲霉，可导致过敏性哮喘、烟曲霉肿和侵袭性烟曲霉病，后者可播散至全身多个器官，肺是主要靶器官，尤其易发生于免疫低下人群。国内流行病学资料显示，在非血液恶性疾病中，肺曲霉病居肺真菌病首位，比例达 37.9%。目前，烟曲霉感染存在早期诊断困难、治疗药物不良反应大及易耐药等问题，临床治疗十分棘手。系列报道表明，正常环境暴露与烟曲霉感染率上升没有必然联系；但接受化疗等免疫力低下人群中烟曲霉感染率明显高于正常人群，表明在人体免疫力正常时烟曲霉难以入侵，免疫低下时易被烟曲霉侵袭。

案例总结

支气管扩张症是一类临床异质性疾病的总称，指由各种病因引起的反复发生的化脓性感染，可导致中小支气管反复损坏和 / 或阻塞，致使支气管壁结构破坏，最终引起支气管异常和持久性扩张。曲霉菌在环境中广泛存在，其中烟曲霉是引起肺部疾病最常见的病原体，由空气吸入的曲霉菌可在人体呼吸道防御机制作用下自动清除，但当机体存在免疫功能障碍时，曲霉菌可引起一系列肺部疾病。支气管扩张症中，支气管壁不可逆性破坏、纤毛清除障碍、黏液积聚等气道内的局部气道病理生理学特征与伴随的疾病背景因素增强了机体对曲霉菌的易感性。而曲霉菌感染则通过其蛋白酶、代谢产物及免疫炎症反应等途径反向加重支气管扩张症的疾病进展，最终使其病程复杂化。因此，及早明确诊断、规范治疗可减慢疾病进展，提高支气管扩张患者生活质量。本案例患者有支气管扩张病史，反复感染，此次再发加重伴痰中带血，入院后行气管镜，肺泡灌洗液涂片染色镜检，培养鉴定为烟曲霉，为临床确诊支气管扩张伴曲霉菌感染提供了明确的诊断依据。

专家点评

微生物培养和组织病理学检查是真菌病最传统的诊断方法，但是受取材部位、培养时间过长且后续镜检对检验人员的水平要求较高等因素的影响。血清学检查作为上述方法的补充，如 GM 试验检测靶标为真菌曲霉半乳甘露聚糖，半乳甘露聚糖主要由曲霉产生，故本方法一般用于曲霉属感染早期筛查和连续监测（提供用药依据和进行药效学评价）。国内外指南推荐 GM 试验对血液病、重症、肿瘤、器官移植等高危患者进行连续监测，但影响 GM 试验的因素过多，也只是作为辅助检查。而直接镜检比培养更快速、简单，成本也更低，通过油镜观察和图文摄像系统进行分析，从而发出图文报告，结果直观、特异性高且操作简便，出具报告时间短，特异性强，不仅能提示特殊病原菌，也可对其他异常有形成分进行分析，为临床进一步检查提供一定参考。检验可以通过体液细胞形态学的图文报告及时给临床指明方向，指导临床有目的地进行后续检查，减轻患者的医疗负担，也为患者的早期诊断和早期治疗争取了时间，对改变患者预后及提高生存质量意义重大。

参考文献

［1］郏琴，皮卫峰，王妍敏，等. 肺泡灌洗液在诊断真菌性肺炎中的价值［J］. 中国呼吸与危重监护杂志，2014，13（6）：569-573.

［2］徐健，周道银，俞靖龙，等. 支气管肺泡灌洗液常规细胞形态学检查的临床应用价值评价［J］. 检验医学，2012，27（3）：221-224.

［3］徐佳，黄媛，吴卫，等. 改良支气管肺泡灌洗液细胞分类计数制片及染色法［J］. 临床检验杂志，2014，32（2）：98-101.

［4］支气管扩张症专家共识撰写协作组，中华医学会呼吸病学分会感染学组. 中国成人支气管扩张症诊断与治疗专家共识［J］. 中华结核和呼吸杂志，2021，44（4）：311-321.

［5］中华医学会呼吸病学分会感染学组，中华结核和呼吸杂志编辑委员会. 肺真菌病诊断和治疗专家共识［J］. 中华结核和呼吸杂志，2007，30（11）：821-834.

［6］DE SOYZA A，ALIBERTI S. Bronchiectasis and Aspergillus：How are they linked?［J］. Med Mycol，2017，55（1）：69-81.

［7］中国成人念珠菌病诊断与治疗专家共识组. 中国成人念珠菌病诊断与治疗专家共识［J］. 中华传染病杂志，2020，38（1）：29-43.

［8］MOLDOVEANU B，GEARHART A M，JALIL B A，et al. Pulmonary aspergillosis：spectrum of disease［J］. Am J Med Sci，2021，361（4）：411-419.

［9］夏初，许向华，黄怡. 糖尿病合并侵袭性肺真菌感染的研究进展［J］. 中华结核和呼吸杂志，2021，44（2）：128-131.

［10］施毅，史家欣. 肺真菌病的临床诊断与实验室检查进展［J］. 临床检验杂志，2017，35（10）：725-728.

［11］KWON-CHUNG K J，SUGUI J A. Aspergillus fumigatus：what makes the species a ubiquitous human fungal pathogen?［J］. PLoS Pathog，2013，9（12）：e1003743.

24

新型隐球菌致骨关节感染

作者：郭庆昕[1]，黄冰莹[1]，龚志兵[2]（泉州市正骨医院，1检验科；2关节科）

点评专家：游玉权（泉州市正骨医院）

前　言

新型隐球菌是一种人类致病性病原微生物，也是一种独特的酵母型真菌。常引起亚急性或慢性深部霉菌感染性疾病，起病缓慢，病程较长，可侵犯人体的中枢神经系统、皮肤、骨骼等，亦可经血行播散至全身各脏器，好发于免疫力低下人群。新型隐球菌广泛存在于自然界，鸽粪一直被认为是主要传染源。

有文献报道过隐球菌所致的骨髓炎，较罕见，且诊断较为困难。新型隐球菌骨髓炎常为亚急性或慢性，X线检查对本病诊断有重要意义，表现为侵犯松质骨，有大片溶骨性破坏，常被误诊为骨肿瘤。本文分享1例新型隐球菌引起骨关节感染诊疗过程。

案例经过

患者，女性，62岁。2个月前出现右膝关节肿痛、活动不利，休息后稍好转，无畏冷、发热，无低热盗汗，无咳嗽、咳痰，无咽喉疼痛，无晨僵，无其他关节不适。2个月来症状反复并逐渐加重，现行走不利，口服消炎止痛药物症状无缓解，于2022年9月19日来我院就诊，门诊以"右胫骨上段病变待查（骨髓炎？）"收入住院。患者发病以来，纳可，寐安，二便调。患者自诉从2022年2月起因抓鸡后出现全身多处皮疹，后破溃，累及脸部、躯干、双小腿等（图24.1），就诊皮肤病医院治疗两月余后好转。2022年6月，患者因"肛门瘙痒"至某三甲中医院肛肠科，行中药熏洗及抗生素（头孢噻肟）治疗后好转。否认肝炎、肺结核等传染病史，否认心脏病、高血压、糖尿病等病史，否认外伤、输血史。预防接种史不详。否认药物及食物过敏史。

入院查体：体温36.6 ℃，心率124次/分，呼吸17次/分，血压107/79 mmHg。神志清，轮椅入院，右膝关节肿胀（图 24.2），局部皮肤稍发红，肤温稍升高，未见明显窦道形成，局部压痛明显，未扪及异常活动，纵轴叩击痛阴性，右膝关节活动明显受限，右下肢肌力 V 级，肢体末梢感觉、活动及血运正常。其余检查未见明显异常。

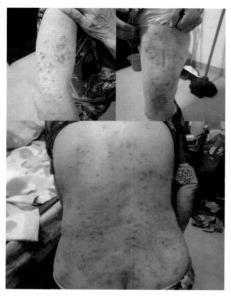 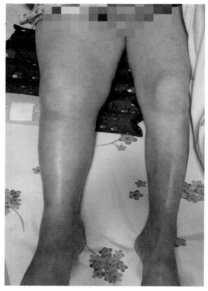

图 24.1　患者皮肤表现　　　图 24.2　入院时患者右下肢肿胀

实验室检查血常规：白细胞计数（WBC）18.02 × 10⁹/L，中性粒细胞百分比（NEUT%）80.40%，红细胞计数（RBC）3.24 × 10¹²/L，血红蛋白（Hb）90 g/L，血沉（ESR）>150 mm/h。

生化：甘油三酯（TG）3.99 mmol/L，高密度脂蛋白胆固醇（HDL-C）0.78 mmol/L，葡萄糖（Glu）8.09 mmol/L；C 反应蛋白（CRP）213.08 mg/L，降钙素原（PCT）1.45 ng/mL，白细胞介素 6（IL-6）558.70 pg/mL，N 端 -B 型钠尿肽（NT-proBNP）14520.00 pg/mL。

凝血检查：凝血酶原时间（PT）16.3 s，国际标准化比值（INR）1.34，活化部分凝血活酶时间（APTT）42.3 s，纤维蛋白原（Fib）8.72 g/L，纤维蛋白原降解产物（FDP）6.22 μg/mL，D- 二聚体（DD）1275.8 ng/mL（FEU）。

乙肝病毒表面抗原阴性，丙肝病毒抗体阴性，艾滋病抗体阴性，梅毒特异性抗体阴性。

影像学检查：9 月 15 日（外院）MRI 结果显示右胫骨上段病变，伴软组织肿胀，膝关节腔及髌上囊积液；彩超显示右小腿肌间静脉血栓形成，双下肢深静脉未见明显血栓形成。

关节液检查：入院后，经患者同意行关节穿刺术，抽取黄棕色关节液约 7 mL（图

24.3）送检，一般性状检查可见浑浊，黏度高，有凝块检出；WBC 113.97 × 10⁹/L，NEUT% 97%，TP 40.7 g/L；Glu 0.11 mmol/L，乳酸脱氢酶（LDH）3321 U/L，乳酸（LAC）14.36 mg/mL。

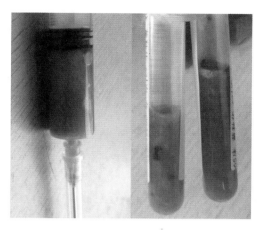

图 24.3　关节液外观

微生物检验：由于感染症状明显，炎症指标明显升高，入院后立即送 2 套血培养，同时送膝关节液进行细菌培养。关节液注入双相培养瓶，35 ℃培养 72 h，观察上清液浑浊，抽取培养液涂片革兰氏染色，镜下可见圆形或卵圆形，直径大约 10 μm，被染成红色或紫色，类似酵母菌［图 24.4（a）］，移种至血平板和沙保罗培养基。同时与临床沟通，考虑真菌感染，建议使用抗真菌药物。

血平板 35 ℃培养 72 h 有细小白色菌落生长［图 24.4（c）］，5 d 后转淡黄或浅褐色、湿润黏稠，状似胶汁［图 24.4（d）］，沙保罗培养基 35 ℃培养 5 d，形成白色不规则菌落［图 24.4（f）］。取培养物墨汁染色，镜下见较大球形，直径可达 5~20 μm，大小不一，菌体周围有部分荚膜，边缘黑色，折光性强［图 24.4（b）］。取患者血清和关节液使用 IMMY 胶体金免疫侧流试纸检验隐球菌抗原，结果均为阳性［图 24.4（c）］。同时将菌株提取核酸后送上海生工生物工程有限公司行 ITS 测序，序列在 NCBI 上比对为新型隐球菌格鲁比亚种。采用 ATB FUNGUS 3 试剂条标准化微量肉汤稀释法进行体外药敏试验，对伏立康唑、氟康唑、两性霉素 B、伊曲康唑、5- 氟胞嘧啶敏感。

经患者及家属同意，于 10 月 3 日在硬腰联合麻醉下，行"右膝关节清创术"，术中取 1 份病灶组织及 1 份关节液培养，并送右膝关节滑膜和骨块行病理检查。

病理学检查结果：纤维脂肪组织部分坏死，间质肉芽组织增生并充血，瘀血，伴大量淋巴细胞、巨噬细胞、中性粒细胞浸润；骨小梁退变坏死，髓腔纤维组织增生伴部分坏死，淋巴细胞、中性粒细胞弥漫浸润，符合（右胫骨上段）急慢性化脓性骨髓炎伴周围急慢性化脓性炎（图 24.5）。

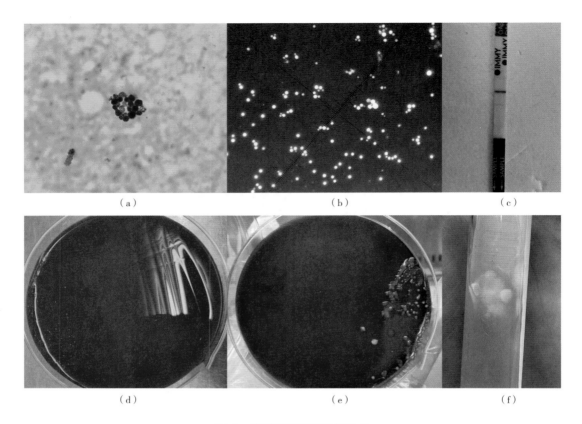

（a）　　　　　　　　　　　　　　（b）　　　　　　　　　　（c）

（d）　　　　　　　　　　　　　　（e）　　　　　　　　　　（f）

24.4　新型隐球菌革兰氏染色

（a）墨汁染色；（b）隐球菌抗原；（c）血琼脂平板上菌落形态；（d）血琼脂平板上培养 3d；（e）血琼脂平板上培养 5；（f）沙保罗培养基菌落形态培养 5d

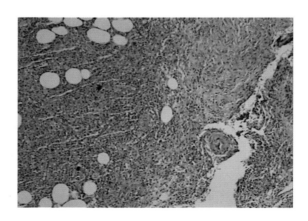

图 24.5　病理组织检查（HE 染色）

进一步治疗情况如下：

10 月 6 日，胸部 CT 确认患者双肺感染性病变，双侧胸腔少量积液，纵隔内及双侧腋窝多发淋巴结增大，予以伏立康唑加头孢哌酮钠舒巴坦钠联合抗感染治疗，定期复查炎症指标。

10月17日，查CRP 78.46 mg/L，PCT 1.92 ng/mL，BNP正常；患者及家属要求出院，告知病情后，改用氟康唑继续静滴治疗，予以办理出院。

11月16日—12月6日，患者因肺部感染加重，至省三甲附属医院呼吸科治疗，其间使用左氧氟沙星、比阿培南、利奈唑胺抗感染治疗，出院后继续口服利奈唑胺治疗，抗真菌治疗中断。

2023年2月14日，术后4个月门诊随访，患者手术切口愈合良好，CRP 95.01 mg/L，ESR 98mm/h，肝功能多项指标异常升高，考虑长期用药引起的肝功能受损。

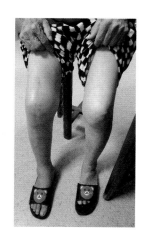

图24.6　患者出院后9个月随访双下肢表现

2023年7月11日，术后9个月门诊随访，膝关节屈伸活动受限，肢端血运感觉正常（图24.6），CRP 52.21 mg/L，ESR 117 mm/h。

案例分析

1. 临床案例分析

本案例在发生骨关节感染前有明显的皮疹、破溃等表现，故可推测该患者为接触感染源（活鸡和鸡粪）后，出现皮肤隐球菌感染。但因皮肤隐球菌感染诊断十分困难，确诊依赖皮损真菌培养发现隐球菌和/或病理发现有荚膜的孢子。本案例患者接受皮肤科及肛肠科医生的广谱抗生素及类固醇激素的治疗，隐球菌侵入骨骼，发展为罕见的隐球菌性化脓性关节炎合并胫骨上段骨髓炎。骨骼中侵犯关节表现为肿痛和关节活动障碍，X线常有局部或多发性的溶骨性病理改变，部分患者可伴有周围脓肿和软组织肿物形成。骨关节隐球菌感染的临床及影像学表现均缺乏特异性，极易与肿瘤、结核等疾病混淆，从而延误诊断，导致严重的、不可逆的后果。彻底的病灶清除和足够疗程的病灶冲洗是骨关节感染治疗的重要手段，同时术后抗真菌药物治疗6个月以上。但本案例因合并不明原因的肺炎（三甲综合医院未明确病原体），抗真菌药使用未达到足够的疗程，患者血沉和CRP长期在较高水平。

2. 检验案例分析

目前，隐球菌病的诊断仍依赖病灶病原学培养和组织病理学检查。本案例患者关节腔穿刺出黄棕色脓性关节液，白细胞计数、分类，乳酸测定，葡萄糖测定等指标提示为关节感染，但隐球菌在普通培养基上生长缓慢，笔者通过对培养3 d的血培养瓶盲传，涂片时发现有大小不等的卵圆形真菌，进一步采用墨汁染色，结合关节液和血清隐球菌抗原检测最终确诊为隐球菌引起的骨关节感染，最后经 ITS 测序确认为新型隐球菌格鲁比亚种。本实验室还采用 ATB FUNGUS 抗真菌药物敏感试验，为临床合理选择抗真菌药物提供依据。

知识拓展

新型隐球菌在世界上广泛分布，通常会感染免疫缺陷个体，包括获得性免疫缺陷综合征（acquired immunedeficiency syndrome，AIDS）患者、器官移植受者或接受免疫抑制药物的其他患者。然而，在中国，隐球菌病发生在免疫功能正常或具有其他基础疾病的个体中并不少见，且菌株遗传多样性低，MLST 分型以 ST5 为主要基因型，HIV 阳性和 HIV 阴性患者之间并没有显著差异。

氟康唑和两性霉素 B 是隐球菌病治疗中最常见的治疗药物。根据中国侵袭性真菌耐药监测网发布的数据，隐球菌对氟康唑的耐药率已经从 2010 年的 10.5% 上升至 2014 年的 34%；并且已发现对耐 5- 氟胞嘧啶的非野生型菌株。有研究证实了 1 号染色体非整倍体（CNV）的形成与过量使用氟康唑之间的相关性，另外还发现了 ERG11（G484S）的一个点突变；CNV 和 ERG11 突变会加速隐球菌对氟康唑的耐药。

案例总结

本案例中患者免疫功能正常但有基础疾病，首先出现全身性严重皮疹伴皮肤溃疡，但无病原学诊断或组织病理学证据。患者出现关节肿痛 2 月余，就诊于我院关节科，入院后留取血培养、关节液检查及培养，关节液培养 3 d 在盲传涂片中发现真菌，结合墨汁染色和免疫学检查，初步诊断为隐球菌引起的骨关节感染，随后开始使用氟康唑抗真菌治疗。但因患者感染时间较长，关节软骨破坏严重，累及胫骨上段，经多学科会诊，需要对右膝关节清创术去除感染灶，术后改用伏立康唑 + 头孢哌酮钠舒巴坦钠治疗，出院后继续静滴氟康唑。出院后患者发生严重肺炎入住呼吸科治疗，抗真菌治疗中断。术后第 4、第 9 个月的两次随访中血清炎症标志物和血沉仍保持较高水平，右膝关节功能受限，但无感染征象。

专家点评

隐球菌引起的骨关节感染罕见，诊断非常困难，目前国内外文献报道的仅 9 例。本案例患者有明显的皮疹、破溃等皮肤感染史，故可推测有皮肤隐球菌感染可能，但因无法明确诊断，未抗真菌治疗，隐球菌侵入骨关节，就诊于我院时表现出明显的关节肿痛和炎症指标升高，影像学检查提示高度感染可能。微生物实验室人员采用培养、涂片结合免疫学方法，在入院后第 5 天成功锁定病原体，为该患者的进一步治疗提供了重要的病原学依据。由于感染时间较长，病菌已侵入胫骨上段，关节科及时开展关节清创术，术后继续抗真菌治疗，9 个月后随访骨关节感染已经治愈。

参考文献

［1］李光华 . 新型隐球菌肺炎的临床特征分析［D］. 南昌：南昌大学，2022.

［2］魏士翔，刘冰山，魏博 . 胫骨新型隐球菌性骨髓炎 1 例［J］. 临床骨科杂志，2018，21（6）：740.

［3］《中华真菌学杂志》编辑委员会 . 隐球菌感染诊治专家共识［J］. 中国真菌学杂志，2010，5（2）：65-68.

［4］李书林，肖郑伟，郭徽灵，等 . 肝移植术后髋关节新型隐球菌感染 1 例并文献复习［J］. 中国感染与化疗杂志，2022，22（1）：60-64.

［5］童燕，吕火烊 . 左髂骨关节感染新型隐球菌的实验诊断［J］. 中华检验医学杂志，2012，35（8）：756-757.

［6］张荣山 . 关节分泌物培养检出新型隐球菌 1 例［J］. 深圳中西医结合杂志，2014，24（11）：33.

［7］周颖杰，李光辉 . 隐球菌病处理临床实践指南：2010 年美国感染病学会更新［J］. 中国感染与化疗杂志，2010，10（3）：161-166.

［8］李珊 . 江西地区 194 例 HIV/AIDS 合并侵袭性真菌感染的感染谱及免疫特征分析［D］. 南昌：南昌大学，2021.

［9］杜安通，周兆婧，郭天阳，等 . 实体器官移植术后隐球菌感染诊治的研究进展［J］. 微生物与感染，2015，10（2）：122-126.

［10］LI Y，ZOU M，YIN J，et al. Microbiological，epidemiological，and clinical characteristics of patients with cryptococcal meningitis at a tertiary hospital in China：A 6-year retrospective analysis［J］. Front Microbiol，2020，11：1837.

［11］FANG L F，ZHANG P P，WANG J，et al. Clinical and microbiological characteristics of cryptococcosis at an university hospital in China from 2013 to 2017［J］. Braz J Infect Dis，2020，24（1）：7-12.

［12］DOU H，XU Y，WANG H，et al. Molecular epidemiology of Cryptococcus neoformans and Cryptococcus gattii in China between 2007 and 2013 using multilocus sequence typing and the DiversiLab system［J］. Eur J Clin Microbiol Infect Dis，2015，34（4）：753-762.

［13］THANH L T，PHAN T H，RATTANAVONG S，et al. Multilocus sequence typing of Cryptococcus neoformans var. grubii from Laos in a regional and global context［J］. Med Mycol，2018，57（5）：557-565.

［14］MIHARA T，IZUMIKAWA K，KAKEYA H，et al. Multilocus sequence typing of

Cryptococcus neoformans in non-HIV associated cryptococcosis in Nagasaki，Japan［J］. Med Mycol，2013，51（3）：252-260.

［15］井然，侯欣，肖盟，等 . 中国侵袭性真菌耐药监测网成员单位重症监护室侵袭性酵母的分布特征及其对唑类药物敏感性的变迁［J］. 中国感染与化疗杂志，2020，20（2）：175-180.

［16］YANG C，BIAN Z，BLECHERT O，et al. High prevalence of HIV-related Cryptococcosis and increased resistance to fluconazole of the cryptococcus neoformans complex in Jiangxi province，south central China［J］. Front Cell Infect Microbiol，2021，11：723251.

［17］GAGO S，SERRANO C，ALASTRUEY-IZQUIERDO A，et al. Molecular identification，antifungal resistance and virulence of Cryptococcus neoformans and Cryptococcus deneoformans isolated in Seville，Spain［J］. Mycoses，2017，60（1）：40-50.

25

宏基因组学二代测序辅助诊断鼻眶脑型毛霉病

作者：刘利[1]、王宗隅[2]（1 山西省中医院，检验科；2 山西省人民医院，重症医学科）

点评专家：王晓玲（山西省中医院）

前　言

毛霉病是一种侵袭性真菌病，可引起糖尿病、免疫功能缺陷疾病、恶性肿瘤等人群的感染，通常起病隐匿、临床症状不典型、病情进展迅速，通过影像学及传统实验室检查手段诊断较困难，病死率高。宏基因组学二代测序（metagenomics next-generation sequencing，mNGS）技术不依赖传统微生物学培养，可直接对样本中的核酸进行高通量测序，通过与数据库进行比对分析，早期、快速、精准地鉴定急危重症及疑难感染性疾病的病原菌。本文通过 mNGS 辅诊断鼻 - 眶 - 脑型毛霉病 1 例，以期对侵袭性真菌病的诊治提供帮助。

案例经过

患者，男性，51 岁，既往有高血压、糖尿病史，平素血压、血糖控制较差。因"乏力、纳差 10 天，意识障碍 8 天"于 2022 年 11 月 2 日夜间入院，入院前 8 天，外院化验血糖 55 mmol/L、血淀粉酶 238.2 U/L、脂肪酶 763.7 U/L，腹部 CT 显示胰周渗出性改变，颅脑核磁未见明显出血及梗死灶，考虑高渗高糖昏迷，急性胰腺炎，予以补液、降糖、抑酸、抑酶、营养支持等治疗，症状未见明显好转，遂转入我科进一步诊断治疗。

入院查体：体温 37.8 ℃，呼吸 20 次 / 分，心率 115 次 / 分，SpO₂ 98%（鼻导管吸氧5 L/min）。神志清楚，嗜睡，言语欠流利，双眼球结膜水肿，突出明显，左眼为著，瞳孔等大、等圆，大小约 3 mm，右眼对光反射灵敏，左眼对光反射消失，四肢肌力Ⅳ级，肌张力适中，其余未见明显异常。

入院化验结果如下：

血气分析：pH 7.302，PaCO$_2$ 29.1 mmHg，PO$_2$ 128.8 mmHg，实际碳酸盐 14.1 mmol/L，标准碳酸盐 16.2 mmol/L，血液外液剩余碱 –10.7 mmol/L，血液剩余碱 –12.3 mmol/L，血糖 20.0 mmol/L，乳酸 2.38 mmol/L。

血常规：白细胞计数（WBC）11.68×10^9/L，中性粒细胞百分比（NEUT%）81.8%，红细胞计数（RBC）4.41×10^{12}/L，血红蛋白（Hb）134 g/L，血小板计数（PLT）135×10^9/L，C反应蛋白（CRP）305.73 mg/L，降钙素原（PCT）0.681 ng/mL。

血生化检查：尿素 16.12 mmol/L，肌酐（Cr）117.2 μmol/L，淀粉酶（AMY）185.29 IU/L，脂肪酶（LPS）579.74 IU/L。尿常规：葡萄糖（+++），蛋白质（+–），酮体（+–）。G 试验：45.92 pg/mL，阴性。

头胸腹盆 CT 提示：双侧眼球突出，左侧顶部皮下密度增高，头皮肿胀，双肺背侧轻度坠积性炎症，胰周渗出性改变，邻近十二指肠降部肠壁毛糙，左侧输尿管盆段结石，伴近端输尿管及肾盂肾盏轻度扩张积水，双侧肾盏结石，右肾囊肿，脂肪肝，少量腹腔积液。

初步诊断：糖尿病酮症酸中毒；急性胰腺炎；左眼眼内炎；肺部感染；肾功能不全；左侧输尿管结石；双侧肾盏结石；左侧肾盂积水；双肾囊肿；脂肪肝；腹腔积液；糖尿病；高血压病。

诊疗过程：入院后立即予以抗感染（哌拉西林他唑巴坦钠 4.5 g q8h）、补液、降糖、消酮、抑酸、抑酶及营养支持等治疗。但由于患者入院时双侧眼球突出，左眼为著，且对光反射消失，考虑左眼眼内炎。头颅 CT 提示左侧顶部皮下密度增高，头皮肿胀，不排除外颅脑外伤或甲状腺疾病可能，故反复追问患者家属病史，家属明确表示近期无外伤史，同时继续完善甲状腺功能实验室检查（图 25.1）。

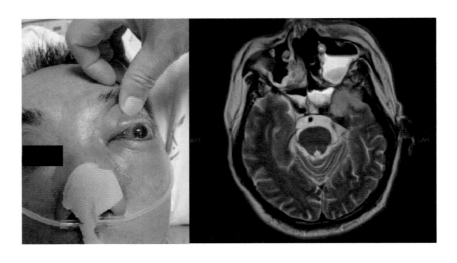

图 25.1　患者左眼状况及影像学检查结果

2022 年 11 月 3 日，针对患者双侧眼球突出、左眼眼内炎，予以妥布霉素地塞米松眼膏、重组牛碱性成纤维细胞生长因子眼用凝胶点眼治疗。其间，患者体温逐渐升高至39.2 ℃，考虑合并感染可能性大，查阅患者现有病史资料，双肺背侧仅为轻度坠积性炎症，尽管肾盏、输尿管存在结石及积水，但患者尿量尚可，且尿常规未见明显白细胞。此外，患者无外院带入导管，血流感染可能性较小（已留取血培养，后回报为阴性），是否存在其他部位感染，尚不完全明确。此时甲状腺功能结果回报促甲状腺激素（thyroid stimulating hormone，TSH）、三碘甲状腺原氨酸（T3）、甲状腺素（T4）均低下，垂体疾病不能除外。

2022 年 11 月 4 日，果断调整抗感染方案，将哌拉西林他唑巴坦钠（4.5 g q8h）升级为亚胺培南西司他丁钠（0.5 g q6h），加用左氧氟沙星滴眼液点眼治疗，夜间完善垂体 + 眼眶 MRI 检查，因患者烦躁无法配合，仅完成部分检查，初步阅片垂体未见明显异常，但双侧额叶及左侧颞叶存在异常信号影。由于患者肢体活动尚可，对答基本切题，不符合脑梗死的临床症状，从影像学判断，左侧颞叶出现脑梗死极其罕见，联系神经内科会诊后建议完善腰椎穿刺术，送脑脊液常规、生化及培养，如能除外颅内感染，则可按照急性脑梗死方案治疗。鉴于患者仍间断发热，加用注射用盐酸万古霉素（1000 mg q12h）抗感染治疗，覆盖常见革兰氏阳性球菌。

2022 年 11 月 5 日，再次调整抗感染方案，将亚胺培南西司他丁钠（0.5 g q6h）调整为注射用美罗培南（2 g q8h），完善腰椎穿刺术，脑脊液常规显示 WBC 572 × 10⁶/L，颅内感染可能性大，故继续当前抗感染方案治疗。同时，再次完善眼眶 CT，提示全组鼻旁窦炎症、左侧鼻甲部分缺如。夜间患者病情进展，血流动力学波动，血氧饱和度下降至 89%~92%，予以扩容、补液、升压等治疗，并更换鼻导管为储氧面罩吸氧，生命征尚可维持。此时，启动与山西省中医院检验科团队线上会诊，经讨论后高度怀疑存在颅内不典型病原体感染可能，建议再次行腰椎穿刺术，留取脑脊液标本送 mNGS，寻找病原学依据。

2022 年 11 月 6 日，患者意识障碍较前加重，呼之不应，行气管插管术、有创呼吸机辅助呼吸，再次行腰椎穿刺术，留取脑脊液常规、生化、培养及 mNGS 标本，脑脊液常规提示 WBC 10662 × 10⁶/L，较前明显升高，考虑感染进展极快，完善鼻窦 CT，提示全组鼻窦炎，鼻腔后部及鼻咽腔软组织密度影，过程中积极联系眼科、耳鼻咽喉头颈外科会诊，考虑鼻窦炎致眼部感染进而逐渐蔓延至颅内可能性较大，征得患者家属同意后行左眼球摘除 + 球周清创术 + 鼻内镜下双侧上颌窦、筛窦、蝶窦、额窦开放术，积极清除感染灶，术中过程顺利，术后安返病房。

2022 年 11 月 7 日，患者体温高达 40 ℃，WBC、NEUT%、CRP 及 PCT 等炎症指标

较前明显升高，考虑感染仍在进展，行腰大池置管引流术及脑脊液置换治疗，对症降温。

2022 年 11 月 8 日，脑脊液 mNGS 检测结果：米根霉菌，22015 个序列（表 25.1）。对于测序结果的判读，我们解读了相应的专家共识，经过多学科会诊（multi-disciplinary treatment，MDT）会议小组的讨论，结合患者的基础病史、病原学结果、脑脊液 mNGS 以及影像学提示毛霉菌感染，最终将治疗方案更改为注射用硫酸艾沙康唑（200 mg q8h）联合注射用美罗培南及注射用盐酸万古霉素（注：注射用硫酸艾沙康唑于 2022 年 11 月在山西省上市，该患者为注射用硫酸艾沙康唑在山西地区的首例使用者）。

表 25.1　患者脑脊液 mNGS 检测结果

属（genus）		种（species）			
属名	序列数	种名	置信度	特异序列数	相对丰度
根霉属	23875	米根霉	高	22015	92.62%

2022 年 11 月 9—10 日，患者病情仍持续进展，出现多器官功能衰竭，经积极抢救治疗无效，宣告临床死亡。2022 年 11 月 15 日，病理学结果回报提示鼻腔病变送检纤维素性渗出中见真菌菌丝及孢子（左眼球送检眼球结构大致正常，球周横纹肌组织中见中性粒细胞为主的炎细胞浸润伴脓肿形成，鼻腔病变送检纤维性渗出中见真菌菌丝及孢子）（图 25.2），再一次验证了 mNGS 诊断的准确性。

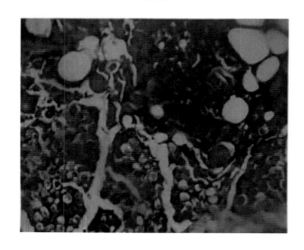

图 25.2　患者病理学检查镜下所见

案例分析

1. 临床案例分析

本案例患者系糖尿病高渗性昏迷后，合并毛霉菌感染。近年来，毛霉病的发生率持续上升，进展快，死亡率高，其中糖尿病、恶性肿瘤等免疫缺陷患者均是毛霉病感染的高危人群。肺毛霉病为其最常见的类型，其次才是皮肤、鼻眶脑型毛霉病。该病往往难以确诊，需依靠影像学、病原病理学等手段综合评估。而该例患者在治疗期间持续发热，感染部位隐匿，抗细菌治疗效果欠佳，真菌 G 试验阴性，利用 mNGS 检测提示米根霉菌感染，临床考虑鼻眶脑型毛霉病，积极行手术治疗、清除感染灶，药物方面理应首选两性霉素 B 脂质体治疗，但鉴于该例患者存在肾功能不全，且血肌酐进行性升高，故选择注射用硫酸艾沙康唑治疗，该药物对于肾功能损害患者无须调整剂量。

即便如此，该例患者病情仍快速进展，出现多器官功能衰竭，最终，经积极抢救治疗无效，宣告临床死亡。因此，对于糖尿病高渗性昏迷或糖尿病酮症酸中毒患者而言，一旦出现发热、头痛、恶心、呕吐或者鼻腔、鼻窦出现黑色坏死及血性黏稠分泌物，或者眼眶剧烈疼痛、眼睑下垂、眼周水肿、视力下降、瞳孔散大、眼球运动障碍等症状，要在第一时间迅速就医，希望疾病得到及时诊断和治疗。

2. 检验案例分析

本案例患者是一例罕见的米根霉菌引起的鼻眶脑型毛霉病，患者自身有基础疾病，免疫力差，为毛霉病的易感人群。毛霉病是由毛霉目真菌引起的侵袭性真菌病，毛霉菌广泛分布于空气、发霉食物和土壤中，其孢子可通过吸入、食入或外伤等途径感染人体从而引起毛霉病。宿主机体内高血糖、低血清 pH 值以及免疫功能低下等都可为毛霉病的发生发展提供适宜条件。毛霉病的确诊需要无菌部位标本培养阳性或侵袭性毛霉病的组织病理学证据，但传统的实验室病原学培养难以检出。临床通过联合使用多种高级抗生素抗感染，行外科手术、脑脊液置换等方式清除感染灶，效果差，考虑不典型病原体感染可能性大。为进一步明确致病菌，送检脑脊液 mNGS 进行检测，结果回报为米根霉菌，且序列数高，对临床疾病的诊断有重要价值。

mNGS 专家共识指出：临床表现高度怀疑感染性疾病而多种传统技术反复检测不能明确致病微生物，但仍高度怀疑微生物所致时，建议继续完善更多检测技术的同时或在其基础上开展 mNGS。传统病原学检测的结果不能解释临床表现的全貌和 / 或抗感染治疗的反应，怀疑同时存在其他病原感染时，建议进一步完善更多检测技术的同时或在其基础上，开展 mNGS。

知识拓展

毛霉病是一种发病急、进展快、病死率极高的系统性条件致病性真菌感染，免疫功能低下者易感，尤其是患有糖尿病、免疫功能缺陷性疾病、恶性肿瘤、长期使用糖皮质激素的患者。2021 年印度暴发毛霉病提示 COVID-19 也是毛霉病感染是危险因素，其主要类型为未进行控制的糖尿病患者感染鼻眶脑型毛霉病。该病起初多发于鼻黏膜或鼻窦，继而扩展至眼眶软组织、面腭及脑，也可全身性播散，预后较差。治疗上首推两性霉素B脂质体治疗，其次推荐艾沙康唑、泊沙康唑缓释片和泊沙康唑注射液，较少推荐泊沙康唑口服混悬液。

案例总结

本案例患者以糖尿病高渗高糖昏迷起病，间断发热，体温进行性升高，化验血白细胞、中性粒细胞、CRP及PCT等炎性指标呈指数式上升，多次送检标本行传统病原学检查未培养出条件致病菌，但经验性使用覆盖革兰氏阴性菌、革兰氏阳性菌的抗菌药物及外科手术干预病灶，其病情并未得到控制，后经脑脊液mNGS检测出根毛霉属，最终诊断为鼻眶脑型毛霉病，及时调整治疗方案为联合注射用硫酸艾沙康唑治疗。但由于患者病情进展极快，留给临床治疗的时间并不多，最终抢救无效，宣告临床死亡。

相比传统基因检测方法，mNGS检测具有明显的技术优势和广泛的临床用途。mNGS可一次性产生覆盖基因组特定区域（从数个基因到数百个基因以至全外显子组或全基因组）的高通量测序数据，可同时检测多种细菌、病毒、真菌或寄生虫的DNA/RNA序列，且准确率高。mNGS检测费用较高，但相比传统检测方法，单基因单位点的平均检测费用更低，大部分患者可负担。其灵敏度高于传统临床检验方法，可为复杂感染的诊断提供直接线索。

专家点评

近年来，毛霉病的发病率越来越高，进展快、病死率极高，早期诊断和选择敏感抗真菌药物治疗是患者获得良好预后的关键。目前，传统临床实验室对于真菌的诊断方式相对有限，本案例通过mNGS检测确定患者颅内感染的病原菌，并根据mNGS检测报告调整其治疗方案。因此，新兴分子诊断技术平台给临床和实验室又提供了一个新的诊断方向，但这种新兴技术一定要与传统实验室的检测手段以及患者的临床症状相结合，这样才能为临床提供明确的病原学依据，辅助临床做出正确的诊断。

参考文献

［1］PRAKASH H，GHOSH A K，RUDRAMURTHY S M，et al. A prospective multicenter study on mucormycosis in India: Epidemiology, diagnosis, and treatment［J］. Med Mycol, 2019, 57(4): 395-402.

［2］REES J R，PINNER R W，HAJJEH R A，et al. The epidemiological features of invasive mycotic infections in the San Francisco Bay Area，1992–1993：Results of Population-Based Laboratory Active Surveillance［J］. Clin Infect Dis，1998，27（5）：1138-1147.

［3］宏基因组分析和诊断技术在急危重症感染应用专家共识组. 宏基因组分析和诊断技术在急危重症感染应用的专家共识［J］. 中华急诊医学杂志，2019，28（2）：151-155.

［4］中华医学会检验医学分会临床微生物学组，中华医学会微生物学与免疫学分会临床微生物学组，中国医疗保健国际交流促进会临床微生物与感染分会. 宏基因组高通量测序技术应用于感染性疾病病原检测中国专家共识［J］. 中华检验医学杂志，2021，44（2）：107-120.

［5］FERNÁNDEZ-GARCÍA O，GUERRERO-TORRES L，ROMAN-MONTES C M，et al. Isolation of rhizopusmicrosporus and lichtheimia corymbiferafrom tracheal aspirates of two immunocompetent critically illpatients with COVID-19［J］. Med Mycol Case Rep，2021，33：32-37.

［6］CORNELY O A，ALASTRUEY-IZQUIERDO A，ARENZ D，et al. Global guideline for thediagnosis and management of mucormycosis：an initiative of theEuropean Confederation of Medical Mycology in cooperation with the Mycoses Study Group Education and Research Consortium［J］. Lancet Infect Dis，2019，19（12）：e405-e421.

［7］郑微，赵鹏，张永宏，等. 宏基因组测序技术分析原发性肝癌患者肠道菌群特征［J］. 中华实验和临床感染病杂志（电子版），2021，15（3）：149-157.

［8］刘鑫喆，滑明溪，王慧珠，等. 基于全基因组序列的耐碳青霉烯鲍曼不动杆菌的耐药与毒力研究［J］. 中华实验和临床感染病杂志（电子版），2020，14（5）：367-373.

［9］ZHANG X，LIANG Z，WANG S，et al. Application of next-generation sequencingtechnology to precision medicine incancer：jointconsensus of the Tumor Biomarker Committee of the Chinese Societyof Clinical Oncology［J］. Cancer Biol Med，2019，16（1）：189-204.

［10］LONG Y，ZHANG Y，GONG Y，et al. Diagnosis of sepsis with cell-free DNA by next-generationsequencing technology in ICU patients［J］. Arch Med Res，2016，47（5）：365-371.

［11］周彩存，王洁，程颖，等. 二代测序技术在 NSCLC 中的临床应用中国专家共识（2020 版）［J］. 中国肺癌杂志，2020，23（9）：741-761.

［12］刘孝荣，马东礼，姜含芳，等. 高通量测序方法在重症肺炎病原体检测中的应用［J］. 中华检验医学杂志，2017，40（8）：609-613.

［13］YOHE S，THYAGARAJAN B. Review of clinical next-generation sequencing［J］. Arch Pathol Lab Med，2017，141（11）：1544-1557.

26

宏基因组学二代测序辅助诊断免疫抑制患者新冠病毒感染合并面部毛霉感染

作者：孙凌霄[1]，陈媛媛[2]，王启[1]（北京大学人民医院，1 检验科；2 感染科）

点评专家：王启（北京大学人民医院）

前　言

　　毛霉病致病真菌属于毛霉目，是环境真菌，广泛分布于空气、发霉食物以及土壤中，其孢子可以通过吸入、食入或者外伤等途径引起人体毛霉病。我国报道的毛霉病中，对致病真菌的种类报道比例较少，以根霉和横梗霉多见。新型冠状病毒感染后继发的毛霉菌感染称为新型冠状病毒相关性毛霉菌病（COVID-19 associated mucormycosis，CAM），病变可累及鼻、眼眶、中枢神经系统、皮肤、肺等部位。

　　宏基因组学二代测序（metagenomics next generation sequencing，mNGS）技术不同于传统微生物学检测技术，可通过对患者样本中提取的核酸进行高通量测序，得到病原微生物结果，对于新发、罕见、疑难感染性疾病，以及免疫缺陷患者，二代测序能显著提高病原体的检出率。本文通过传统微生物学方法与 mNGS 相结合的方法，诊断 1 例白血病造血干细胞移植术后合并新型冠状病毒感染继发面部毛霉感染病例。该患者为免疫抑制人群，病程中合并病毒、细菌及真菌感染，病情危重，早期诊断对提高生存率至关重要。

案例经过

　　患者，男性，60 岁。因"诊断慢性粒单核细胞白血病 7 个月余，异基因造血干细胞移植后 4 个月，咳嗽、咳痰 10 天，憋气 4 天"于 2022 年 12 月 21 日收住入院。

　　患者 7 个月前因腹痛就诊于外院，腹部彩超提示脾大，完善骨髓穿刺活检提示慢性粒单核细胞白血病。2022 年 7 月 25 日，患者就诊于我院，复查骨穿，形态学提示增生 Ⅱ 级，原始粒细胞 4%，成熟单核细胞 9.5%。流式分析不除外骨髓增殖性疾病。基因检测结果：BCR-ABL 融合基因阴性，WT1 及 PRAME 异常高表达，JAK2-V617F、CALR Exon9、MPLW515L/K、SRSF2 突变均为阴性。染色体分析结果：46，XY。

2022 年 8 月 12 日开始减低毒性 BU/CY 1.0/FLu+ATG 方案预处理化疗，环孢菌素、吗替麦考酚酯、短程甲氨蝶呤（methotrexate，MTX）联合预防移植物抗宿主病（graft versus host disease，GVHD）、复方新诺明预防肺孢子菌感染、更昔洛韦预防病毒感染，并予以保肝、止吐、补液支持。患者化疗后出现药物性发热、化疗相关腹泻。

2022 年 8 月 22—23 日按计划回输供者外周血干细胞，回输后予以 MTX、丙种球蛋白、粒细胞集落刺激因子（granulocyte colonystimulating factor，G-CSF）等治疗。移植后出现发热，不排除外感染，予以万古霉素联合美罗培南抗细菌和卡泊芬净抗真菌治疗、阿昔洛韦预防病毒感染和环孢素及激素抗 GVHD 治疗。

2022 年 9 月 29 日，患者巨细胞病毒（cytomegalovirus，CMV）阳性，予以更昔洛韦联合 CMV 丙种球蛋白抗病毒治疗。10 天前患者出现咳嗽、咳白色黏痰，鼻塞流涕。4 天前自觉憋气，活动后加重，无发热、皮疹，无腹痛、腹泻。自测新冠抗原阳性，1 天前完善胸部 CT 提示：双肺多发感染。现为进一步诊治收住入院。精神、食欲、睡眠尚可，二便正常，体重无显著变化。

患者既往有冠状动脉硬化性心脏病病史 4 个月。造血干细胞移植后患者出现血压升高，以舒张压升高为主。10 天前患者家人出现发热、咳嗽症状，自测新冠抗原阳性。

入院查体：体温 37 ℃，心率 90 次 / 分，呼吸 20 次 / 分，血压 120/96 mmHg，SpO_2 87%（不吸氧）。神志清，精神差，全身浅表淋巴结未触及肿大，口腔黏膜完整，皮肤无新发出血点。双肺呼吸音粗，可闻及散在湿啰音。心律齐，未闻及杂音。双下肢水肿。

辅助检查：

血常规：白细胞计数（WBC）$4.13 \times 10^9/L$，中性粒细胞（NETU）$3.44 \times 10^9/L$，淋巴细胞（LY）$0.5 \times 10^9/L$，血红蛋白（Hb）117 g/L，血小板计数（PLT）$59 \times 10^9/L$。心肌损伤标志物、脑钠肽（BNP）、肝肾功能未见明显异常。

血气分析：pH 7.414，PCO_2 23.3 mmHg，PO_2 66.8 mmHg，SpO_2 93.2%，钾 5.0 mmol/L，钠 133.7 mmol/L，碱剩余（BE）–7.2 mmol/L，标准碳酸氢盐（SB）18.5 mmol/L，实际碳酸氢盐（AB）15.1 mmol/L。

新型冠状病毒核酸检测阳性（表 26.1）。

胸部 CT 提示双肺多发感染（图 26.1）。

初步诊断：呼吸衰竭（Ⅰ 型），肺炎，新型冠状病毒感染，慢性粒单核细胞白血病，异基因造血干细胞移植术后，冠心病，高血压。

表 26.1　患者住院期间新型冠状病毒核酸检测结果

日期	结果	N 基因（CT 值）	ORF 基因（CT 值）
2022-12-22	阳性	NA	NA
2022-12-26	阳性	NA	NA
2022-12-29	阴性	—	—
2022-12-30	阳性	25.58	29.65
2023-01-02	阳性	30.10	30.74
2023-01-03	阳性	31.63	32.65
2023-01-06	阳性	33.11	33.39
2023-01-09	阳性	37.06	37.32
2023-01-12	阳性	37.63	38.03
2023-01-13	阳性	30.40	31.43
2023-01-15	阴性	—	—
2023-01-16	阳性	27.91	29.32
2023-01-17	阴性	—	—
2023-01-20	阴性	—	—

注：NA 为 not available。2022 年 12 月 22 日及 2022 年 12 月 29 日我院新冠核酸结果未报告 N 基因及 ORF 基因 CT 值。

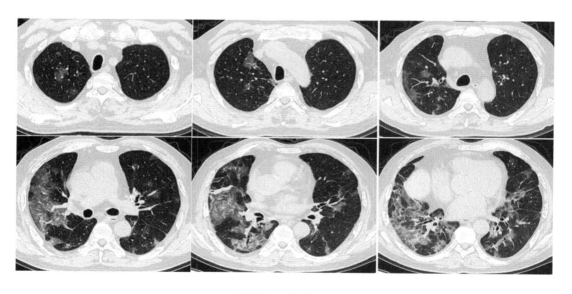

图 26.1　胸部 CT

2022 年 12 月 21 日夜间，患者喘憋加重转入重症监护病房，面罩吸氧不能维持，于

12月23日改为经鼻高流量吸氧，并予以奈玛特韦/利托那韦抗病毒、激素、环孢素、阿昔洛韦、泊沙康唑、磺胺等治疗。

2022年12月25日，患者经鼻高流量吸氧60 L/min的情况下，呼吸频率在35~41次/分波动，复查床旁胸片提示双肺多发感染[图26.2（a）]。完善血气分析：pH 7.40，PCO_2 24.9 mmHg，PO_2 84.4 mmHg，SpO_2 96.2%，钾4.4 mmol/L，钠134.2 mmol/L，BE −9.3 mmol/L，SB 18.6 mmol/L，AB 15.7 mmol/L。行气管插管及气管镜检查术，留取分泌物培养，未见阳性结果，并予以注射用头孢哌酮钠舒巴坦钠3 g q8h感染治疗。12月27日，复查床旁胸片[图26.2（b）]双肺感染较前减轻。患者仍有发热，改为注射用美罗培南0.5 g q4h抗细菌、卡泊芬净50 mg qd抗真菌治疗。

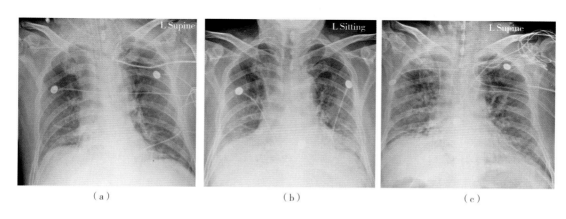

图26.2　胸部X线变化

（a）胸片双肺多发感染，双侧胸腔积液可能；（b）胸片双肺感染，较前明显减轻；（c）胸片双肺感染，较前略加重

2022年12月30日，患者血培养回报危急值，45 h回报革兰氏阳性杆菌，加用利奈唑胺抗感染治疗。复查新型冠状病毒核酸仍阳性（N基因25.58，ORF基因29.65）（表26.1），继续奈玛特韦/利托那韦抗病毒治疗，并加用丙种球蛋白治疗。

2022年12月31日，血培养回报革兰氏阳性棒状杆菌，加用替加环素、头孢他啶阿维巴坦抗感染治疗。

2023年1月3日，患者复查新型冠状病毒核酸仍阳性（N基因31.63，ORF基因32.65）（表26.1），继续奈玛特韦/利托那韦抗病毒治疗。

2023年1月5日，复查胸部CT，双肺感染较前加重（图26.3）。1月6日，将头孢他啶阿维巴坦改为头孢他啶抗感染治疗，并予以间断俯卧位通气治疗。

2023年1月9日，血培养回报危急值：需氧瓶报警，涂片可见革兰氏阴性杆菌，将头孢他啶改为美罗培南抗感染治疗。1月12日，血培养正式报告为肺炎克雷伯菌（CRKP，产KPC酶），改为头孢他啶阿维巴坦抗感染治疗。

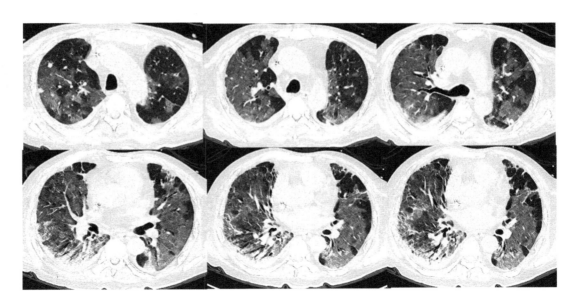

图 26.3　胸部 CT

2023 年 1 月 11 日，患者体温仍高，新型冠状病毒核酸仍未转阴，继续口服奈玛特韦 / 利托那韦。

2023 年 1 月 16 日，发现患者口周破溃，专科查体：左侧面部可见散在紫黑色斑、结痂，左侧口唇可见大片坏死，表面无渗液、脓液，右侧口角结痂。两侧颈部可见小片糜烂（图26.4）。皮肤溃烂处培养出马拉色菌。提请皮肤科会诊，建议完善病原学培养，可局部外用药膏、抗病毒等治疗。

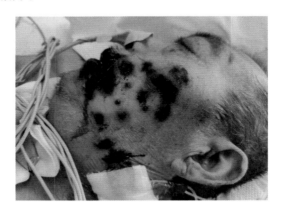

图 26.4　面部多发散在紫黑色斑、结痂

2023 年 1 月 17 日，提请呼吸科及感染科会诊，呼吸科会诊：考虑目前免疫力低下，根据胸片及肺 CT 结果不支持肺真菌感染，但面部皮损考虑真菌感染可能性大，积极留取皮肤组织培养，涂片。患者的皮肤屏障破坏，与外界相通，应警惕金葡菌感染风险，

感染致命,可予以万古霉素预防治疗。继续呼吸机支持,整体预后不佳。感染科会诊结果,结合患者皮损形态,联系微生物实验室,目前考虑毛霉菌引起皮肤感染可能性大;建议改为艾沙康唑或两性霉素 B 脂质体治疗。

2023 年 1 月 18 日,患者面部皮损、黑痂明显,再次送培养。微生物实验室回报找到毛霉菌。同时血 mNGS 结果回报(表 26.2)分枝横梗霉(90 序列)、微小根毛霉(80 序列)、细环病毒(145 序列)、巨细胞病毒(26 序列),考虑毛霉菌引起面部皮肤感染、血流感染诊断明确。血液科主任查房后示:患者新型冠状病毒感染、呼吸衰竭诊断明确,经抗病毒、激素治疗后核酸未转阴、氧合改善不明显,同时出现严重面部皮肤真菌感染,建议激素减量,应用两性霉素 B 脂质体抗毛霉菌治疗,同时加利奈唑胺抗感染治疗,面部破溃处定时换药。

表 26.2 血 mNGS 结果

病原体类型	种名	种特异序列	RPMratio	覆盖度	相对丰度	阈值	解释
病毒	细环病毒	145	6.2	1419bp 38.89%	79.5%	≥ 3	阳性
	巨细胞病毒	26	1.1	899bp 0.38%	14.1%	≥ 3	疑似
细菌	—	—					
真菌	分支横梗霉	90	3.8	6675bp 0.02%	52.1%	≥ 1	阳性
	微小根毛霉	80	3.4	5049bp 0.02%	46.6%	≥ 3	阳性

注:种特异序列是指在种水平上检出的该微生物的特异性序列数目;覆盖度是指检出的该微生物所有序列经基因组回拼后,能够覆盖该物种基因组的百分比;相对丰度是指除去宿主序列之后,某微生物物种序列在相应大类物种(通常分成细菌、真菌、病毒、寄生虫四大类)中的分布比例;RPMratio 是指样本中物种的种特异序列与阴性对照中相应物种种特异序列的比值。

2023 年 1 月 19 日,协和医院会诊提示:患者抗碳青霉烯肠杆菌(carbapenemresistant enterobacteriacese,CRE)血流感染,应用头孢他啶阿维巴坦钠治疗有效,继续头孢他啶阿维巴坦钠抗感染。面部霉菌感染,需进一步检查明确感染范围,包括鼻窦、颅内、肺。毛霉菌的治疗非常困难,外科干预很重要,但目前患者无法耐受手术;药物治疗可考虑两性霉素 B 联合艾沙康唑,作为治疗毛霉菌感染的方案。

2023 年 1 月 20 日,复查胸部 CT(图 26.5),双肺感染较前进一步加重。加用艾沙康唑及注射用两性霉素 B 脂质体抗真菌治疗,继续在面部患处涂抹两性霉素 B,密切关注患者氧合及面部感染状况。

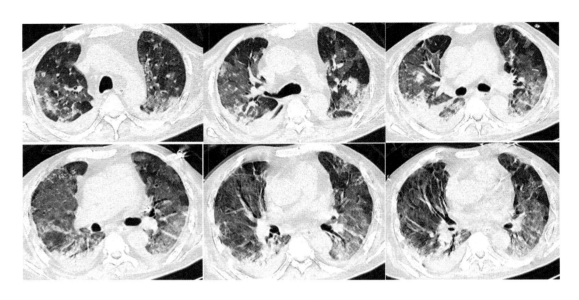

图 26.5　胸部 CT

2023 年 1 月 23 日，患者面部出现大面积破溃、结痂，抗感染治疗后感染面积逐步扩大，出现菌血症。患者病情危重，循环不能维持，需要大剂量血管活性药物维持，家属放弃治疗，办理自动出院。

案例分析

1. 临床案例分析

本案例患者为慢性粒单核细胞白血病行异基因造血干细胞移植术后，因咳嗽、憋喘入院，查新型冠状病毒阳性，胸部 CT 提示双肺多发感染，考虑新型冠状病毒感染引起的肺炎诊断明确。病程中合并呼吸衰竭，经面罩、经鼻高流量吸氧氧合改善不佳，遂行气管插管接呼吸机辅助通气。多次应用奈玛特韦 / 利托那韦、激素等治疗，新型冠状病毒核酸未彻底转阴、肺炎进展。间断俯卧位通气，患者出现面部皮损，表现为紫黑色斑、结痂。微生物实验室起初回报马拉色菌，但通过与皮肤科、化验室、感染科等沟通，考虑毛霉感染可能性大。再次送检皮肤病原学、完善血 mNGS，结果回报分支横梗霉、微小根毛霉，考虑毛霉菌引起的面部感染、血流感染诊断基本明确。虽经过两性霉素 B 脂质体联合艾沙康唑治疗，但病情进展迅速，家属放弃治疗，预后很差。

近年来，毛霉菌病的发病率不断升高且死亡率高，免疫缺陷患者是毛霉菌病的高危人群。有研究发现，毛霉菌感染患者中，恶性血液肿瘤患者占 40.2%，异基因造血干细胞移植患者占 35%。新型冠状病毒感染患者中 0.9%~33.3% 继发真菌感染，曲霉菌和念珠菌被认为是主要的病原体，而在 COVID-19 流行期间，毛霉菌感染呈现上升趋势。这种趋势可能与糖皮质激素、高血糖、病毒感染、铁代谢、应用免疫抑制剂等相关。

毛霉菌感染中最常见的临床表现为肺毛霉菌病，其次是皮肤、鼻眶脑型毛霉菌病。在合并 COVID-19 的毛霉菌感染中，鼻眶脑型毛霉菌是最常见的表现，其次是肺毛霉病。在 CAM 中皮肤型的相关病例很少，主要为病例报道，主要表现为皮肤出现伴有周围红斑和硬结的坏死焦痂。本案例患者主要表现为皮肤毛霉菌病，同时血 mNGS 检出分支横梗霉、微小根毛霉，证实同时存在毛霉菌血流感染。

2. 检验案例分析

本案例是 1 例罕见的由微小根毛霉菌引起的面部毛霉菌感染，患者慢性粒单核细胞白血病行异基因造血干细胞移植术后，合并新型冠状病毒感染，多次应用激素等治疗，为毛霉菌病高危人群。病程中，患者出现面部皮损，表现为紫黑色斑、结痂，完善相关病原学检查，结合真菌涂片形态和病史考虑为马拉色菌，但通过与临床科室沟通，考虑毛霉菌感染可能性大。进一步完善血 mNGS，检出分支横梗霉、微小根毛霉，考虑毛霉菌引起的面部感染，血流感染诊断明确。

该患者为免疫缺陷患者，合并新型冠状病毒感染，多种治疗效果不佳，病情危重。在高度怀疑感染性疾病而使用多种传统微生物学检测方法仍不能明确病原学时，可考虑完善 mNGS。对于真菌感染患者，mNGS 较传统真菌培养可明显缩短检测时间。

知识拓展

毛霉菌病是一种条件性真菌感染，可侵犯人体的鼻、脑、肺、胃肠道、皮肤等部位，甚至可通过血行播散到全身各个脏器，其病程可呈急性、亚急性或慢性。

病原学：在致病性毛霉目真菌中，根霉属最常见，其次为横梗霉属、毛霉属、根毛霉属和小克银汉霉属等。

流行病学：毛霉菌属为常见的污染菌之一，系条件致病菌。本菌多寄生于土壤、肥料及水果上。通常发生在严重糖尿病、造血干细胞移植或恶性肿瘤等免疫缺陷患者中。

临床特点：毛霉菌病可至少分为 6 个临床类型：鼻眶脑、肺、皮肤、胃肠道、播散性和其他。肺型和脑型常继发于严重的糖尿病、造血干细胞移植或恶性肿瘤等免疫缺陷患者中。

诊断：对于免疫缺陷患者，如怀疑此病，应立即做涂片直接镜检、真菌培养和组织病理查找病原体。血培养阳性有助于诊断。对于诊断困难的危重患者，必要时完善 mNGS。

治疗：包括对受累组织型手术清创联合抗真菌治疗。两性霉素 B 是初始治疗的首选药物，对于对两性霉素 B 脂质制剂有反应的患者，泊沙康唑或艾沙康唑可用作口服降阶梯治疗。

案例总结

本案例患者为慢性粒单核细胞白血病行异基因造血干细胞移植术后，因咳嗽、憋喘入院，查新型冠状病毒阳性，胸部 CT 提示双肺多发感染，考虑新型冠状病毒感染引起的肺炎诊断明确。病程中合并呼吸衰竭，经面罩、经鼻高流量吸氧氧合改善不佳，遂行气管插管接呼吸机辅助通气。多次应用奈玛特韦 / 利托那韦、激素等治疗新冠核酸未彻底转阴、肺炎进展。间断俯卧位通气，患者出现面部皮损，表现为紫黑色斑、结痂。微生物实验室起初回报马拉色菌，但通过与皮肤科、化验室、感染科等沟通，考虑毛霉菌感染可能性大。再次送检皮肤病原学、完善血 mNGS，结果回报分支横梗霉、微小根毛霉，考虑毛霉菌引起的面部感染，血流感染诊断基本明确。虽经过两性霉素 B 脂质体联合艾沙康唑治疗，但病情进展迅速，家属放弃治疗，预后很差。

临床中如怀疑真菌感染，应及时完善病原学检测。首先完善涂片及培养，若传统实验室检查结果无阳性提示，病情危重情况下可完善 mNGS 明确病原学，以协助临床诊断、治疗。

专家点评

近年来，毛霉菌病发病率不断升高，且不同人群的患病风险差异很大。糖尿病、血液系统恶性肿瘤、实体器官或造血干细胞移植是常见的危险因素。毛霉菌病表现为菌丝侵犯血管导致的宿主组织梗死和坏死，其进展通常很快。

为尽快确诊，应在适当的临床情况中早期考虑毛霉菌病，并积极完成病原学检查。诊断依赖于通过组织病理学发现组织中的微生物，并经培养确诊。然而，受临床经验用药限制，培养结果通常为阴性。而聚合酶链反应（polymerase chain reaction，PCR）检测、mNGS 检测等新兴分子诊断技术则为明确诊断提供了新的方向。通过与临床科室的密切沟通，传统实验室检测技术与新兴分子诊断技术的结合，为患者的诊断提供帮助。

参考文献

［1］中国医药教育协会真菌病专业委员会，中国毛霉病专家共识工作组 . 中国毛霉病临床诊疗专家共识（2022）［J］. 中华内科杂志，2023，62（6）：597-605.

［2］WEI L W，ZHU P Q，CHEN X Q，et al. Mucormycosis in mainland China：a systematic review of case reports［J］. Mycopathologia，2022，187（1）：1-14.

［3］《中华传染病杂志》编辑委员会 . 中国宏基因组学第二代测序技术检测感染病原体的临床应用专家共识［J］. 中华传染病杂志，2020，38（11）：681-689.

［4］RIPA M，GALLI L，POLI A，et al. Secondary infections in patients hospitalized with

COVID-19：incidence and predictive factors［J］. Clin Microbiol Infect，2021，27（3）：451-457.

［5］ CHONG W H，SAHA B K，ANANTHAKRISHNAN R，et al. State-of-the-art review of secondary pulmonary infections in patients with COVID-19 pneumonia［J］. Infection，2021，49（4）：591-605.

［6］ SEN M，HONAVAR S G，BANSAL R，et al. Epidemiology，clinical profile，management，and outcome of COVID-19-associated rhino-orbital-cerebral mucormycosis in 2826 patients in India - Collaborative OPAI-IJO Study on Mucormycosis in COVID-19（COSMIC），Report 1［J］. Indian J Ophthalmol，2021，69（7）：1670-1692.

［7］ EDEAS M，SALEH J，PEYSSONNAUX C. Iron：Innocent bystander or vicious culprit in COVID-19 pathogenesis?［J］. Int J Infect Dis，2020（97）：303-305.

［8］ KHATRI A，CHANG K M，BERLINRUT I，et al. Mucormycosis after Coronavirus disease 2019 infection in a heart transplant recipient - Case report and review of literature［J］. J Mycol Med，2021，31（2）：101125.

［9］ RODEN M M，ZAOUTIS T E，BUCHANAN W L，et al. Epidemiology and outcome of zygomycosis：a review of 929 reported cases［J］. Clin Infect Dis，2005，41（5）：634-653.

27

免疫功能正常男性肺隐球菌病

作者：王凤丽[1]，江玲[2]（大连理工大学附属大连市中心医院，1检验科；2呼吸与危重医学科）

点评专家：王运铎（大连理工大学附属大连市中心医院）

前　言

　　隐球菌是一种担子菌属真菌，广泛分布于自然界中。隐球菌属中最常见的致病菌为新型隐球菌和格特隐球菌。在中国，隐球菌感染的病原菌主要为新型隐球菌，可累及患者几乎所有器官系统，其中最常见的是中枢神经系统和呼吸系统，引起隐球菌性脑膜炎和肺隐球菌病。肺隐球菌病是由吸入隐球菌孢子引起的呼吸道真菌病，临床及影像学表现多样，缺乏特异性，诊断困难。免疫功能在隐球菌病的发生发展中起着至关重要的作用，隐球菌病通常发生于免疫功能低下的患者，如 HIV 感染、实体器官移植、恶性肿瘤、自身免疫性疾病等，由于免疫抑制剂、化疗药物、糖皮质激素及其他抑制免疫系统药物的临床应用，近年来肺隐球菌病的发病率迅速增加。虽然免疫功能低下的宿主更容易感染隐球菌病，但近年来研究报道越来越多的病例涉及免疫功能正常患者。不同免疫状态的肺隐球菌病患者在临床表现、实验室检查结果和影像学特征方面存在一定差异。临床常用的隐球菌病原学诊断方法包括涂片检查、分离培养、荚膜多糖抗原检测及病理组织学检查等，常采用抗真菌药物治疗和手术切除。本文对我院收治的 1 例肺隐球菌病患者的诊疗全过程进行分析。

案例经过

　　患者，男性，53 岁。2019 年 8 月 18 日入院，患者入院前 6 天无明显诱因出现咳嗽、咳黄色脓痰，伴轻微声音嘶哑，周身不适，无发热、寒战，无胸闷、气短，无胸痛、咯血，无恶心、呕吐、腹痛、腹泻，自行口服罗红霉素 5 天症状无改善，故就诊于我院呼吸内科门诊。胸部 CT 提示右肺下叶感染，收入呼吸科。既往高血压病史 15 年，糖尿病病史

10 年，否认吸烟，偶尔饮酒。

入院查体：体温 36.6 ℃，心率 82 次 / 分，呼吸 20 次 / 分，血压 139/80 mmHg。神清，浅表淋巴结未触及肿大，右下肺可闻及湿啰音，左肺呼吸音清，未闻及干湿啰音，心界不大，心律齐，心脏各瓣膜听诊区未及病理性杂音，腹平软，无压痛、反跳痛及肌紧张，双下肢不肿。

实验室检查结果如下：

血气分析：pH 7.446，PCO_2 31.9 mmHg，PO_2 85.9 mmHg，D- 二聚体（DD）（定量）1.21 mg/L，血沉（ESR）30 mm/h，糖化血红蛋白（HbA1c）7.6%，葡萄糖（Glu）8.92 mmol/L，血常规、降钙素原（PCT）、肝功、肾功、离子、血脂、心肌酶、肌钙蛋白、脑钠肽（BNP）、癌胚抗原（CEA）、CYFRA21-1、神经元特异性烯醇化酶（NSE）、鳞状上皮细胞癌（SCC）、肿瘤异常蛋白、尿常规、肝炎病毒学、梅毒抗体、HIV 抗体、痰抗酸杆菌涂片染色、结核感染 T 细胞检测、结核抗体、T 淋巴细胞亚群、免疫球蛋白检查均未见明显异常。

影像学检查：CT 显示右肺下叶改变 [图 27.1（a）]，双侧胸膜局限性增厚，首先考虑炎症。

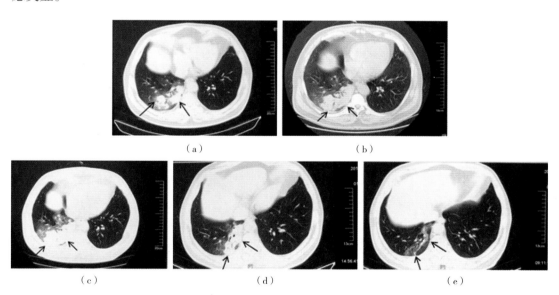

（a）　　　　　　　　　　　　　（b）

（c）　　　　　　　　（d）　　　　　　　　（e）

图 27.1　肺部影像学改变

（a）2019 年 8 月 18 日入院肺 CT，可见右肺下叶多发斑片状高密度影，病灶缘可见磨玻璃样改变；（b）2019 年 8 月 23 日病变较前进展，部分病灶融合成大片状实变影；（c）2019 年 8 月 29 日病变未见明显改变；（d）2019 年 10 月 10 日病变较前明显吸收；（e）2019 年 12 月 17 日病变完全吸收

入院后给予美洛西林舒巴坦静点抗感染，并予以氨溴索化痰，厄贝沙坦氢氯噻嗪、硝苯地平控释片降压，二甲双胍降糖。8 月 20 日晚间，患者出现发热、畏寒及寒战，最高体温 38.0 ℃。8 月 22 日，患者出现胸闷、气短，指脉氧：卧位 89%~91%，坐位

91%~95%。复查血气：pH 7.451，PCO₂ 40.7 mmHg，PO₂ 66 mmol/L。8 月 23 日，复查肺 CT 提示肺内病变较前进展 [图 27.1（b）]。予以经鼻高流量吸氧，氧浓度 35%，流速 20 L/ 分，温度 31 ℃，厄他培南联合莫西沙星抗感染，西格列汀联合门冬胰岛素降糖。进一步完善 G 试验、GM 试验，结果均为阴性。动员患者完善气管镜刷检、肺泡灌洗液（bronchoalveolar lavage fluid，BALF）检查及隐球菌荚膜多糖抗原检测。痰涂片革兰氏染色可见真菌孢子 [图 27.2（a）]，肺泡灌洗液墨汁染色找到隐球菌 [图 27.2（b）]；肺泡灌洗液培养有真菌生长 [图 27.3（a）]，菌落涂片革兰氏染色可见深染的圆形出芽真菌孢子 [图 27.3（b）]；血清隐球菌荚膜多糖抗原检测结果为阳性（图 27.4）。8 月 24 日，调整抗生素为氟康唑 400 mg/d 静脉滴注，完善腰穿，脑脊液隐球菌、抗酸杆菌、一般菌、

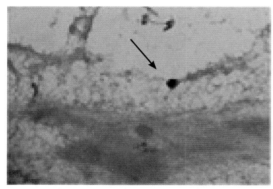

（a）痰涂片革兰氏染色   （b）肺泡灌洗液墨汁染色

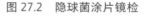

图 27.2　隐球菌涂片镜检

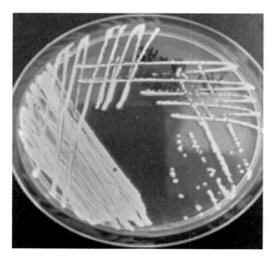

（a）真菌培养   （b）菌落涂片革兰氏染色镜检

图 27.3　肺泡灌洗液培养

真菌涂片均为阴性。氟康唑治疗 1 周后，患者胸闷、气短好转，氧合改善，复查肺 CT 提示肺内病变较前未见明显变化 [图 27.2（c）]。出院后继续氟康唑 400 mg/d 口服 6 个月，10 月 10 日，患者复查肺 CT 提示肺内病变较前明显吸收好转 [图 27.2（d）]。12 月 17 日，患者复查肺 CT 提示肺内病变完全吸收 [图 27.2（e）]，患者痊愈。

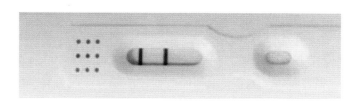

图 27.4　隐球菌荚膜多糖抗原检测

案例分析

1. 临床案例分析

本案例为男性中年患者，无明显诱因出现咳嗽、咳黄色脓痰，无发热、寒战，无胸闷、气短，无胸痛、咯血，胸部 CT 提示右肺下叶感染，首先考虑炎症。2019 年 8 月 18 日收入我院呼吸科，查血常规、PCT、HIV 抗体、结核感染相关指标、肿瘤相关蛋白及肿瘤标志物、免疫相关指标，均未见明显异常。患者有高血压、糖尿病史，入院后给予美洛西林舒巴坦静点抗感染，并予以氨溴索化痰，厄贝沙坦氢氯噻嗪、硝苯地平控释片降压，二甲双胍降糖，随诊除外其他。

诊断及鉴别诊断：

（1）肺结核。肺结核一般有低热、盗汗、乏力、咳嗽、咯血等结核中毒症状，好发于青壮年。本案例患者无结核中毒表现，痰抗酸杆菌涂片染色、结核感染 T 细胞检测、结核抗体检测均为阴性，考虑肺结核可能性小。

（2）原发性肺癌。本案例患者亚急 及其他炎性指标正常，否认吸烟史，考虑患者年龄及胸部影像 标志物正常，但原发性肺癌等肺恶性肿瘤不能除外，需随访观 土活检以明确诊断。

（3）肺隐球菌病。本案例患者无发 要位于右肺下叶，影像学表现可见右肺下叶多发斑片状高密度影 改变，双侧胸膜局限性增厚，肺隐球菌病不能除外。

8 月 20 日晚间，该患者出现发热、畏寒及寒战。8 月 23 日，复查肺 CT 提示肺内病变较前进展，抗生素治疗无效，怀疑真菌感染可能性大，进一步完善 G 试验、GM 试验，结果均为阴性。为明确诊断，与患者积极沟通交流，动员患者进一步完善气管镜刷检、肺泡灌洗液检查及隐球菌荚膜抗原多糖检测。检验科回报，痰涂片革兰氏染色找到真菌孢子，肺泡灌洗液墨汁染色找到隐球菌，肺泡灌洗液培养有真菌生长，血清隐球菌荚膜多糖抗原检测结果为阳性，明确患者诊断为肺隐球菌病。8 月 24 日，调整抗生素为氟康唑 400 mg/d 静脉滴注，考虑隐球菌感染存在远处播散的特点，进一步完善腰椎穿刺术，抽取脑脊液送检验科做隐球菌、抗酸杆菌、一般菌、真菌涂片检查，结果回报均为阴性。患者经氟康唑抗真菌治疗 1 周后，胸闷、气短好转，氧合改善，但复查肺 CT 提示肺内病变较前未见明显变化，患者出院。嘱患者出院后继续氟康唑 400 mg/d，口服 6 个月。2019 年 10 月 10 日，患者复查肺 CT 提示肺内病变较前明显吸收好转。2019 年 12 月 17 日，患者复查肺 CT 提示肺内病变完全吸收，患者痊愈。

2. 检验案例分析

本案例患者的免疫功能正常，血常规及炎性指标均正常，HIV 抗体阴性，肿瘤相关蛋白和肿瘤标志物均为阴性，与免疫相关的化验结果均在正常范围内，血红细胞沉降率轻微升高，CT 显示右肺下叶改变，抗生素治疗无效，考虑真菌感染可能性大。我们对患者血清进行了 G 试验和 GM 试验，检测结果均为阴性，排除了酵母菌及曲霉菌感染的可能，但不能排除隐球菌感染。痰和肺泡灌洗液涂片、培养阳性对肺隐球菌病诊断具有一定价值；墨汁染色法诊断肺隐球菌病简便、快速，但敏感性不高，需要与其他检测方法一起检测，以提高诊断率；隐球菌荚膜多糖抗原检测具有高度敏感性和特异性，常用于确定隐球菌感染的诊断。为明确诊断，与临床沟通，动员患者进一步完善气管镜刷检、肺泡灌洗液检查及隐球菌荚膜抗原多糖检测。通过痰涂片革兰氏染色找到真菌孢子，肺泡灌洗液真菌培养阳性，肺泡灌洗液墨汁染色找到隐球菌，血清隐球菌荚膜多糖抗原检测结果为阳性，结果回报给临床。临床医生综合分析患者临床表现、影像学及实验室检查结果，患者明确诊断为肺隐球菌病，并给予抗隐球菌治疗。由于血清隐球菌荚膜抗原阳性意味着深层组织浸润及远处播散的可能，建议临床医生进一步为患者做腰椎穿刺术，抽取脑脊液送检验科做隐球菌、抗酸杆菌、一般菌、真菌涂片检查，结果均为阴性，表明患者中枢神经系统未受累。

知识拓展

隐球菌感染主要通过呼吸道吸入空气中的隐球菌孢子，亦可经皮肤、消化道进入人体，荚膜多糖是隐球菌主要的毒力因素。吸入的隐球菌孢子沉积于肺部并没有荚膜，侵入宿主 24 h 后孢子获得荚膜，通过抑制吞噬体溶酶体融合避免被吞噬溶酶体杀灭或改变细胞形态来逃避吞噬从而获得致病力。最初吸入人体肺部的隐球菌，能否马上被清除或被肉芽包裹作为潜伏感染或发病致全身播散，取决于病原体的数量、毒力及宿主免疫反应。宿主可通过固有免疫和适应性免疫方式实现病原体清除。在感染初期，肺表面活性物质、补体、树突状细胞（dendtritic cells，DCs）、肺泡巨噬细胞（alveolar macrophage cells，AMs）和嗜酸性粒细胞等固有免疫系统被激活。DCs、AMs 和嗜酸性粒细胞有吞噬隐球菌的作用。适应性免疫应答在抵御隐球菌感染时发挥着重要作用，包括抗体和细胞介导的免疫反应。T 淋巴细胞接受隐球菌抗原刺激后增殖分化为效应细胞，参与宿主对新型隐球菌反应的 T 淋巴细胞包括 CD4+T 细胞、CD8+T 细胞、自然杀伤 T 辅助性 T 细胞。在 T 细胞介导的免疫功能受损的情况下，B 细胞在宿主抵御隐球菌中可以发挥重要作用。多数情况下，隐球菌进入肺部后会定植在气道或肺泡，不产生症状，也无影像学改变。但少数情况下由于机体对其产生免疫反应形成了肉芽肿，伴有干酪样坏死和小的空洞，导致隐球菌肺病。当巨噬细胞吞噬杀伤后全身播散，其穿过血脑屏障侵入中枢神经系统，可引起隐球菌脑膜炎。

案例总结

免疫功能在隐球菌病的发生发展中起着至关重要的作用，虽然免疫功能低下的宿主更容易感染隐球菌病，但近年来研究报道越来越多的病例涉及免疫功能正常患者。肺隐球菌病缺乏特异的影像学表现，免疫功能正常的肺隐球菌病患者肺部病灶大多数较局限，以单发或多发的周围型的结节团块及局限的肺炎样病灶最为多见，需与肺结核病、原发性肺癌等进行鉴别诊断，临床医生应提高认识，避免漏诊和误诊。组织病理学活检作为肺隐球菌病诊断的金标准因其有创性，不易被患者接受。实验室检查，尤其是隐球菌荚膜多糖抗原检测具有高度的敏感性和特异性，对于确定隐球菌性脑膜炎和播散性隐球菌病的诊断具有重要价值。如患者具有典型的临床特征和肺部影像学表现，同时血清隐球菌抗原检测阳性，临床可考虑肺隐球菌病，并依据患者的免疫状态和疾病严重程度决定抗隐球菌治疗方案，控制和预防感染的扩散，最终达到治愈的目的。

专家点评

肺隐球菌病是免疫功能低下患者重要的机会性侵袭性真菌病，但也见于免疫功能正常患者。肺隐球菌病的症状不典型，可表现为发热、寒战、咳嗽、盗汗、呼吸困难、体重减轻和咯血等，肺部病变多样，未发现特征性病变。免疫功能正常的肺隐球菌病患者影像学通常表现为单个或多个结节，与原发性肺癌、结核病或肺转移癌很难区分，尤其当 CT 表现为孤立性肺结节时，易导致误诊而延误病情。本病的诊断关键是临床医师要提高对该病的认识，特别是对于免疫功能正常的患者，对其影像学改变要保持高度警惕，需结合实验室检查综合判断。实验室检测隐球菌的方法包括痰和 BALF 涂片及培养、墨汁染色、肺穿刺标本培养等，阳性结果对诊断具有一定价值。此外，近年来发展的多种隐球菌抗原检测技术、分子检测技术及质谱技术的应用也具有重要的临床诊断意义。其中，隐球菌荚膜多糖抗原检测具有高度敏感性和特异性，可作为确定隐球菌感染诊断的重要依据。综合患者的临床表现、影像学特征及血清隐球菌荚膜多糖抗原检测阳性，可考虑肺隐球菌病，并给予抗隐球菌治疗，但在治疗过程中应注意复查评估肺部影像学和病原学检查。如诊断肺隐球菌病，建议临床进行腰穿检查以排除伴发中枢神经系统感染的可能。该案例通过检验与临床相互合作与有效沟通，明确了患者诊断，使患者及早地得到积极有效的抗隐球菌治疗，控制了病情的进展及感染的播散，患者完全治愈。因此，加强临床、检验之间的相互合作与沟通，对于疾病的临床诊治具有重要的意义。

参考文献

［1］QU J，ZHANG X，LU Y，et al. Clinical analysis in immunocompetent and immunocompromised patients with pulmonary cryptococcosis in western China［J］. Sci Rep，2020，10（1）：9387.

［2］MARKMAN D L，OLIVEIRA P P B，TAKANO D M，et al. Cutaneous and pulmonary cryptococcosis［J］. An Bras Dermatol，2020，95（3）：395-397.

［3］LI Z，WANG Q，CAO X，et al. Analysis of clinical characteristics of 43 patients with pulmonary mycosis diagnosed by pathology［J］. Zhonghua Wei Zhong Bing Ji Jiu Yi Xue，2021，33（2）：237–240.

［4］CHOI H S，KIM Y H，JEONG W G，et al. Clinicoradiological features of pulmonary cryptococcosis in immunocompetent patients［J］. 2023，84（1）：253-262.

［5］TARDIEU L，DIVARD G，LORTHOLARY O，et al. Cryptococcal meningitis in kidney transplant recipients：a two-decade cohort study in france［J］. Pathogens，2022，11（6）：699.

［6］LIN Y Y，SHIAU S，FANG C T. Risk factors for invasive Cryptococcus neoformans diseases：A case-control study［J］. PLoS ONE，2015，10：e0119090.

［7］LIN C，YANG T Y，CHAN M C，et al. Comprehensive analysis and risk identification of pulmonary cryptococcosis in Non-HIV Patients［J］. J Fungi（Basel），2021，7（8）：657.

28

孢子丝菌皮肤软组织感染

作者：秦辉[1]，杨俊文[2]（1 河南大学附属郑州颐和医院，医学检验科；2 河南省儿童医院，感染科）

点评专家：李轶（河南省人民医院）

前　言

　　孢子丝菌病（sporotrichosis）是一种由申克孢子丝菌复合体（sporothrix schenckii complex）感染皮肤、皮下组织、黏膜等引起的慢性感染性疾病，可引起多系统性损害。皮损主要表现为慢性炎症性肉芽肿损害，可形成丘疹、脓疱、溃疡、肉芽肿、结痂等改变，常累及面部、四肢等暴露部位。近年来，随着该孢子丝菌的分离不断增多，对该菌的认识也在逐渐增加。本文分享 1 例孢子丝菌皮肤软组织感染的诊治过程。

案例经过

　　患者，男性，50 岁。2023 年 4 月 18 日因"右上肢皮肤破溃 1 个月"入住郑州颐和医院普外科二病区。

　　患者为建筑工人，半年前曾被竹质木板扎伤过；1 个月前无明显诱因出现右侧腕部、右前臂多发肿物，呈串珠状排列，腕部肿物可见破溃，有脓性分泌物，多发，直径最大约 2 cm，无疼痛，体温不高，不伴发热、寒战等症状，自行外用药物治疗效果不佳。今为进一步治疗，以"皮肤溃疡"为诊断收入院。患者发病以来，神志清，胃纳、睡眠均可，二便正常，体重无明显变化。

　　否认高血压病、冠状动脉粥样硬化性心脏病、糖尿病病史，否认肝炎、结核等传染病史，无重大手术史、外伤史，无输血、献血史，否认食物、药物过敏史。预防接种随当地社区进行。其余无明显异常。无疫水、疫区接触史，无有毒、有害物质接触史。无烟酒嗜好，有冶游史。

　　入院查体：体温 36.8 ℃，心率 67 次 / 分，呼吸 19 次 / 分，血压 130/93 mmHg。患

者发育正常，营养中等，无特殊面容，神志清楚，查体合作。双肺叩诊呈清音，呼吸音清，未闻及干、湿啰音及胸膜摩擦音。全身浅表淋巴结未见肿大。心前区无异常隆起及凹陷。未触及心前区震颤及心包摩擦感。全身皮肤湿度正常，肤温正常，弹性正常，未见皮疹瘀点及黄染。胸骨后无压痛，肝脾肋下未触及，双下肢无凹陷性水肿。

实验室检查结果如下：

血常规：白细胞计数（WBC）5.19×10^9/L，中性粒细胞百分比（NEUT%）63.7%，红细胞计数（RBC）4.47×10^{12}/L，血红蛋白（Hb）132 g/L，血小板计数（PLT）311×10^9/L，C反应蛋白（CRP）8.55 mg/L。

凝血六项：凝血酶原时间（PT）9.5 s，凝血酶时间（TT）18.9 s，活化部分凝血活酶时间（APTT）27.6 s，纤维蛋白原（FIB）2.49 g/L，纤维蛋白降解产物（FDP）2.50 μg/L，D-二聚体（D-D）0.15 mg/L。

肝功能：谷草转氨酶（AST）15.7 μ/L，谷丙转氨酶（ALT）11.6 μ/L，γ谷氨酰转肽酶（GGT）19 μ/L，碱性磷酸酶（ALP）83 μ/L，总胆红素（TBIL）4.6 μmol/L，直接胆红素（DBIL）1.1 μmol/L，血清总蛋白（TP）63.6 g/L，白蛋白（ALB）43.4 g/L，球蛋白（GLB）20.2 g/L。

肾功能：肌酐（Cr）74 μmol/L，尿素 5.55 mmol/L，尿酸（UA）346 mg/L。

术前八项：乙肝表面抗原（HBsAg）（−），乙肝表面抗体（HBsAb）（−），乙肝e抗原（HBeAg）（−），乙肝e抗体（HBeAb）（−），乙肝核心抗体（HBcAb）（+），丙肝抗体（Anti-HCV）（−），艾滋病病毒抗体（Anti-HIV）（−），梅毒螺旋体抗体（Anti-TP）（−）。

入院诊断：皮肤溃疡。

2023年4月19日，进行床旁采样：破溃脓肿，无菌操作下取脓液标本，如图28.1、图28.2所示。同时送检涂片、培养及病原菌宏基因组二代测序（metagenomics next-generation sequencing，mNGS）。

4月19日，涂片革兰氏染色：未见真菌孢子及菌丝；抗酸染色：阴性；荧光染色：可见少量真菌孢子，如图28.3所示。

4月20日，mNGS结果回报：球形孢子丝菌103456条序列，如图28.4所示。

诊断：孢子丝菌软组织感染。给予伊曲康唑200 mg qd口服。患者当天要求出院，嘱院外口服伊曲康唑1个月后复查。

4月25日，沙宝罗血平板培养7 d分离出大量真菌，如图28.5—图28.9所示。后经质谱鉴定该菌为申克孢子丝菌复合体（包含球形孢子丝菌等菌种），如图28.10所示。

6月5日，患者来院复诊，右侧腕部和右前臂的溃疡可见明显吸收，如图28.11所示。

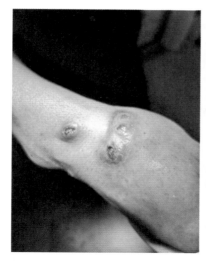

图 28.1　病灶脓肿

图 28.2　床旁采样

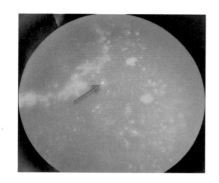

图 28.3　荧光染色

详细结果列表

1.细菌（Bacteria）

未检出

2.真菌（Fungi）

属（Genus）			种（Species）		
名称	序列数	相对丰度%	名称	序列数	相对丰度%
Sporothrix	1363648	99.50	球形孢子丝菌 *Sporothrix globosa*	1034546	99.50

图 28.4　脓液标本外送测序结果

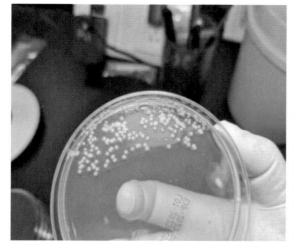

图 28.5　35 ℃培养 7 d 菌落（酵母相）

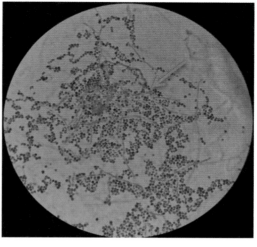

图 28.6　35 ℃培养 7 d 菌落革兰氏染色

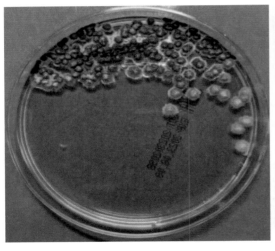

图 28.7　25 ℃培养 7 d 菌落（菌丝相）

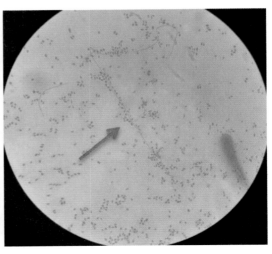

图 28.8　25 ℃培养 7 d 菌落棉兰染色

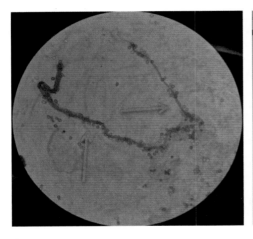

图 28.9　25 ℃培养 7 d 菌落亚甲基蓝染色

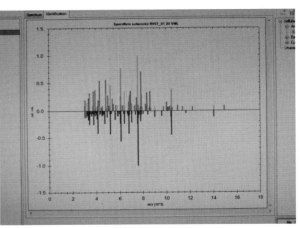

图 28.10　25 ℃培养 7 d 菌落质谱鉴定

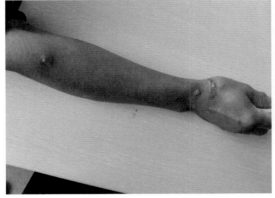

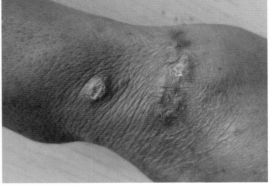

图 28.11　右侧腕部和右前臂病灶已愈合

但患者拒绝再次留取培养标本，嘱院外继续口服伊曲康唑200 mg qd，1月后复查。

最终诊断：皮肤淋巴管型孢子丝菌病。

案例分析

1. 临床案例分析

本案例患者为中年男性，1个月前无明显诱因出现右侧腕部、右前臂多发肿物，腕部肿物可见破溃，有脓性分泌物，无疼痛，肤温不高，不伴发热、寒战等症状，血白细胞、中性粒细胞、CRP等均正常。患者有冶游史，初始考虑梅毒感染可能，但后续传染病相关检测排除其可能性。后皮肤脓液标本革兰氏染色和荧光染色均查到真菌孢子，mNGS提示球形孢子丝菌，考虑孢子丝菌皮肤软组织感染可能性大。请皮肤科、药学部等多学科会诊后，予以伊曲康唑口服治疗。患者局部感染病灶之前虽经多次清创和治疗，但始终未能明确病因，故无明显改善。

2. 检验案例分析

本例患者入院诊断：皮肤溃疡，局部病灶迁延不愈，反复发作。入院查血白细胞、中性粒细胞、CRP等均正常，综合目前资料，一般以真菌感染和非结核分枝杆菌感染等多见。实验室对该患者进行床旁采样并涂片、接种等，根据皮肤脓液标本涂片、培养及mNGS结果最终明确病原。因此，病原体形态学检验、培养及mNGS等联合检测对少见真菌的早期诊断具有重要的参考价值。

知识拓展

孢子丝菌广泛存在于自然界，是土壤、木材及植物的腐生菌，包括球形孢子丝菌、申克孢子丝菌、巴西孢子丝菌等，我国主要以球形孢子丝菌流行为主。该菌传播途径主要为皮肤外伤后接触感染，好发于手、前臂、面部、小腿等，常有外伤史；可引起皮肤、皮下组织、黏膜和局部淋巴系统的慢性感染，也可致化脓、溃烂及渗出，临床表现多样。孢子丝菌病是一种人畜共患病，遍布全球，以我国东北地区多见，多发于农民、林业工人、矿工、造纸工人、园丁等人群，一般可分为固定型、淋巴管型、播散型、皮肤外型等4型，以固定型和淋巴管型为主，罕见皮肤外型（又称为内脏型或系统性孢子丝菌病），多见于免疫力低下、合并HIV或肿瘤的患者，多由血行播散引起，可侵犯骨骼、中枢神经系统、心、肝、脾、胰、肾等器官。

碘化钾既往为治疗孢子丝菌病的首选药，成人一般内服10%碘化钾液10 mL，3次/日，儿童剂量酌减，疗程一般3~6个月，具体视病情而定。由于该药物可使肺结核播散，故应在患者排除结核时使用。目前伊曲康唑为治疗孢子丝菌病的一线用药，每天200 mg，疗程一般 3~6 个月，安全性较好，治愈率较高。

案例总结

　　本案例患者反复清创引流、抗感染治疗等疗效不佳，症状无明显改善，后通过床旁采样涂片发现真菌感染相关线索，经脓液标本 mNGS 和传统培养均锁定孢子丝菌，为后续早期、精准治疗提供强有力的病原学依据。孢子丝菌是一种双向型真菌，生长缓慢，临床极易漏检。因此，对临床可疑真菌感染的，建议尽早完善形态学检验、传统培养、真菌血清学检测及 mNGS（必要时）等，以便尽早明确病原，启动抗真菌治疗。总之，对疑难 / 少见菌引起的感染性疾病的治疗，病原学诊断是前提，同时应注意紧密结合临床，积极查阅相关文献或书籍，为临床早期诊疗提供强有力的依据。

专家点评

　　目前，国内真菌实验室的建设和检测能力参差不齐，如何尽早为临床提供真菌感染相关病原学依据是大多数临床微生物实验室面临的难题。虽然二代测序、质谱等新技术在疑难 / 少见病原体诊断中显示出强大的优势，但形态学检验和培养等传统病原学检测在感染性疾病（尤其是真菌相关感染病）诊断过程中仍必不可少。只有将传统病原学、免疫学及分子生物学检测手段等相互结合、相互补充，恰到好处地运用，才能更好地助力临床诊断。

参考文献

［1］ FERREIRA T A，TROPE B M，BARREIROS G，et al. Atypical manifestation of disseminated sporotrichosis in an AIDS patient［J］. Case Rep Dermatol，2018，10（3）：231-237.

［2］ SONG J G，SONG Y B，YUN S Y，et al. Cutaneous sporotrichosis presenting as clinical feature of facial cellulitis in an adult［J］. Ann Dermatol，2016，28（4）：507-508.

［3］ CHAKRABARTI A，BONIFAZ A，GUTIERREZ-GALHARDO M C，et al.Global epidemiology of sporotrichosis［J］. Med Mycol，2015，53（1）：3-14.

［4］ BONIFAZ A，TIRADO-SÁNCHEZ A. Cutaneous disseminated and extracutaneous sporotrichosis：current status of a complex disease［J］. J Fungi（Basel），2017，3（1）：6.

［5］ RAMÍREZ-SOTO M C，AGUILAR-ANCORI E G，TIRADO-SÁNCHEZ A，et al. Ecological determinants of sporotrichosis etiological agents［J］. J Fungi（Basel），2018，4（3）：95.

［6］ FERNANDEZ-FLORES A，SAEB-LIMA M，ARENAS-GUZMAN R. Morphological findings of deep cutaneous fungal infections［J］. Am J Dermatopathol，2014，36（7）：531-553.

［7］ FERREIRA T A，SODRÉ C T，COSTA J M，et al. Primary conjunctival sporotrichosis：an atypical presentation of the disease ［J］. JAAD Case Reports，2018，4（5）：497-499.

［8］戴维·吉尔伯特，亨利·钱伯斯，迈克尔·萨格，等 . 热病：桑福德抗微生物治疗指南（新译第 53 版）［M］. 北京：中国协和医科大学出版社，2020.

29

新型冠状病毒感染合并肺阿萨希毛孢子菌病

作者： 王艳[1]，张宇[2]（吉林大学白求恩第二医院，1 呼吸与危重症医学科；2 检验医学科）

点评专家： 于庭（吉利大学第二医院）

前　言

　　本文报道 1 例新型冠状病毒感染（corona virus disease 19，COVID-19）感染合并肺阿萨希毛孢子菌病患者。诊疗过程中检验科医师及时、主动地向临床提供阿萨希毛孢子菌病诊治进展情况，并进行菌株药敏试验，尽早为患者制订了最佳抗感染方案。提示检验与临床有效沟通，在临床制订诊疗决策过程中发挥了重要作用。

案例经过

　　患者，男性，76 岁，因 "咳嗽、咳痰、发热 10 天，呼吸困难 6 天" 于 2023 年 4 月 11 日入院。患者入院前 10 天出现咳嗽、咳痰，咳白色黏液痰，伴发热，体温最高达 38.5 ℃，于社区诊所治疗后无好转。入院前 6 天患者咳黄色脓性痰，伴呼吸困难，就诊于海南省某区医院，诊断为肺炎，给予抗感染治疗后无好转，入院前 4 天患者转诊至海南省某市医院，治疗后仍无好转，呼吸困难加重。为求进一步诊治遂由海南当地至我院就诊。既往 2 型糖尿病病史 20 年，脑梗死病史 5 年，高血压病史 1 年。自带海南省某区医院 2023 年 4 月 6 日胸部 CT，提示双肺胸膜下散在斑片状磨玻璃影及纤维条索影。

　　入院查体：呼吸 32 次 / 分，口唇发绀，呼吸急促，双肺可闻及明显湿啰音。动脉血气分析（$FiO_2$50%）：pH 7.49，二氧化碳分压（PCO_2）25 mmHg，氧分压（PO_2）58 mmHg，HCO_3^- 19.1 mmol/L，碱剩余（BE）–2.8 mmol/L，氧饱和度（SpO_2）92%。血常规：白细胞总数（WBC）11.5×10^9/L，中性粒细胞百分比（NEUT%）92.2%，淋巴细胞百分比（LYC）4.6%，中性粒细胞计数 10.56×10^9/L，淋巴细胞计数 0.5×10^9/L，嗜酸性

粒细胞计数 0。凝血常规：凝血酶原时间（PT）12.9 s，纤维蛋白原（FIB）4.57 g/L，D-二聚体（DD）1.09 μg/mL。尿常规、便常规、免疫常规、肝功、肾功、离子、血糖、心肌酶、脑钠肽（BNP）、心肌标志物、G 试验、降钙素原（PCT）均未见异常。血沉（ESR）35 mm/h，白细胞介素 -6（IL6）9.05 pg/mL；新型冠状病毒核酸检测（咽拭子）阳性；呼吸道 13 种病原体抗原及 DNA 检测均为阴性；抗核抗体（ANA）谱、血管炎组合、类风湿组合、免疫球蛋白、补体、肿瘤标志物全套均未见异常；痰抗酸杆菌涂片为阴性，三套血培养均未见致病菌生长。心电图提示窦性心律、不正常心电图、QT 间期略延长。心脏彩超提示二尖瓣轻度关闭不全、主动脉瓣钙化、左室舒张功能减退。全腹彩超提示脂肪肝。双下肢深静脉彩超提示左侧下肢肌间静脉丛血栓形成。2023 年 4 月 11 日，胸部 X 线（图 29.1 A）提示双肺可见斑片影，密度不均，气管右偏，左侧肋膈角欠清晰，与自带的胸部 CT 相比病变范围明显增大。

患者临床诊断为社区获得性肺炎重症，急性肺损伤，肺弥漫性间质病变，呼吸衰竭，呼吸性碱中毒，代谢性酸中毒，新型冠状病毒感染，2 型糖尿病，高血压病 2 级（极高危），脑梗死个人史。应用哌拉西林舒巴坦联合阿奇霉素、氟康唑、奈玛特韦 / 利托那韦、甲泼尼龙、低分子肝素等治疗 72 h 后，患者体温恢复正常，但咳嗽、咳痰及呼吸困难无改善，2023 年 4 月 14 日，复查胸部 X 线 [图 29.1（b）] 较 4 月 11 日相比双肺病变无改善。此时，患者痰培养回报大肠埃希菌，药敏试验提示对头孢他啶、头孢吡肟、头孢哌酮舒巴坦、头孢曲松、左氧氟沙星、哌拉西林他唑巴坦及阿莫西林克拉维酸均耐药，遂调整抗生素为美罗培南。4 日后，患者呼吸困难仍未改善，复查血常规：WBC 11.2 × 10⁹/L，NEUT% 91.1%，中性粒细胞计数 10.17 × 10⁹/L，较前相比无明显变化，复查新型冠状病毒核酸转为阴性，再次复查胸部正位床头片 [图 29.1（c）]，与入院当天相比，双肺病变加重，遂完善胸部 CT[图 29.2（a）、图 29.2（b）]，提示两肺见多发斑片状高密度影。此时，送检痰涂片回报找到大量竹节状分生孢子和菌丝，痰培养回报阿萨希毛孢子菌（图 29.3）。临床考虑患者呼吸困难无改善、双肺病变进行性加重为侵袭性肺毛孢子菌感染所致，但由于阿萨希毛孢子菌作为非念珠菌、非隐球菌的酵母菌，在我院呼吸内科住院患者中并不多见，故临床对此类患者的最佳抗感染方案并不熟悉。当临床对于最佳抗感染方案的制订举棋不定时，检验科主动与临床联系，向临床建议采集患者深部痰标本再次送检痰涂片和培养，证实为阿萨希毛孢子菌，并与临床沟通了关于阿萨希毛孢子菌抗感染方案的研究进展，临床根据建议最终选择静点伏立康唑。在经验性应用伏立康唑期间，检验科医师主动对该菌株进行了有关药物最低抑菌浓度（minimum inhibitory concentration，MIC）值测定，最终结果显示伏立康唑的 MIC 值最低（图 29.4），为临床继续应用伏立康唑提供了强有力的依据。应用伏立康唑 6 日后，患者痰培养已无阿萨希毛孢子菌生长，及时复查胸部 CT[图 29.2（c）、图 29.2（d）]，与前片 [图 29.2（a）、图 29.2（b）] 比较，两肺炎症范围减小，复查血常规示白细胞总数降至正常范围，中性粒细胞计数降至 7.93×10^9/L，抗感染治疗有效，遂继续应用伏立康唑，并将甲泼尼龙逐渐减量至停用。2 周后，患者再次复查胸部 CT[图 29.2（e）、图 29.2（f）]，较前进一步好转，遂出院并居家口服伏立康唑治疗。

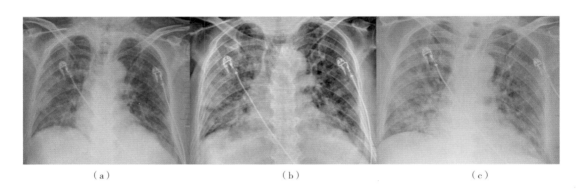

（a）   （b）   （c）

图 29.1　胸部 X 线片

（a）患者入院当天；（b）入院第 3 天；（c）及入院第 7 天

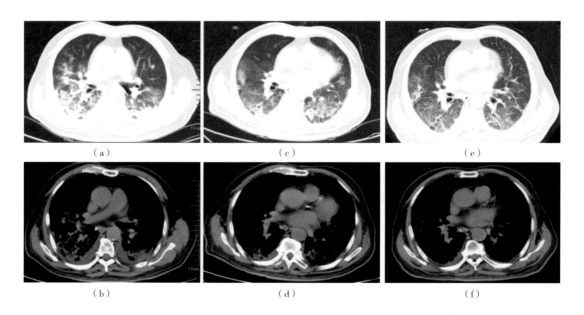

（a）   （c）   （e）

（b）   （d）   （f）

图 29.2　应用伏立康唑前后的胸部 CT 影像

（a）和（b）患者静点伏立康唑前；（c）和（d）静点伏立康唑 6 天后；（e）和（f）静点伏立康唑 3 周后

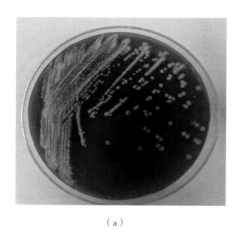

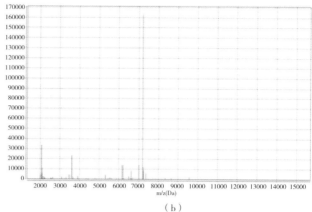

（a）   （b）

图 29.3　痰培养

（a）患者痰培养 24 h 后，选择可疑菌落于血琼脂平板上纯化，24 h 后生长出白色、干燥菌落，革兰氏染色为革兰氏阳性酵母样菌；（b）经 MOLDI-TOF MS 鉴定为：阿萨希毛孢子菌

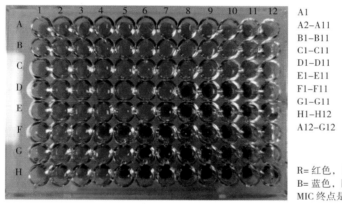

A1	阳性对照
A2–A11	阿尼芬净
B1–B11	米卡芬净
C1–C11	卡泊芬净
D1–D11	5-氟胞嘧啶
E1–E11	泊沙康唑
F1–F11	伏立康唑
G1–G11	伊曲康唑
H1–H12	氟康唑
A12–G12	两性霉素 B

R= 红色，阳性生长
B= 蓝色，阴性生长
MIC 终点是 8 μg/ml

图 29.4　MIC 值测定

相应药物的 MIC 值：阿尼芬净 ≥ 8 μg/mL；米卡芬净 ≥ 8 μg/mL；卡泊芬净 ≥ 8 μg/mL；5 氟胞嘧啶 8 μg/mL；泊沙康唑 0.5 μg/mL；伏立康唑 0.06 μg/mL；伊曲康唑 0.5 μg/mL；氟康唑 2 μg/mL；两性霉素 B 2 μg/mL

案例分析

1. 临床案例分析

在新型冠状病毒流行期间，大量患者并发侵袭性真菌感染，尽管其发病机制尚不完全清楚，但涉及由病毒、真菌和宿主免疫反应引起的多种因素。目前，COVID-19 相关侵袭性真菌感染最主要的 3 类真菌是曲霉菌、毛霉菌以及念珠菌，与此同时，新出现的非念珠菌、非隐球菌的酵母菌感染也呈上升趋势，其中毛孢子菌是主要病原体之一。

毛孢子菌主要分布于热带及某些温带地区，可以定植在皮肤、胃肠道及呼吸道，属于条件致病菌。毛孢子菌可引起浅表感染及侵袭性感染，其中侵袭性毛孢子菌病最常见于血液系统恶性肿瘤及免疫缺陷患者，其感染的危险因素包括中性粒细胞减少、器官移植、糖尿病、终末期肾病、广谱抗生素或糖皮质激素治疗、人类免疫缺陷病毒（human immunodeficiency virus，HIV）和侵入性医疗操作等，包括真菌血症、单个器官的感染和播散性毛孢子菌病。该案例中的患者来自海南省，属于热带地区，为毛孢子菌的分布区，案例具有典型的地域特征。该患者有糖尿病病史，且曾于当地持续使用广谱抗生素，为毛孢子菌侵袭感染的高危因素。因此，考虑患者入我院时即已存在COVID-19合并侵袭性毛孢子菌感染。近来，多篇文献也报道了COVID-19感染患者可出现侵袭性毛孢子菌病。

引起侵袭性毛孢子菌病的病原体中以阿萨希毛孢子菌最为常见，占比约46.7%~81.2%。由于侵袭性毛孢子菌病死亡风险高，对于疑似或确诊的感染都需要及时、快速地进行抗真菌治疗，但由于侵袭性毛孢子菌病发病率低、临床经验缺乏等原因，目前并无单独针对阿萨希毛孢子菌感染的临床治疗推荐，因此，系统抗真菌治疗十分具有挑战性。本案例患者最初确诊侵袭性肺毛孢子菌病时，临床医师并不知晓最佳的抗感染方案，通过与微生物实验室及时沟通，了解到对于阿萨希毛孢子菌，最佳的抗真菌治疗方案尚不明确，但根据大样本回顾性研究结果显示，经验性治疗支持选择伏立康唑单药治疗，且由于两性霉素B敏感率低，故不选择两性霉素B治疗。最终临床医师根据检验科医师的建议，选择静点伏立康唑。之后，临床医师查阅2021版《罕见酵母菌感染诊断和管理全球指南》，发现毛孢子菌对棘白霉素类药物固有耐药，唑类药物对毛孢子菌的MICs普遍低于两性霉素B，其中伏立康唑对阿萨希毛孢子菌的活性MIC最低，伊曲康唑、泊沙康唑和艾沙康唑的活性低于伏立康唑，而氟康唑的活性最低，这与我院检验科医师提供的药物MIC检测结果一致。正是检验主动与临床进行及时、有效的沟通，才使得临床医生能够在最短时间内启动正确的抗真菌靶向治疗，从而避免了延迟治疗及不恰当的用药。

2. 检验案例分析

本案例患者送检痰涂片找到大量竹节状分生孢子和菌丝，进而行痰培养，24 h后选择可疑菌落于血琼脂平板上纯化，培养24 h后生长出白色、干燥菌落，革兰氏染色为革兰氏阳性酵母样菌，经质谱鉴定为阿萨希毛孢子菌。初步报告，通知临床，并与临床沟通了关于阿萨希毛孢子菌抗感染方案的研究进展，同时建议临床送检深部痰标本再次行痰涂片和培养。再次证实为阿萨希毛孢子菌后，进行药敏试验（MIC），提示伏立康唑的MIC值最低，遂再次与临床沟通，提示临床伏立康唑可能是此菌株最有效的药物。

知识拓展

毛孢子菌病原学：毛孢子菌属包含多种类型，其中一些可引起头发和指甲大面积的局部感染，引起侵袭性感染的主要病原体是阿萨希毛孢子菌。毛孢子菌在体外以酵母样菌落的形式生长，然而，在体内也可以看到菌丝、假菌丝和关节孢子。

侵袭性毛孢子菌病发病机制：毛孢子菌通常存在于土壤和污水中，在极少数情况下可定植于人体的皮肤和胃肠道。大多数感染是通过吸入真菌或经中心静脉导管进入而引起的，系统性感染几乎只发生在免疫抑制的患者中，包括血液系统恶性肿瘤、中性粒细胞减少、接受实体器官移植或正在接受糖皮质激素治疗的患者。

侵袭性毛孢子菌病临床表现：播散性毛孢子菌病与侵袭性念珠菌病类似，真菌血症通常是感染的始发表现。肺炎、皮肤病变和菌血症很常见。皮肤病变初始表现为丘疹或结节，周围有红斑，并进展为中央坏死。慢性感染类似肝脾念珠菌病（慢性播散性念珠菌病）。

侵袭性毛孢子菌病诊断：系统性毛孢子菌病的诊断依赖于受累组织或血液中病原体培养阳性。皮肤病变的组织病理学检查显示酵母样、关节孢子和菌丝混合存在，可作为毛孢子菌病的早期诊断依据。

治疗和预后：毛孢子菌感染中，感染部位及患者基础免疫状态对于治疗反应和预后十分重要。造血干细胞及实体器官移植患者中，播散性感染发生率与死亡率高。确认感染后，所有患者均应尽快开始抗真菌治疗。对于毛孢子菌属，最佳的抗真菌治疗方案与疗程尚不十分明确，但根据大样本回顾性研究结果表明，经验性治疗支持选择伏立康唑单药治疗，由于两性霉素 B 敏感率低，故不选择两性霉素 B 治疗，而棘白菌素对毛孢子菌属无效。建议将临床菌株进行药物敏感试验，并根据体外药物敏感试验结果调整抗真菌治疗方案。当感染局限时，外科手术或清创去除病灶可以改善预后，在合适的患者中可以考虑。

案例总结

本案例患者为老年男性，存在糖尿病与脑梗死等基础疾病，入院前因新型冠状病毒感染致急性肺损伤，并长时间使用广谱抗生素，均为侵袭性肺真菌病高危因素。入院后多次送检痰涂片及痰培养，提示检出阿萨希毛孢子菌，结合临床症状及多次影像学结果支持侵袭性肺阿萨希毛孢子菌病。检验科主动与临床沟通，及时为临床提供抗阿萨希毛孢子菌治疗的循证医学数据，并尝试进行药敏试验，为临床制订最佳抗感染方案提供了强有力的依据，避免了临床延迟治疗及不恰当用药。

专家点评

　　患者自身存在多种侵袭性肺真菌病的高危因素，当出现真菌侵袭感染时，应及时根据药敏结果及相关指南选择抗真菌药，以降低侵袭性感染的病死率。当临床科室送检标本检出毛孢子菌等少见真菌时，检验科可以从循证医学角度及体外试验角度，与临床充分沟通，为临床尽早启动有效抗真菌治疗提供依据。还应注意接收临床治疗效果反馈，总结经验，从而为临床再次出现少见真菌感染时提供丰富、有效的参考意见。

参考文献

［1］CASALINI G，GIACOMELLI A，RIDOLFO A，et al. Invasive fungal infections complicating COVID-19：a narrative review［J］. J Fungi（Basel），2021，7（11）：921.

［2］NOBREGA DE ALMEIDA J J，MORENO L，FRANCISCO E C，et al. Trichosporon asahii superinfections in critically ill COVID-19 patients overexposed to antimicrobials and corticosteroids［J］. Mycoses，2021，64（8）：817-822.

［3］SEGRELLES-CALVO G，ARAÚJO G R S，LLOPIS-PASTOR E，et al. Trichosporon asahii as cause of nosocomial pneumonia in patient with COVID-19：A triple co-infection［J］. Arch Bronconeumol，2021，57：46-48.

［4］骆万婷. 青蒿素类单用及联合抗真菌药对阿萨希毛孢子菌的作用［D］. 广州：南方医科大学，2022.

30

流感相关肺曲霉菌病

作者：李金玲[1]，朱林燕[2]（重庆邮电大学附属重钢总医院，1 检验科；2 呼吸与危重症与医学科）

点评专家：陈莎娜（重庆邮电大学附属重钢总医院）

前　言

　　侵袭性肺曲霉菌病（invasive pulmonary aspergillosis，IPA）是一种严重的、危及生命的疾病，常发生于免疫功能缺陷患者。然而，IPA 也会影响免疫功能正常的患者，高危人群包括慢性阻塞性肺疾病的患者、急危重症患者等。流感相关肺曲霉菌病（influenza-associated pulmonary aspergillosis，IAPA）的临床表现及影像学常缺乏特异性，易漏诊、误诊，延误治疗，导致不良预后。本文介绍 1 例流感相关肺曲霉菌病，通过检验科和呼吸科的沟通与合作，达到了较好的治疗效果。

案例经过

　　患者，男性，59 岁。曾多次在我科住院，诊断为慢性阻塞性肺疾病，有较长的肺病基础史。因"反复咳嗽、咳痰、气喘 3 余年，加重 7 余天"于 2023 年 4 月 15 日入住我院。

　　入院查体：体温 36.5 ℃，呼吸 78 次 / 分，心率 22 次 / 分，血压 106/76 mmHg。神志清楚，热病容，喘累貌，口唇发绀，桶状胸，双肺听诊呼吸音降低，双肺可闻及散在干湿啰音，双下肢无水肿，其余未见明显异常。

　　实验室检查如下：

　　入院查呼吸道病原体五联检测、丙肝抗体、人类免疫缺陷病毒（HIV）抗体、梅毒非特异性试验均为阴性。

　　血气分析：pH 7.518 ↑，氧分压（PO_2）67 mmHg ↓，碱剩余（BE）4.8 mmol/L ↑，乳酸（LAC）2.1 mmol/L ↑，葡萄糖（Glu）7.8 mmol/L ↑，缓冲碱（BB）52.1 mmol/L ↑，实际碳酸氢盐（AB）28.4 mmol/L ↑，K^+ 2.71 mmol/L ↓，Ca^{2+} 1.07 mmol/L ↓。

血常规：红细胞计数（RBC）4.40×10^{12}/L，白细胞计数（WBC）19.12×10^9/L↑，血红蛋白（Hb）132 g/L，血小板计数（PLT）222×10^8/L，中性粒细胞（NEUT）17.78×10^9/L↑，淋巴细胞（LYM）0.34×10^9/L↓，C反应蛋白（CRP）78.96 mg/L↑。

凝血功能：D-二聚体（DD）2050 μg/L↑，纤维蛋白原（FIB）5.20 g/L↑。

生化：总蛋白（TP）57.2 g/L↓，白蛋白（ALB）34.6 g/L↓，前白蛋白（PAB）193 mg/L↓，5' 核苷酸酶（5'-NT）11.6 U/L↑；尿素 10.70 mmol/L↑；K^+ 2.05 mmol/L↓，Ca^{2+} 2.05 mmol/L↓；缺血修饰白蛋白（IMA）88.00 U/L↑。降钙素原（PCT）、N-末端脑钠肽前体（NTproBNP）未见异常。

结合影像学检查初步诊断：①慢性阻塞性肺病伴急性加重；②高血压病3级，极高危。

患者入院后结合初步诊断给予哌拉西林舒巴坦抗感染，倍他米松抗炎，以及相应对症治疗后患者仍感喘息。4月20日晚，患者出现发热，肺部CT提示双肺大片感染灶，送检微生物学病原体检测，痰培养结果提示铜绿假单胞菌感染，改抗生素为亚胺培南西司他汀 + 左氧氟沙星抗感染。但患者仍反复发热。4月24日改抗生素为美罗培南 + 万古霉素抗感染，于4月25日完善支气管镜检查，气管镜结果提示感染，灌洗液送细菌、真菌、结核分枝杆菌涂片，细菌培养，宏基因组二代测序（metagenomics next-generation sequencing，mNGS），GM试验检查，其中mNGS检出甲流、烟曲霉、耶氏肺孢子菌。停用美罗培南 + 万古霉素抗感染，予以伏立康唑 + 复方磺胺甲噁唑 + 奥司他韦抗真菌及病毒感染。病程中患者肝功能转氨酶异常，加用谷胱甘肽 + 双环醇保肝；D-D进行性升高，予以低分子肝素2500 U预防深静脉血栓。双下肢静脉超声声像图未见明显异常，肺动脉主干及其主要分支未见明显肺栓塞征象。抗感染治疗12 d后患者病情得到有效控制，出院后继续口服伏立康唑，一个多月后复查胸部CT，病灶较前吸收减少。患者各项检查指标结果变化见表30.1，胸部CT变化如图30.1所示，气管镜检查结果如图30.2所示，mNGS检测结果概览如图30.3所示。

表30.1　各项检查指标结果变化

检测项目	4月15日	4月20日	4月23日	4月24日	4月28日	5月2日	5月6日	5月11日	5月15日	参考值
血常规										
WBC（10^9/L）	19.12	15.67	13.17	16.15	12.35	11.27	8.93			3.5~9.5
NEUT（10^9/L）	17.78	13.94	12.03	14.76	10.88	9.70	7.24			1.8~6.3
LYMPH（10^9/L）	0.34	0.88	0.61	0.72	0.89	0.79	0.95			1.1~3.2
MONO（10^9/L）	0.99	0.81	0.50	0.62	0.42	0.67	0.65			0.1~0.6
RBC（10^{12}/L）	4.40	4.17	4.24	4.40	3.79	3.54	3.70			4.3~5.8
HBG（g/L）	132	125	125	131	111	102	107			130~175
PLT（10^9/L）	269	249	232	222	229	296	349			125~350
CRP（mg/L）	78.96	162.39	244.79	290.82	129.76	212.31	140.09			0~10

检测项目	4月15日	4月20日	4月23日	4月24日	4月28日	5月2日	5月6日	5月11日	5月15日	参考值
凝血功能										
D-Dimer（μg/L）	2050	1570	1640	1600	3770	5000	10030	5090	1880	0~1000
FDP（μg/mL）	5.20	4.60	4.90	4.80	8.50	11.60	21.90	12.30	5.10	0~5
生化										
AST（U/L）	21	74	16	35	99	25	49			9~50
ALT（U/L）	29	119	40	43	117	26	12			15~40
PCT（ng/mL）	0.04	0.09	0.46	0.42		0.23	0.16			<0.05
IL-6（pg/mL）			169.29	140.14		88.58	42.06			0~7
AFP（IU/mL）				3.70						0~5.81
CEA（ng/mL）				4.69						0~5
NSE（ng/mL）				12.54						0~16.3
Cyfra21-1（ng/mL）				1.73						0~3.3
血气										
pH		7.518		7.434	7.435	7.448	7.446			7.35~7.45
PO₂（mmHg）		67		64	72	61	64			88~100
PCO₂（mmHg）		35		34	33	33	32			35~45
SO₂（%）		97		96.4	95.8	94.2	95.3			91.9~99

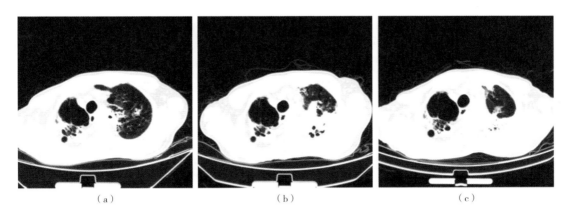

图 30.1　胸部 CT 变化

（a）2023-04-21 胸部 CT：①双肺气肿征，双肺多发肺大泡；②双肺大量感染性病变；③右侧胸膜增厚伴钙化；④主动脉及冠脉钙化；⑤扫描层面肝内低密度结节，囊肿可能。（b）2023-05-06 胸部 CT：①双肺气肿征、肺大泡；②双肺大量感染性病变，与 2023-04-21 片对比，右肺病灶较前稍吸收，左肺病灶范围较前增大、部分实变，建议随访复查；③右侧胸膜增厚伴钙化；④主动脉及冠脉钙化；⑤左侧胸腔少量积液；⑥右侧迷走锁骨动脉；⑦扫描层面肝内低密度结节，囊肿可能。（c）2023-06-18 胸部 CT：①双肺气肿、肺大泡；②双肺感染性病变，与 2023-05-06 片对比，病灶较前吸收减少，左肺病灶范围较前稍增大、部分实变，建议随访复查；③右侧胸膜增厚伴钙化；④主动脉及冠脉钙化；⑤左侧胸腔少量积液；⑥扫描层面肝低密度结节，囊肿可能。

检查图像

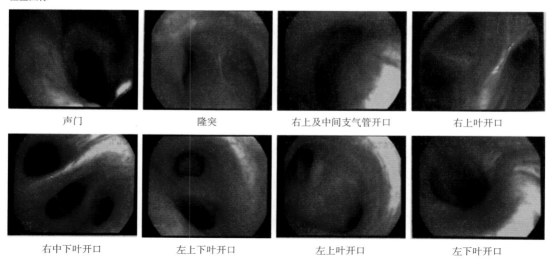

| 声门 | 隆突 | 右上及中间支气管开口 | 右上叶开口 |

| 右中下叶开口 | 左上下叶开口 | 左上叶开口 | 左下叶开口 |

图 30.2　气管镜检结果

　　2025-4-25 气管镜结果提示：见气管黏膜稍充血腔内可见白色黏稠分泌物，抽吸后见软骨环清晰，管腔通畅，隆突居中锐利。左右所见各级支气管开口可见较多白色黏稠脓性分泌物，予以吸尽后见黏膜红润，管腔通畅，未见新生物，峭无增宽，于双肺各段支气管开口反复生理盐水灌洗（着重灌洗左上叶尖后段及右下叶基底段开口），灌洗液送细菌真菌、结核分枝杆菌涂片，细菌培养，mNGS，GM 试验检查，术中术后监护生命体征无异常。

检测结果概览

关注微生物
（1）本次检测：—
（2）本次检测，检出真菌 2 种：耶氏肺孢子菌（RPM：947.63），烟曲霉（RPM：807.07）
（3）本次检测：—
（4）本次检测：—
（5）本次检测：—
（6）本次检测，检出 RNA 病毒 1 种：甲型流感病毒（RPM：90.68）
（7）本次检测：—

RPM： Reads Per Million Reads，每百万条序列中的序列数，指将数据量归一化后的微生物检出序列，规避了因数据量差异引起的序列数差异。

检测结果供参考，建议结合患者症状和其他临床检测结果进一步确认感染情况。

图 30.3　mNGS 检测结果概览

案例分析

　　1. 检验案例分析

　　根据微生物常规痰培养提示铜绿假单胞菌，该患者初始诊断慢性阻塞性肺疾病（chronic obstructive pulmonary disease，COPD）伴铜绿假单胞菌感染，但后续治疗效果不佳，几天后出现畏寒、发热，给予换药抗感染治疗后症状无改善，仍反复发热，中期患者 WBC、PCT 和 IL6 的升高提示机体存在其他病原体感染。实验室建议临床取肺部灌洗液做特殊病原体检测或者继续做常规微生物培养。最终肺泡灌洗液 mNGS 结果提示甲流、烟曲霉、耶氏肺孢子菌，明确了患者肺部感染为流感合并真菌感染，经积极治疗，病情得到较好的控制。值得注意的是，流感患者病情加重以及长期接受大量糖皮质激素治疗会使流感相关肺曲霉菌病发生率增高。本案例患者在初期治疗过程中使用了糖皮质激素，但是用量不大且用药时间不长，因此，糖皮质激素应该不是该患者 IAPA 的主要诱因。然而本案例患者有 COPD 病史，这类本身有肺部基础疾病的患者仍需特别留意流感继发的真菌感染。

2. 临床案例分析

本案例患者的特点：①中年男性，既往有结核病史、COPD 和高血压病史，长期使用含有吸入性糖皮质激素（inhaled corticosteroids，ICS）吸入剂控制症状，偶尔因急性发作住院应用静脉激素；②发病时间处于流感高发期；③此次发病表现为发热、喘、累、咳嗽加重，经抗感染和激素等治疗症状一度好转出院，但随后再次恶化伴持续发热入院；④体征：发热、喘累貌，口唇发绀，桶状胸，双肺未闻及湿啰音；⑤实验室检查如上述；⑥胸部 CT 多次提示双肺气肿征，双肺多发肺大泡，双肺大量感染性病变。

本案例是 1 例 COPD 患者咳嗽喘累加重伴发热的病例，患者突出的症状均为慢性阻塞性肺疾病急性加重期（acute exacerbation of chronic obstructive pulmonary disease，AECOPD）的常见临床表现，WBC、CRP 升高提示合并感染，患者经过积极的抗生素和支气管扩张剂治疗病情一度好转后再次恶化，此时应重新评估是否容易与 AECOPD 混淆的其他疾病，如耐药菌、病毒、结核分枝杆菌、非典型病原菌、真菌等非常规病原菌的感染性疾病，以及合并肺栓塞、心力衰竭、胸腔积液等非感染性疾病。近年来，发现非粒细胞缺乏宿主如 COPD、危重症患者亦是 IPA 的易感人群。因患者肺功能差，黏液纤毛清除功能受损，长期使用糖皮质激素及合并高血压的基础疾病，需警惕真菌感染，特别是气道内容易发生曲霉菌的定植。COPD 患者并发 IPA 的临床表现多缺乏特异性，反复发作难以纠正的呼吸困难可能是 COPD 患者感染曲霉菌的特点，特别是抗生素治疗无效的肺部感染伴随进行性呼吸困难的要警惕 COPD 合并 IPA 的可能。此类患者多有明显的支气管痉挛，部分患者出现痰量明显增多，少数患者伴发热。此类患者的肺部影像学改变呈多样性，特异性较差，以肺气肿或慢性支气管炎等基础疾病表现，可迅速进展为非特异性肺部实变和渗出，出现典型 IPA 特征性改变如晕轮征、新月征、曲霉菌球等。该患者发病时间为 4 月份，系流感病毒感染的高峰期，同时近几年暴发了新型冠状病毒感染，发热为病毒感染的常见症状，该患者有 COPD 病史，系感染高危人群。另外，患者血气分析提示低氧血症，肺泡 - 动脉血氧分压差增大，需警惕 COPD 合并肺栓塞的可能，需予以鉴别诊断。入院后我们在积极抗感染的同时送检微生物学标本进行病原体检测，并完善血浆 D-D、下肢静脉彩超等进一步除外栓塞性疾病。2023 年 4 月 25 日，气管镜检查提示感染，灌洗液 mNGS 检测提示烟曲霉、甲型流感、耶氏肺孢子菌，进一步证实了临床诊断，予以伏立康唑、复方磺胺甲噁唑、奥司他韦抗感染，随访复查胸部 CT 提示病情稳定，出院后继续口服伏立康唑继续治疗，半月后复查胸部 CT。

知识拓展

流感与曲霉菌感染关系密切，流感继发的真菌感染中排第一的是烟曲霉感染（17.8%）。流感病毒侵入呼吸系统，会导致人体对真菌的清除及防御能力减弱，从蛋白基质层面导致真菌的定植率和侵袭率升高，同时，病毒可通过破坏支气管黏膜、干扰黏液纤毛清除系统和影响白介素分泌，促进 IPA 发生。IAPA 于 1952 年首次被报道，2009 年 H1N1 型流感病毒大流行后，IAPA 才得到广泛关注。研究发现，H1N1 导致的肺部微生物学改变与过敏反应可能影响曲霉菌代谢，从而使曲霉菌生长速率增快、细胞壁厚度增加。因此，2018 年发布的《欧洲曲霉菌病的诊断和管理指南》明确将流感患者列为曲霉菌感染的高危人群。治疗流感的两大类抗病毒药物包括神经氨酸酶抑制剂和金刚烷类。目前美国食品药品监督管理局（food and drug administration，FDA）批准了 3 种神经氨酸酶抑制剂用于治疗流感：口服奥司他韦、吸入扎那米韦和静脉注射帕拉米韦。对于 IAPA 患者最常用的抗真菌药物为伏立康唑（三唑类）、两性霉素 B 或两性霉素 B 脂质体（多烯类）、棘白菌素类等，欧美国家的指南中均推荐伏立康唑为首选药物，重症患者推荐静脉给药。多烯类或三唑类药物与棘白菌素类早期联合应用可发挥协同作用。

案例总结

IPA 在病毒性肺炎患者中的报道日益增多，应引起检验与临床的重视。本案例患者治疗过程中起初抗感染效果不佳，中期感染加重，病原体不明，最终通过 mNGS 确定为流感病毒合并烟曲霉感染，为后续治疗提供指导、支撑作用。鉴于流感合并侵袭性真菌感染的高发病率、高死亡率，针对重型/危重型流感患者，特别是免疫力低下或者接受了大量糖皮质激素治疗的，应早期开展真菌筛查，建议早检测、早诊断、早治疗，提高患者的治愈率与生存率。

专家点评

流感相关肺曲霉菌病缺乏特异性的影像学特征，多种微生物学方法包括下呼吸道标本培养、血清 GM 试验均是有效的诊断方法。传统病原学检测手段在感染性疾病诊断过程中表现出良好的应用价值，二代测序技术在疑难少见病原体诊断中也发挥出巨大优势。侵袭性肺曲霉菌病往往进展较快，如治疗不及时，患者预后较差。IPA 的易感人群除了免疫系统缺陷患者，还包括肺部本身存在基础疾病的患者，本案例 COPD 患者诊断为流感合并侵袭性肺曲霉菌病，并将抗细菌感染治疗改为抗病毒和抗真菌治疗后，治疗效果显著。这提示我们将免疫学、传统病原学以及分子检测手段合理应用，相辅相成，能更好地为临床在感染性疾病的诊断中提供参考依据，及早用药，提高患者的治愈率和生存率。

参考文献

［1］ BEUMER M C，KOCH R M，VAN BEUNINGEN D，et al. Influenza virus and factors that are associated with ICU admission，pulmonary co-infections and ICU mortality［J］. J Crit Care，2019，50：59-65.

［2］ BRIARD B，MISLIN G L A，LATGÉ J P，et al. Interactions between Aspergillus fumigatus and pulmonary bacteria：current state of the field，new data，and future perspective［J］. J Fungi（Basel），2019，5（2）：48.

［3］ MARTIN-LOECHES I，SCHULTZ J M，VINCENT J L，et al. Increased incidence of co-infection in critically ill patients with influenza［J］. Intensive Care Med，2017，43（1）：48-58.

［4］ DANDACHI D. VIRAL PNEUMONIA：etiologies and treatment［J］. J Investig Med，2018，66（6）：957-965.

［5］ ULLMANN A J，AGUADO J M，ARIKAN-AKDAGLI S，et al. Diagnosis and management of Aspergillus diseases：executive summary of the 2017 ESCMID-ECMM-ERS guideline［J］. Clin Microbiol Infect，2018，24（Suppl 1）：e1-e38.

［6］ PATTERSON T F，THOMPSON G R，DENNING D W，et al. Practice guidelines for the diagnosis and management of aspergillosis 2016 update by the Infectious Diseases Society of America［J］. Clin Infect Dis，2016，63（4）：e1-e60.

31

艾滋病合并马尔尼菲篮状菌病

作者：吴良燕[1]，陆贞妮[1]，冯金[1]，罗文婷[2]（柳州市柳铁中心医院，1检验科；2感染科）

点评专家：陈贤华（柳州市柳铁中心医院）

前 言

马尔尼菲篮状菌（Talaromyces marneffei，TM），原名马尔尼菲青霉菌（Penicillium marneffei），是条件致病性真菌，主要感染免疫缺陷人群，尤其是艾滋病患者，从而引起马尔尼菲篮状菌病（talaromycosis marneffei，TSM）。该病是我国南方地区和东南亚国家获得性免疫缺陷综合征（acquired immunedeficiency syndrome，AIDS）患者最常见的机会性真菌感染疾病，临床一般表现为发热，无特征性，血液系统表现为贫血、血小板减少，易误诊。目前确诊依旧依靠病原学培养，但培养一般需要 7~10 d，早期诊断困难。TM 是迄今为止少数能使人致病的青霉菌之一，该病菌常浸入血管侵蚀骨髓组织，血涂片染色镜检是早期发现马尔尼菲篮状菌的手段之一，培养具有早期诊断的特点。从事形态学工作者需对马尔尼菲篮状菌的特点有深刻印象，为疾病诊疗提供方向性依据。

案例经过

患者，女，65 岁。因"腹痛、腹泻 1 周，血尿 3 天"收入院。既往有急性肝炎病史、痔疮病史、艾滋病史，入院前 1 周无明显诱因出现腹痛、腹泻，腹痛表现为持续性绞痛，腹泻每天 10~20 次，解黄色水样便，大便量不详，不伴恶心、呕吐，无寒战、发热，伴头晕、胃纳差，进食量明显减少，每日进食 20~30 mL 稀饭，家属自行给予其服用土霉素、藿香正气水、葡萄糖等药物后无明显好转，入院前 3 天前出现肉眼血尿，不伴尿频、尿急、尿痛，腹痛程度较前加重，为进一步诊治来我院就诊，门诊拟"便血、艾滋病、血尿"收治入院，患者精神、饮食、睡眠欠佳，体重具体变化不详。否认高血压、心脏病及糖尿病病史。查体：体温 36.5 ℃，心率 82 次/分，呼吸 20 次/分，血压 105/65 mmHg。

患者血常规标本由迈瑞 BC-6900 血球仪自动进样模式进行检测，仪器报警未成熟粒细胞及嗜碱性粒细胞，DIFF 散点图异常（图 31.1），触发复检规则进行涂片复检。血小板形态大致正常，数量减少，有核左移的现象，以晚幼粒和杆状为主，无意间发现细胞间单个散在分布物质，仔细确认并不是血小板，在一个中性粒细胞内也发现该类物质，形似"斗鸡眼"及"一河两岸"，符合马尔尼菲篮状菌形态学特征（图 31.2、图 31.3）。确认后给临床致电提示，并报告找到疑似马尔尼菲篮状菌，建议完善血培养、真菌葡聚糖、细菌内毒素等相关病原学检查。

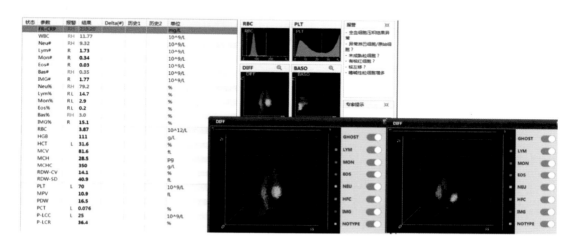

图 31.1　DIFF 散点图

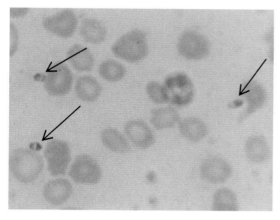

图 31.2　"斗鸡眼"形状

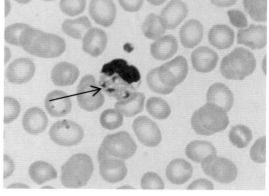

图 31.3　"一河两案"形状

　　实验室检查结果如下：

　　血常规：白细胞计数（WBC）11.77×10⁹/L，血红蛋白（Hb）111 g/L，红细胞计数（RBC）3.87×10¹²/L，血小板计数（PLT）70×10⁹/L，C 反应蛋白（CRP）219.20 mg/L，

血沉（ESR）71 mm/h，镜检幼稚细胞 17%，报告可见疑似马尔尼菲篮状菌。

尿常规：隐血（+），红细胞 4 653/μL，红细胞未离心镜检 >50/hp。

大便常规：轮状及腺病毒阴性，隐血 OB 阳性。

弥漫性血管内凝血（DIC）全套：纤维蛋白降解产物（FDP）114.6 mg/L，D- 二聚体（DD）19800 μg/L，其余正常。

生化：脂肪酶（LIP）65 U/L，α- 淀粉酶（α-AMY）143 U/L，谷丙转氨酶（ALT）92 U/L，Na^+122.7 mmol/L，Cl-84.6 mmol/L，尿素 26.85 mmol/L，肌酐（Cr）181 μmol/L，尿酸（UA）745 μmol/L，胱抑素 C（Cys-C）2.27 mg/L，肌酐清除率（Ccr）31.1 mL/min，肌酸激酶（CK）31 IU/L，乳酸脱氢酶（LDH）1023 IU/L，α- 羟丁酸脱氢酶（α-HBDH）668 IU/L。

免疫：HIV 抗体阳性（经确认），CD4+T 淋巴绝对数 3 个 / μL，CD8+T 淋巴绝对数 119 个 / μL。

细菌学：真菌葡聚糖总含量 1156.6 pg/mL，革兰氏阴性菌脂多糖总量 0.701 EU/mL，血培养阳性，真菌培养及鉴定（仪器法）检出马尔尼菲篮状菌。

其他检查：彩超提示：①胆囊内稍高回声（胆囊多发赘生物？）；②右肾内强回声团（结石？）；③肝、胰、脾、左肾未见明显异常声像。

心电图提示：窦性心动过速。

案例分析

1. 检验案例分析

患者血常规标本检测，仪器 BC-6900 血球仪报警未成熟粒细胞及嗜碱性粒细胞增高，DIFF 散点图异常触发复检规则进行涂片复检，镜下可见幼稚细胞、中性粒细胞吞噬 TM 现象，嗜碱性粒细胞增高，也可能是吞噬"菲菲"的中性粒细胞不被嗜碱溶血素溶解所致。提示临床，开始探寻马尔尼菲篮状菌之秘，展开马尔尼菲篮状菌之旅，为辅助临床早期诊断提供客观事实相关性依据。

患者抽血检测真菌葡聚糖总含量 1156.6 pg/mL，革兰氏阴性菌脂多糖总含量 0.701 EU/mL，两者均高，提示支持真菌感染。于入院第 3 天采集外周血各 10 mL 分别注入需氧和厌氧血培养瓶进行培养，厌氧瓶报阳时间为 43 h（图 31.4）。直接涂片革兰氏染色见真菌菌丝（图 31.5、图 31.6），点种 SDA 平板，分别置 25 ℃和 35 ℃培养。3 d 后 25 ℃ SDA 平板产红色色素，表面呈淡红色绒毛状，而 35 ℃ SDA 平板培养 4 d 后为酒红色酵母样菌落（图 31.7）。显微镜下，25 ℃培养标本可见分支分隔菌丝体，分生孢子表面光滑，有典型帚状枝（图 31.8）；35 ℃培养标本可见圆形、椭圆形的酵母样细胞，部分略弯曲，有横隔，呈腊肠状（图 31.9）。根据以上特点可鉴定为 TM。

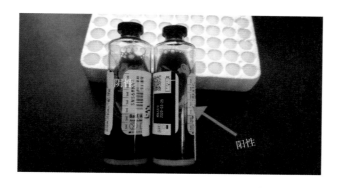

图 31.4　厌氧瓶报阳

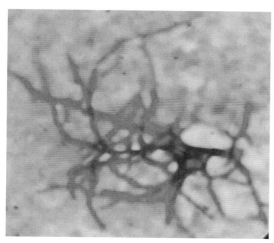

图 31.5　真菌菌丝

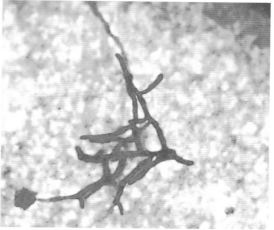

图 31.6　真菌菌丝

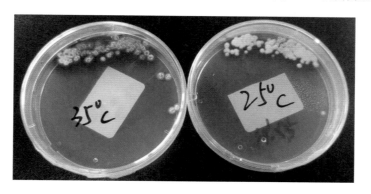

图 31.7　25 ℃和 35 ℃的 SDA 平板培养结果

　　外周血涂片检出疑似马尔菲尼篮状菌并及时通知临床，结合患者本身存在 AIDS，主任医师查房后结合患者病史、体格以及辅助检查结果考虑 TM 感染，立即使用两性霉

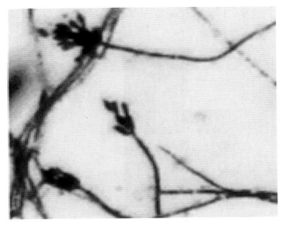 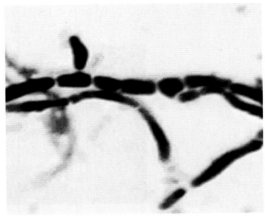

图 31.8　25 ℃培养标本在显微镜下的形状　　　图 31.9　35 ℃培养标本在显微镜下的形状

素 B 治疗，治疗 3 天后，各项指标有所下降，病情有所好转，治疗前后对比见表 31.1。遗憾的是，患者因抗病毒药物过敏未服用 HIV 抗病毒药物，免疫力低下，PLT 进行性减少，感染控制欠佳，家属不同意输注血小板治疗，患者自行拔胃管，不同意重新插胃管。后由于患者病情逐渐加重，多脏器衰竭，入抢救室，给予吸氧、补液、开放静脉通路、心电监护，患者家属决定放弃药物及有创抢救措施。患者于入院 22 天后死亡。

表 31.1　治疗前后血常规结果对比

项目	治疗前	治疗后	Deltas 值	单位	参考值
白细胞	11.77	8.18	−3.59	10^9/L	3.50~10.00
中性粒细胞	9.32	7.78	−1.54	10^9/L	1.80~6.30
淋巴细胞	1.73	0.23	−1.50	10^9/L	1.10~3.20
单核细胞	0.34	0.07	−0.27	10^9/L	0.10~0.60
嗜酸性粒细胞	0.03	0.05	0.02	10^9/L	0.02~0.52
嗜碱性粒细胞	0.35	0.05	−0.30	10^9/L	0.0~0.06
中性粒细胞百分比	79.2	95.2	16.0	%	50.0~70.0
淋巴细胞百分比	14.7	2.8	−11.9	%	20.0~50.0
单核细胞百分比	2.9	0.8	−2.1	%	3.0~10.0
嗜酸性粒细胞百分比	0.2	0.6	0.4	%	0.4~8.0
嗜碱性粒细胞百分比	3.0	0.6	−2.4	%	0.0~1.0
幼稚细胞百分比	15.1	7.4	7.7	%	0.0~2.0
疑似马尔尼菲篮状菌	少量	未见	—	—	—

TSM 的临床表现复杂多样，缺乏特异性，胸部影像学多见异常，容易与结核、肺孢子菌肺炎（pneumocystis carinii pneumonia，PCP）等感染混淆。诊断 TSM 的金标准是培养，

但耗时长且疾病早期培养阳性率不高。在艾滋病早期或无基础疾病合并 TSM 的患者中，组织学上表现为肉芽肿病变，而临床症状有发热及体重下降等与肺结核有相似之处，容易造成误诊。因此，外周血涂片中检出病原体为 TSM 的确诊提供了理论依据。血涂片以其速度快、损伤小的特点也为早期诊断马尔菲尼篮状菌提供了可能。但需要检验人员加强识别马尔菲尼篮状菌形态能力，特别是腊肠样的菌体及其中部不着色的横隔是其典型特征，并与荚膜组织胞浆菌、杜利小体等细胞内病原体进行鉴别诊断。

2. 临床案例分析

患者入院后完善血常规提示血涂片可见少量疑似马尔尼菲蓝状菌。输血前四项：HIV 抗体待确定，其余项阴性。PCT 4.04 ng/mL，高于正常值。床边腹部彩超提示：胆囊内稍高回声（胆囊多发赘生物？）；右肾内强回声团（结石？）；肝、胰、脾、左肾未见明显异常声像。心电图提示：窦性心动过速。主任医师查房后指出：结合患者病史、查体和辅助检查，诊断：①马尔尼菲篮状菌感染？②艾滋病；③肝功能不全；④肾功能不全；⑤电解质代谢紊乱：低钠低氯血症；⑥低蛋白血症；⑦高脂血症；⑧右肾结石。患者血常规提示白细胞、中性粒细胞百分比、超敏 C 反应蛋白、C 反应蛋白均升高，支持炎症，血常规血涂片可见马尔尼菲篮状菌，提供方向性指导诊疗意见。结合患者存在艾滋病，未规律服用抗病毒药物，易并发机会性感染，本次入院后查肝肾功能异常，考虑马尔尼菲青霉菌感染可能性大，需使用两性霉素 B 抗真菌治疗。联系医务科申请特殊使用级抗菌药物会诊，并完善血培养、真菌葡聚糖、细菌内毒素等检查进一步明确，其余继续抗感染、补充氯化钠、护肝、护肾等对症治疗。完善以上检查，患者查真菌葡聚糖及革兰氏阴性菌脂多糖总含量均升高，真菌葡聚糖升高明显，支持真菌感染，血涂片可见疑似马尔尼菲篮状菌，血培养出菌丝，高度怀疑马尔尼菲青霉菌感染，真菌培养及鉴定（仪器法）检出马尔尼菲篮状菌。诊断明确，继续使用两性霉素 B 抗真菌治疗有所改善。患者因抗病毒药物过敏未服用 HIV 抗病毒药物，免疫力低下，感胸闷不适，完善血气分析，并复查血生化了解机体内环境情况，其余继续抗感染、止血、抑酸护胃、补液等治疗，观察病情变化。患者艾滋病晚期、病情重，血小板明显减少，免疫功能低下，感染控制欠佳，家属不同意输注血小板治疗，后由于患者病情逐渐加重，多脏器衰竭，家属决定放弃药物及有创抢救措施。

知识拓展

目前各医院检验科均采用现代化先进全自动血细胞分析仪或流水线，可得到准确的检测参数，但仍不能准确鉴别全部血细胞形态，特别是血细胞胞质内容物。检验形态人应准确识别及鉴别，有效辅助临床诊断。

马尔尼菲篮状菌的特点：菌体呈圆形或椭圆形，晚期呈腊肠形。核染紫红色，胞核1~2个。两核之间易见一明显透明横隔，横隔形似一条河隔开了两岸，被形象地称为"一河两岸"。早期仅1个核时常偏位，近核处呈浅白色似眼角膜，恰似"斗鸡眼"。

马尔尼菲篮状菌是青霉菌中唯一的呈温度双相型的致病真菌，即25 ℃时为菌丝相，37 ℃时为酵母相。主要是侵犯单核吞噬细胞系统，即肺、肝、肠淋巴组织、淋巴结、脾、骨髓、肾和扁桃体等，以肺及肝最为严重。只要个体免疫系统缺陷，它就会侵入机体，在营养丰富的深部组织器官生长繁殖，造成器官损伤。桑葚状细胞团、腊肠状细胞和横壁三大特点是在组织中生长的形态学特征。流行于东南亚及我国云南和两广地区。感染高危人群，如HIV/AIDS患者、器官移植或造血干细胞移植患者、IFN-γ 抗体阳性患者、吸食新型毒品等，有效治疗药物包括两性霉素B、伏立康唑、伊曲康唑等。

荚膜组织胞浆菌的特点：以美洲型为多见，直径2~4 μm，卵圆形、芽生、有荚膜的孢子，一端较尖，一端较圆，周围有一个似荚膜的亮圈，通常寄生于巨噬细胞内、单核细胞、中性粒细胞内或细胞外，有时在组织细胞外，多聚集成群。

荚膜组织胞浆菌为双相型真菌，环境温度低于35 ℃时，以霉菌形式（菌丝相）存在，形成球形小分生孢子（直径2~6 μm）；在组织内温度为35~37 ℃时，则形成酵母型（组织相）。系土壤腐生菌，鸟粪和蝙蝠粪是重要的病菌载体，故常生长于洞穴、学校操场、鸡舍、鸟巢、腐木和陈旧的建筑中。搅动这些场所会导致孢子的吸入而引起感染，也可经皮肤、胃肠黏膜感染。主要流行于美洲大陆、东南亚、非洲等。本病临床表现多样，以发热、肝脾肿大、血细胞减少为多见，确诊需病原学证据。人群普遍易感，尤以免疫缺陷者、婴幼儿和老年患者最为多见，男性多于女性。有效治疗药物包括两性霉素B、脂质体两性霉素B、两性霉素B脂质复合物以及伊曲康唑等。建议轻中度患者首选伊曲康唑治疗，重症患者首选两性霉素B。

利杜体的特点：通常被巨噬细胞吞噬，呈圆形或椭圆形。胞质淡蓝色，胞膜薄，有一个较大的核，圆形团块状，呈紫红色，位于虫体的一侧。动基体位于核旁，细小、杆状、着色较深，形似"船尾一把小雨伞"。

利杜体即黑热病的病原体，又称为杜氏利什曼原虫感染。黑热病潜伏期一般为3~6个月，主要表现为长期不规则发热、脾脏肿大、贫血、消瘦、全血细胞减少、血清球蛋白增加。有时皮肤可出现斑丘疹、红斑或色素减退斑，感染较重的患者面部、四肢等处皮肤逐渐呈暗黑色，如果感染较重，有些患者的皮肤会变黑，所以称为黑热病。黑热病的传播媒介是白蛉，白蛉叮咬的黑热病患者、病犬以及某些野生动物后，即可感染利什曼原虫。当带虫的白蛉再次叮咬人时，人就会被感染。目前常用药物有两性霉素B、5价锑制剂、葡萄糖酸锑钠等。以上3种特征要点鉴别如图31.10所示。

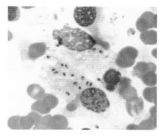 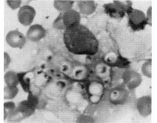 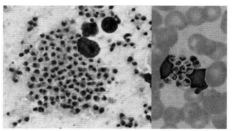

（a）利杜体　　　　　　　（b）荚膜组织胞浆菌　　　　　　　（c）马尔尼菲篮状菌

图 31.10　利杜体、荚膜组织胞浆菌、马尔尼菲篮状菌的特征要点鉴别

案例总结

本案例患者为艾滋病合并 TSM，其本身健康状况较差，感染的症状又被其他病症表现所掩盖。外周血中出现少量的菌体被检出，发现疾病的"真凶"，在一定程度上给予临床早期预警，及时尽快干预治疗。TSM 起病隐匿，易导致全身播散性感染，若治疗不及时，死亡率高达 91.3%，即使接受抗真菌治疗，死亡率仍可达 26.7%。有研究指出，对 TM 感染早期予以抗真菌及艾滋病 ART 治疗，病情将得以好转，因此，TM 的早期发现对改善疾病预后极为重要。在本案例中，临检工作人员多方联合分析：SF-Cube 技术给予我们提示信息，帮助分析样本，血常规参数结果 + 散点图形 + 仪器报警，提示宏观性的异常，如果只简单看项目结果数值的高低，没有结合仪器的报警和散点图形分析，可能就会造成误诊、漏诊。完善的血常规显微镜复检规则，能够从大量的临床送检标本中筛出异常，通过微观镜检阅片确认标本异常的性质，减少漏检、误诊，保证检验结果的准确性，同时也能够有效缩短临床诊疗时间，便于临床后期完善相关检测明确诊断。检验科应多与临床沟通，把有效价值的信息及时传递提示临床，方便临床全面掌握患者情况，以采取有效的应对措施，让每一份报告单在临床的诊断治疗工作中起到重要的作用，从"数值化"向"文字化"转型，提高检验报告及备注建议"含金量"。

专家点评

马尔尼菲篮状菌形态特征似"斗鸡眼"及"一河两岸"，且是篮状属中唯一具有温度依赖的双向菌。目前在疾病诊治中，检验项目多元化，常规项目检测可以为我们筛选出宏观性异常，镜检手段属于微观性的"侦查"，明确诊断需要结合临床及综合各项检测手段，包括结合病原学培养、质谱、测序等，但是形态学起导航作用，能够较早地发现线索，指引临床诊断及鉴别诊断方向。从实验室的角度出发，作为检验人，形态学是基础，镜检不能丢，勿让实验室复检规则形同虚设。本案例通向疾病查因的道路上，形态学犹如基建的基石至关重要。同时 TM 应与其他内含物进行鉴别，正确识别内容物，首先就能排除杜氏利什曼原虫感染，为该疾病诊断排除寄生虫感染，缩小病因范围，结合病原学最终明确诊断。细胞形态学检验者要不断学习各专业的理论知识，积累细胞形态学实战经验，提高鉴别诊断能力。日常工作中，做好一名疾病战场上合格的检验"侦查兵"，遇到问题、发现问题及时与临床沟通联系，把信息传递给临床，方便临床全面掌握患者情况，采取必要的治疗措施。

本案例一经发现就及时与临床医生进行了全面、深入的沟通，说明检验与临床经常、及时、有效沟通的必要性。

参考文献

［1］HUANG X，HE G，LU S，et al. Role of Rhizomys pruinosus as a natural animal host of Penicillium marneffei in Guangdong，China［J］. Microb Biotechnol，2015，8（4）：659-664.

［2］刘莉，张仁芳，沈银忠，等. 首次住院艾滋病患者机会性感染的特点［J］. 中华传染病杂志，2013，31（2）：97-100.

［3］HU Y，ZHANG J，LI X，et al. Penicillium marneffei infection：an emerging disease in mainland China［J］.Mycopathologla，2013，175（1-2）：57-67.

［4］卢业成，郑师陵，陈万山，等. 骨髓检查在艾滋病合并播散性玛尔妮菲青霉菌感染早期诊断中的应用［J］. 中华临床感染病杂志，2008，1（2）：69-72.

［5］徐志平，严立，彭丽，等. 误诊为肺结核的马尔尼菲青霉菌病2例并文献复习［J］. 第三军医大学学报，2016，38（14）：1686-1689.

［6］刘桂红，顾莹莹，姜桔红，等. 播散性马尔尼菲青霉病累及中枢神经系统1例并文献复习［J］. 临床与实验病理学杂志，2012，28（5）：573-575.

［7］黄舒，邱跃灵，钱树苑，等. 马尔尼菲青霉病1例并文献复习［J］. 临床肺科杂志，2018，23（2）：378-380.

32

面部孢子丝菌感染

作者： 张为利[1]，庄凯文[2]，舒玲[1]，陈知行[1]（四川大学华西医院，1 实验医学科；2 皮肤科）

点评专家： 肖玉玲（四川大学华西医院）

前　言

孢子丝菌病（sporotrichosis）是由真菌申克孢子丝菌复合体（sporothrix schenckii complex，简称"孢子丝菌"）感染引起的，是皮肤科常见的深部真菌感染性疾病。孢子丝菌是一种与温度有关的双相真菌，在 28 ℃条件下培养为菌丝相菌落，在 35 ℃条件下为酵母相菌落。引起一种世界范围内的皮肤或皮下孢子丝菌病，广泛存在于世界各地的泥苔藓、腐烂的植被和土壤中，是重要的人类和动物致病菌。传统微生物学检验对于孢子丝菌病的诊断与治疗至关重要。

案例经过

患者，女性，50 岁，因"额面部红斑、丘疹、溃疡 4 余年"就诊。2018 年 12 月初，患者无明显诱因出现面部红斑、丘疹，部分丘疹融合形成斑块，上述皮疹逐渐增多，累及额部皮肤。部分丘疹及斑块表面出现脓点及坏死，破溃后形成溃疡，伴大量脓性分泌物，上述皮损迁延不愈，无明显疼痛、瘙痒，无发热、咳嗽、头晕、头痛等。

2019 年 1 月 1 日，患者首次就诊于当地医院皮肤科，被经验性诊断真菌感染（具体不详），口服伊曲康唑治疗 3 月余后，病情好转，面部皮损明显消退，患者自行停止治疗。

2020 年 6 月，患者上述病情复发，曾于多家医院就诊，诊断为"系统性红斑狼疮？""真菌感染？""皮肤肿瘤？"等，具体治疗不详，患者病情未见明显好转。

2023 年 3 月 15 日，患者为求进一步诊治再次就诊于我院。患者否认外伤史。皮肤专科查体：左面部可见一鸽蛋大小红斑、溃疡，表面附着厚痂。

血常规：红细胞计数（RBC）5.14×10^{12}/L，血红蛋白（Hb）152 g/L，红细胞比

容（HCT）0.49 L/L，平均红细胞血红蛋白浓度（MCHC）313 g/L，其余无明显异常。肝功能未见明显异常。

病理学检查左面部皮肤组织：大部分表皮缺失，真皮全层弥漫混合炎细胞浸润，主要为浆细胞及淋巴细胞浸润，可见少量中性粒细胞，真皮内纤维结缔组织增生（图32.1、图32.2）。

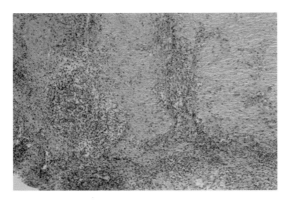

图 32.1　HE 染色（×400）

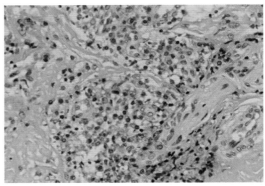

图 32.2　HE 染色（×1000）

微生物学检查：

①结核感染 T 细胞 γ 干扰素释放试验：TB-IGRA（T-N）1.18 pg/mL，结果判断为阴性。

②真菌直接镜检和革兰氏染色：阴性。后续补充六胺银染色（病理组织）：查见极少真菌孢子（+）（图32.3）。

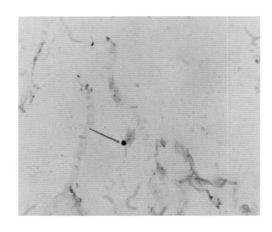

图 32.3　病理组织（六胺银染色，×1000）

③ MALDI-TOF MS 质谱鉴定：申克孢子丝菌复合群（图32.4），分数为 2.13。从菌落中提取该菌株 DNA，用 PCR 核糖体内部转录间隔区（Ribosomal Internal Transcribed Spacer，ITS）测序提示：球形孢子丝菌（100% 的相似性）。

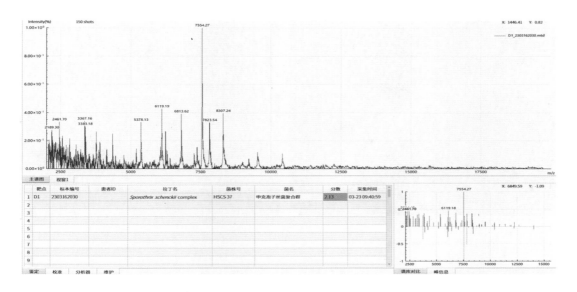

图 32.4　MALDI-TOF MS 质谱鉴定图

④分泌物培养：室温时为菌丝相生长，28 ℃生长迅速，初为灰褐色至黑色湿润、光滑、酵母样菌落，很快菌落形成有皱褶、绒毛样菌落（图 32.5）。35 ℃呈酵母样相生长（图 32.6）。

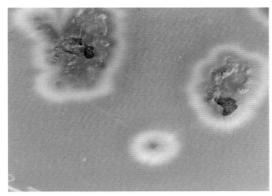

图 32.5　菌丝相（PDA 28 ℃，8 d）　　　图 32.6　酵母相（PDA 35 ℃，8 d）

⑤培养镜检特征：菌丝相可见纤细分支分隔菌丝，分生孢子梗由菌丝侧呈锐角长出，纤细而长，顶端变尖，分生孢子球形、椭圆形，如花朵样，分生孢子大小不等（图 32.7）。另一类分生孢子球形或三角形，合轴排列于菌丝四周，称为套袖状菌丝（图 32.8）。

⑥小培养 6 d 后处理的电镜扫描（图 32.9、图 32.10）。

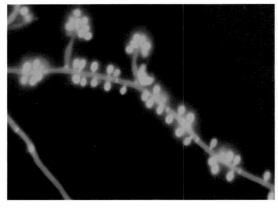
图 32.7　一类分生孢子形态

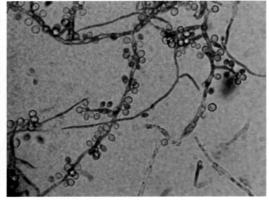
图 32.8　另一类分生孢子形态

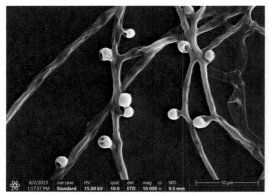
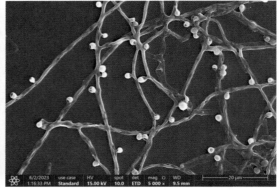
图 32.9　小培养 6 d 后处理的电镜扫描（×15000）图 32.10　小培养 6 d 后处理的电镜扫描（×15000）

　　2023 年 3 月 15 日，临床进行经验性用药给予伊曲康唑胶囊口服 200 mg qd 和标本分泌物真菌培养，六胺银染色发现真菌孢子。3 月 23 日，真菌室培养出丝状真菌，MALDI-TOF MS 质谱鉴定为申克孢子菌复合群，并转 PDA 分别于 28 ℃和 35 ℃培养，棉兰染色、荧光染色和电镜扫描均符合传统的申克孢子菌复合群形态，基因测序为球形孢子丝菌，患者遵医嘱服用伊曲康唑效果明显，症状缓解。患者治疗前后对比如图 32.11 所示。

案例分析

　　1. 临床案例分析

　　本案例患者为中年女性，发病缓，病程长，其皮疹发生于额面部，分布对称，以红斑、丘疹、溃疡为主，无明显自觉症状。因此，首先排查好发于颜面部的疾病，包括系统性

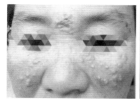
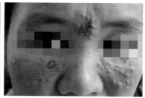

2019 年 1 月未经治疗　　　　　　　　2019 年 5 月经伊曲康唑治疗 3 月

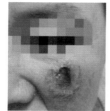
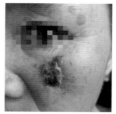
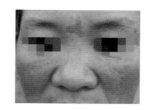

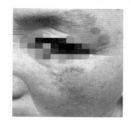

2023 年 3 月未经治疗　　　　　　　2023 年 4 月经清创口服伊曲康
　　　　　　　　　　　　　　　　唑＋外用莫匹罗星软膏治疗 1 月

图 32.11　患者治疗前后对比图

红斑狼疮、颜面播散性粟粒性狼疮、玫瑰痤疮、坏疽性脓皮病、皮肤结核等。此外患者曾口服伊曲康唑治疗有效，皮肤真菌感染亦有可能，但皮肤感染性疾病多以单侧为主，同时双侧感染且对称分布的病例相对少见。为进一步明确诊断，需要完善血常规、生化、结核感染 T 细胞 γ 干扰素释放试验、胸部 CT 及皮肤病理活检，同时将活检组织进行细菌、真菌及分枝杆菌涂片和培养。最终组织病理的六胺银染色提示真菌孢子阳性，真菌培养长出了灰白色的菌落，室温时为菌丝相生长，28 ℃生长迅速，初为灰褐色至黑色、湿润、光滑、酵母样菌落，很快菌落形成有皱褶、绒毛样菌落。35 ℃呈酵母样相生长。质谱鉴定为申克孢子菌复合群，棉兰染色、荧光染色和电镜扫描均符合传统的申克孢子丝菌形态，基因测序为球形孢子丝菌。最终诊断为孢子丝菌病，治疗上给予患者口服伊曲康唑（斯皮仁诺）200 mg qd，餐后纯牛奶送服。治疗 1 月余后患者病情好转，面部皮疹明显消退。

2. 检验案例分析

孢子丝菌病最常见于参加户外工作的个体，如园林绿化、农作物和树木种植，该患者职业为果农。针对患者面部皮肤感染的临床表现，对病变部位分泌物进行真菌培养。根据培养物的菌落形态，温度双相性转变特征，以及显微镜下分生孢子以合轴方式产孢、小分生孢子"呈花瓣样""袖套状"特点，形态学初步鉴定为传统意义上的申克孢子丝菌。同时通过 MALDI-TOF MS 质谱对培养物鉴定为申克孢子丝菌复合群，再通过分子生物学，PCR 测序最终鉴定为球形孢子丝菌。整个检验过程，根据患者的临床特点结合真菌形态学鉴定以及分子学方法可明确该患者为孢子丝菌导致的面部感染。

知识拓展

孢子丝菌的感染和分布表现出一定的全球性，在欧洲、美洲、非洲、亚洲均有被发现，以热带和亚热带地区为主。在我国，以东北地区流行最为严重。

孢子丝菌病最常见于参加户外工作的个体，如园林绿化、农作物和树木种植，受感染的动物也可将孢子丝菌传染给人类。主要感染途径为宿主创伤后感染和吸入性感染。孢子丝菌也可侵犯呼吸系统、骨骼、神经系统、眼等其他系统和器官，这种情况较少见，预后较差。病原体还可经血行转移至中枢神经系统和内脏引起多系统损害，可见于长期服用免疫抑制剂、获得性免疫缺陷综合征（acquired immunedeficiency syndrome，AIDS）等免疫力低下患者。

传统的观点认为孢子丝菌是由申克孢子丝菌（*Sporothrix schenckii*）单一菌种构成的，而最新的分子生物学基因型 MCM 分类结果显示，申克孢子丝菌是一种复合体，包括巴西孢子丝菌（*S.brasiliensis*）、智利孢子丝菌（*S.chilensis*）、球形孢子丝菌（*S.globosa*）、卢里孢子丝菌（*S.luriei*）、苍白孢子丝菌（*S.pallida*）、申克孢子丝菌（*S.schenckii*）共 6 类。这几种孢子丝菌与人类致病相关，因此称为临床致病群。

孢子丝菌复合体的培养是诊断该病的金标准。近年来，血清学（固定型和淋巴管型孢子丝菌病患者外周血中存在不同的免疫反应倾向，即固定型 IL-4 升高，IL-17A 降低，而淋巴管型 IFN-γ 升高）、组织病理学和分子生物学等方法也逐渐被用作诊断该病的辅助方法。

该病皮屑直接镜检阳性率低，极易误诊为皮肤结核、结节病、皮肤肿瘤、寻常狼疮（皮肤继发性结核）及皮肤着色真菌病。孢子丝菌病大体分为 4 种临床表现类型：皮肤淋巴管型、固定型、皮肤播散型及皮肤外型。在中国，皮肤固定型更加普遍存在，其次是淋巴管型。常见的皮损形态有丘疹、结节、脓疱、浸润样斑块、溃疡、肉芽肿，还有相对少见的疣状改变及呈坏疽样皮损。据相关文献报道，该病的临床表现与病原体毒力、宿主的免疫应答、病原体接种量以及病原体的侵入深度等诸多因素有。孢子丝菌病患者的典型临床表现如图 32.12 所示。

美国感染疾病学会发表的《孢子丝菌病诊疗指南》推荐伊曲康唑为治疗孢子丝菌病的首选药物，其次为特比萘芬。饱和碘化钾（saturated solution of potassium iodide，SSKI）溶液对皮肤淋巴管型孢子丝菌病也有效，且成本远低于伊曲康唑。但是 SSKI 的不良反应耐受性较差，包括金属味、唾液腺肿胀、皮疹和发热。特比萘芬似乎有效，但仅用于少数患者。2016 年我国《孢子丝菌病诊疗指南》推荐伊曲康唑的成人剂量为 200~400 mg/d 口服，儿童 5 mg/（kg·d）口服，疗程 3~6 个月或更长。

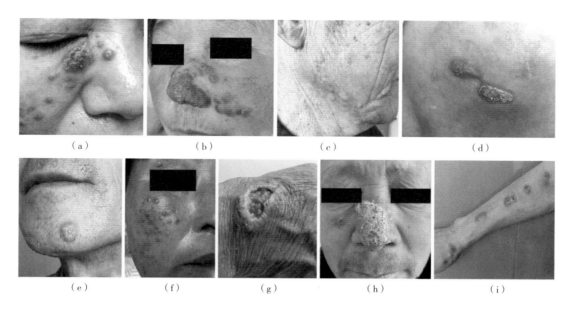

图 32.12　孢子丝菌病患者典型临床表现

（a）丘疹结节型；（b）玫瑰痤疮样；（c）带状疱样；（d）疣状斑块型；（e）肉芽肿型；（f）痤疮样；（g）溃疡型；（h）鳞屑斑块型；（i）淋巴管型

案例总结

本案例患者为中年女性，因"额面部红斑、丘疹、溃疡 4 余年"就诊。患者辗转多次未明确诊断，最终真菌培养呈双相真菌，棉兰染色、荧光染色和电镜扫描均符合传统的申克孢子丝菌形态，MALDI-TOF MS 质谱对培养物鉴定为申克孢子丝菌复合群，基因测序为球形孢子丝菌。最终诊断为孢子丝菌病，治疗上给予患者口服伊曲康唑治疗 1 月余后患者病情好转，面部皮疹明显消退。

专家点评

孢子丝菌病是我国常见的由双相性孢子丝菌所致感染，本案例历时近 5 年，说明明确诊断和合理疗程的重要性。由于其直接涂片阳性率偏低（独立散落的孢子），培养物的鉴定尤为重要，但目前传统形态学鉴定方法对于申克孢子丝菌复合群中各种的鉴别有一定难度，更多的是依靠经验，因此，分子生物学鉴定的补充也极为重要。

参考文献

［1］BARROS M B，DE ALMEIDA R. SCHUBACH A O. Sporothris schenckii and Sporotrichosis［J］.Clin Mierobiol Rev，2011，24（4）：633-654.

［2］CAMACHO E，LEON N I，RODRIGUEZ B S，et al. Molecular epidemiology of human sporotrichosis in Venezuela re veals high frequency of Sporothria globosa［J］. BMC Infect Dis，2015，15（1）：94.

［3］吴婧楠，刘绍兰，栗玉珍，等. 黑龙江省 502 例孢子丝菌病患者临床分析［J］. 实用皮肤病学杂志，2019，12（1）：1-4.

［4］张建东，林俊萍. 皮肤型孢子丝菌病 316 例临床分析［J］. 中国真菌学杂志，2008，3（4）：207-210

［5］暴芳芳. 孢子丝菌病病因学分析及发病机理研究［D］. 济南：山东大学，2019.

［6］PEREIRA S A，GREMIÃO I D，KITADA A A，et al. The epide-miological scenario of feline sporotrichosis in Rio de Janeiro，State of Rio de Janeiro，Brazil［J］. Rev Soc Bras Med Trop，2014，47（3）：392-393.

［7］JELLMAYER J A，FERREIRA L S，MANENTE F A，et al. Dectin-1 expression by macrophages and related antifungal mechanisms in a murine model of Sporothrix schenckii sensu stricto systemic infection［J］. Microb Pathog，2017，110：78-84.

［8］贺羽，黄梦雅，胡青碧，等. 中国南北方地区临床孢子丝菌菌种鉴定［J］. 中国真菌学杂志，2015，10（5）：279-282.

［9］DE BEER Z W，DUONG T A，WINGFIELD M J. The divorce of Sporothrix and Ophiostoma：solution to a problematic relationship［J］. Stud Mycol，2016，27（83）：165-191.

［10］蒋佳佳. 孢子丝菌病的临床病理分析及皮肤播散型孢子丝菌病 1 例病例报告［D］. 南宁：广西医科大学，2016.

［11］桑军军，潘炜华，廖万清. 深部真菌感染早期诊断的现况与策略［J］. 上海医 药，2014，35（9）：4-7.

［12］SONG Y，LI S S，ZHONG S X，et al. Report of 457 sporotrichosiscases from Jilin province，northeast China，a serious endemicregion［J］. J Eur Acad Dermatol Venereol，2013，27（3）：313-318.

［13］中华医学会皮肤性病学分会真菌学组，中国医师协会皮肤科医师分会医学真菌亚专业委员会，中西医结合学会皮肤性病专业委员会真菌学组. 孢子丝菌病诊疗指南［J］. 中华皮肤科杂志，2016，49（7）：456-459.

［14］MAHAJAN V K. Sporotrichosis：an overview and therapeutic options［J］. Dermatol Res Pract，2014，2014：272376.

［15］BARBA J A，MAYORGA J，TARANGO-MARTÍNEZ V M. Simultaneous bilateral lymphangitic sporotrichosis［J］. RevIberoam Micol，2009，26（4）：247-249.

［16］蒋佳佳，刘栋华. 皮肤播散型孢子丝菌病［J］. 临床皮肤科杂志，2017，46（12）：858-860.

［17］孔祥明，林俊萍，王雅坤，等. 申克孢子丝菌基因差异、致病力与孢子丝菌病临床型别的关系［J］. 中华皮肤科杂志，2005，38（6）：338-341.

［18］ 郭亚南，刘慧瑜，俞梦微，等．655 例孢子丝菌病临床流行病学特征分析［J］．皮肤性病诊疗学杂志，2020，27（6）：392-396.

［19］ 王瑞礼．医学真菌学［M］．北京：人民卫生出版社，2005.

［20］ KAUFFMAN C A，BUSTAMANTE B，CHAPMAN S W，et al. Infectious diseases society of America. Clinical practice guidelines for the management of sporotrichosis：2007 update by the infectious diseases society of America［J］. Clin Infect Dis，2007，45（10）：1255-1265.

33

原发性皮肤新型隐球菌感染

作者：吴重阳[1]，刘权贤[2]（四川大学华西医院，1 实验医学科；2 结核科）

点评专家：贺建清（四川大学华西医院）

前　言

隐球菌病（cryptococcosis）是一种由隐球菌（Cryptococcus）引起的亚急性或慢性真菌病，好发于细胞免疫功能低下的患者，主要侵犯中枢神经系统和肺部，亦可累及皮肤和骨骼。引起人类感染的主要是新型隐球菌。隐球菌感染的皮肤表现为非特异性，包括丘疹、红斑、溃疡、结节、脓疱、坏死以及蜂窝组织炎等多种损害。原发性皮肤新型隐球菌感染少见。本文报道 1 例原发性皮肤新型隐球菌感染的诊疗过程，以期提高临床医生及微生物检验技术人员对该类疾病的认识。

案例经过

患者，女性，53 岁。因"右大腿根部疼痛 2 个月，出现肿块 2 周，溢出分泌物 6 天"，于 2023 年 3 月 6 日首次入院急诊科，3 月 8 日转入结核科。患者两个月前无明显诱因出现右侧大腿根部疼痛不适，呈持续性刺痛不适，就诊当地医院，予以氨基葡萄糖胶囊、塞来昔布胶囊对症后，自感疼痛有所缓解，1 个月后自行停药。2 周前患者无明显诱因再次出现右侧大腿根部肿块伴红肿疼痛，未进一步处理。6 天前出现皮肤破溃，伴脓血性分泌物溢出，就诊当地医院后考虑脓肿，予以头孢类抗生素对症处理后，患者感觉病情控制差，遂来华西医院急诊科就诊。

既往有继发性肺结核，腹腔结核病史 2 年余，规律口服抗结核药治疗（左氧氟沙星 0.5 g qd、利福喷丁胶囊 2 粒 bid、异烟肼 300 mg qd、乙胺丁醇 0.75 g qd）；干燥综合征 1 年余（帕夫林 0.6 g bid、醋酸泼尼松片 5 mg qd、纷乐 200 mg qd）。

无外伤史，邻居饲养鸽子。

入院查体：体温 36.6 ℃，心率 69 次 / 分，呼吸 18 次 / 分，血压 92/61 mmHg。

全身皮肤未见皮疹，无皮下出血，右大腿根部可见一 6 cm×6 cm 大小肿块，表面破溃，见脓性分泌物，周围皮肤泛红，全身浅表淋巴结未触及肿大（图 33.1）。

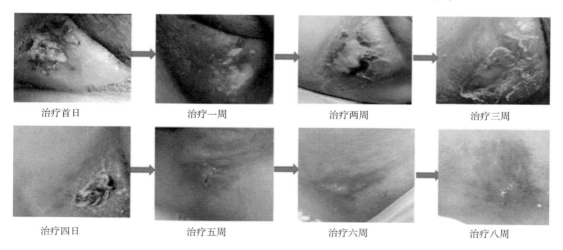

治疗首日　　　　　　治疗一周　　　　　　治疗两周　　　　　　治疗三周

治疗四日　　　　　　治疗五周　　　　　　治疗六周　　　　　　治疗八周

图 33.1　患者皮损部位治疗变化示意图

实验室检查结果如下：

血常规、肝肾功、输血前检查、肿瘤标志物未见明显异常。

外周血 G 试验、GM 试验、结核抗体及结核感染 T 细胞检测均为阴性，右大腿根部脓性分泌物 TB-Xpert、TB-DNA 阴性。

血清隐球菌抗原阳性，脑脊液及肺泡灌洗液隐球菌抗原阴性。

血培养阴性，脑脊液及肺泡灌洗液一般细菌及真菌培养，结核分枝杆菌培养与鉴定均为阴性。

脑脊液及肺泡灌洗液宏基因组测序（metagenomic next-generation sequencing，mNGS）未检出序列。

右大腿根部分泌物革兰氏染色查见真菌疑似隐球菌 [图 33.2（a）]，墨汁染色查见隐球菌 [图 33.2（b）]，真菌荧光染色查见真菌疑似隐球菌 [图 33.2（c）]，抗酸染色未查到抗酸杆菌，查见真菌疑似隐球菌 [图 33.2（d）]。

分泌物培养血琼脂平板上菌落生长 [图 33.3（a）]，沙氏培养基菌落为湿润、黏液、光滑、呈奶油样。飞行时间质谱（MALDI-TOF MS）鉴定为新型隐球菌，得分 2.41[图 33.3（b）]。

胸部 CT 提示双肺散在慢性炎症。盆腔 CT 提示右侧耻骨下肢及坐骨支骨质破坏并见软组织肿块影，肿块最大横截面范围约 6.0 cm×3.1 cm，边界不清，增强扫描呈明显不均匀强化，累及闭孔内外肌及部分邻近大腿根部肌肉，邻近大腿根部内分（近会阴部）

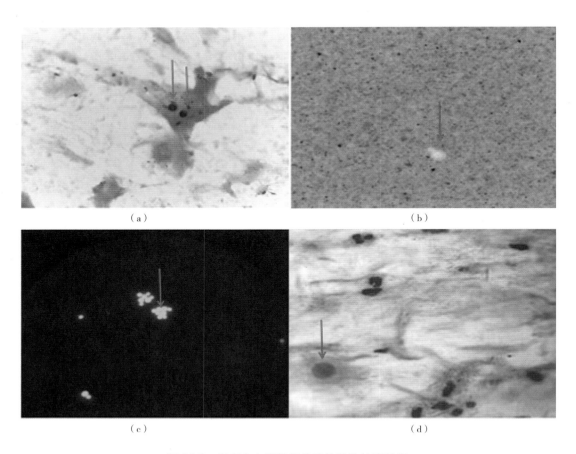

图 33.2　患者右大腿根部分泌物涂片检查结果

（a）革兰氏染色查见圆形菌体；（b）墨汁染色查见荚膜；（c）真菌荧光染色查见圆形菌体单极出芽；（d）抗酸染色查见圆形菌体及宽厚荚膜

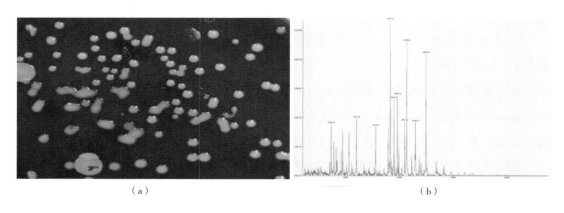

图 33.3　分泌物培养与鉴定结果

（a）分泌物培养见湿润、黏液、光滑、奶油样菌落；（b）MALDI–TOF MS 鉴定结果见片状软组织影，周围软组织肿胀 [图 33.4（a）]。骨盆 MRI 提示右侧大腿根部软组织肿块，破坏右侧耻骨下肢及右侧坐骨支，炎症待排 [图 33.4（b）]。

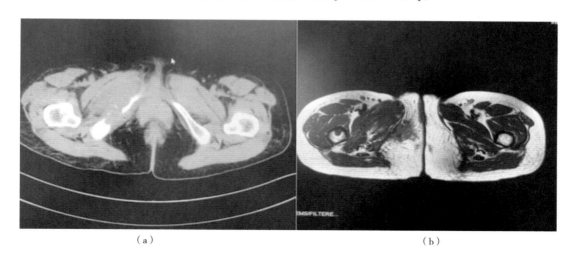

（a）　　　　　　　　　　　　　　　　　　（b）

图 33.4　患者盆腔及骨盆影像学检查结果

（a）盆腔 CT 提示右侧耻骨下肢及坐骨支骨质破坏并见软组织肿块影；（b）骨盆 MRI 示右侧大腿根部软组织肿块

药敏试验结果见表 33.1。

表 33.1　患者新型隐球菌药敏试验结果

抗生素	MIC（μg/mL）	敏感度	折点
5- 氟胞嘧啶	4	WT	≤ 8-
伊曲康唑	0.25	WT	≤ 0.25-
泊沙康唑	0.25	WT	≤ 0.25-
两性霉素 B	0.6	WT	≤ 0.5-
氟康唑	8	WT	≤ 8-
伏立康唑	0.06	WT	≤ 0.25-

注：WT 野生型菌株；R 耐药；MIC 最小抑菌浓度。

病理检查提示：会阴部偏右侧包块肉芽肿性炎，其内查见球形真菌。特殊染色结果，抗酸（−）、六胺银染色（＋）、钙（−）、铁（−）、PAS（＋）。分子病理 TB-PCR 未检出结核杆菌 DNA 片段。

案例分析

1. 临床案例分析

本案例患者为盆腔结核 + 继发性肺结核 2 年余，干燥综合征 1 年余，免疫功能受损是隐球菌感染的重要诱因，流行病学史对隐球菌的初诊也很重要。本例患者发病前并无明确创伤史，但邻居饲养大量鸽子。结合微生物形态学检查、荚膜多糖抗原检测、真菌培养及质谱鉴定为新型隐球菌，明确诊断为皮肤隐球菌病。隐球菌引起的皮肤感染多为继发性感染，大部分是先由肺部感染引起，再经过血流播散到皮肤组织引起的感染，原发性皮肤感染少见。本案例患者肺部影像学表现为普通的慢性炎症，不具有隐球菌感染的影像学表现，同时排除中枢神经、骨骼等全身感染，同时反复结核分枝杆菌相关检查均为阴性，故考虑原发性隐球菌皮肤感染。患者入院后 2 d 分泌物涂片查到新型隐球菌，隐球菌抗原检测阳性，予以两性霉素 B+ 氟胞嘧啶联合抗隐球菌治疗。入院后 18 d 抗真菌治疗方案调整为氟康唑，根据肾小球滤过率调整用药剂量，并加用爱西特、百令胶囊保肾治疗。出院后继续予口服氟康唑片 200 mg/d。连续给药 30 d 后皮损全部愈合。

2. 检验案例分析

目前，隐球菌病的诊断除了依靠患者的症状、体征等非特异性方式，还需依靠实验室检查，如直接镜检、培养、荚膜抗原检测、mNGS 及组织病理学。本案例中，患者分泌物标本直接涂片镜检见圆形或椭圆形菌体，经墨汁染色见宽厚的荚膜，同时结合血清隐球菌抗原检测结果即可做出诊断。从接收标本至诊断隐球菌感染的时间缩短至 1 h，表明微生物形态学对快速诊断感染性疾病的诊断具有良好的应用价值，实现隐球菌病的快速、合理、个体化诊治，可提高患者的生存质量。

知识拓展

隐球菌是一种酵母样真菌，是隐球菌病的病原体，引起人类感染的主要是新型隐球菌。新型隐球菌包括格鲁比和新型两个变种，分别与血清型 A 和 D 相关。新型隐球菌在自然界中分布广泛，可在鸟粪（尤其是鸽粪）以及富含鸟粪的土壤中大量存在，真菌尿素酶可将鸟粪中的尿酸降解以获得生长所需的氮。大多数隐球菌感染由新型隐球菌引起，通常感染免疫抑制或缺陷患者，尤其是艾滋病患者，在无基础疾病的正常人群也可能发生播散型感染。该病的预后主要取决于患者是否存在基础疾病和有无合并症，罹患恶性肿瘤或艾滋病、合并隐球菌脑膜炎时预后差。在欧洲和美国，新型隐球菌感染与免疫缺陷（如 HIV 感染）密切相关，但在中国，多数患者免疫功能正常，近年来我国隐球菌感染呈上升趋势。该病起病隐匿，有时无明显的临床症状，易误诊、漏诊。皮肤隐球菌感染大部分为继发感染，多由肺隐球菌病播散引起，原发感染少见。

根据美国感染病学会（Infectious Diseases Societr of America，IDSA）《隐球菌感染处理指南》《热病：桑福德抗微生物治疗指南》及我国《隐球菌感染诊治专家共识》建议，中枢神经系统隐球菌感染建议两性霉素 B 联合氟胞嘧啶，至少 4 周，再续用氟康唑 200 mg/d，6~12 个月。对于长期应用泼尼松的患者尽可能减少泼尼松用量（或相当剂量）到 10 mg/d，可提高抗真菌疗效。对于有肾脏疾病的免疫功能正常和免疫抑制患者，在诱导治疗阶段可采用两性霉素 B 脂质体替代两性霉素 B，对于体积大（>3 cm）而容易切除的肉芽肿可以考虑外科手术治疗。继发性皮肤隐球菌感染需要按照中枢神经系统感染的原则进行治疗，对于皮肤、骨骼或其他部位的感染，患者通常口服氟康唑。如果感染严重，患者可接受静脉给予两性霉素 B 加氟胞嘧啶，口服，为期数周。原发性皮肤隐球菌感染的治疗可以采用氟康唑 200~400 mg/d，治疗 1~3 个月，部分患者可使用两性霉素 B 治疗，必要时可采用外科手术切除。

案例总结

微生物样本直接涂片检查可以在早期发现病原菌，并对特殊标本和重要感染性疾病起到快速指导临床用药的作用。微生物实验室及时与临床沟通，采取针对性检测方法，提高隐球菌的检出率。临床微生物检验在临床感染性疾病的诊断、治疗和疗效评估等方面具有指导作用。

专家点评

本案例患者既往有结核病合并干燥综合征（是否使用激素及免疫抑制剂治疗），免疫功能受损，结核引起的皮肤感染与隐球菌感染有许多相似之处，感染的发生均与宿主免疫功能状态相关，感染发生时的受累器官组织多样，临床表现有时难以区分。该患者居住环境周围有鸽粪存在，是新型隐球菌的易感人群，在无明显诱因下出现右大腿根部红肿痛，皮损出现糜烂、溃疡，伴有淡红色黏稠脓液等症状。本案例患者病情进展较快，在进行培养及组织病理学检查前曾在其他医院就诊，疑诊为肿瘤而耽误治疗。根据皮肤溃疡分泌物培养为新型隐球菌，组织病理学检查见真菌孢子诊断为皮肤隐球菌病。在患者分泌物中查见隐球菌后立即调整治疗方案，经目标抗感染加局部治疗后，临床症状较前明显好转，证明皮肤新型隐球菌感染诊断成立。

参考文献

［1］ TUGUME L，SEBAMBULIDDE K，KASIBANTE J，et al. Cryptococcal meningitis［J］. Nat Rev Dis Primers，2023，9（1）：62.

［2］ 中国医疗保健国际交流促进会临床微生物学分会，中华医学会检验医学分会临床微生物学组，中华医学会检验医学分会和免疫学分会微生物学组.侵袭性真菌病真菌学检查指南［J］.中华检验医学杂志，2023，46（6）：541-557.

［3］ AKINTILO L，FEMIA A. Disseminated Cryptococcosis［J］. N Engl J Med，2021，385（18）：1699.

［4］ 王立程，陈东科，朱雄，等 . 原发性皮肤隐球菌病一例［J］. 中国麻风皮肤病杂志，2023，39（10）：752-755.

［5］ 中华医学会神经病学分会神经感染性疾病与脑脊液细胞学学组 . 非人类免疫缺陷病毒相关隐球菌性脑膜炎诊断的中国专家共识［J］. 中华神经科杂志，2023，56（10）：1093-1102.

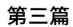

第三篇

寄生虫、病毒及其他感染性疾病

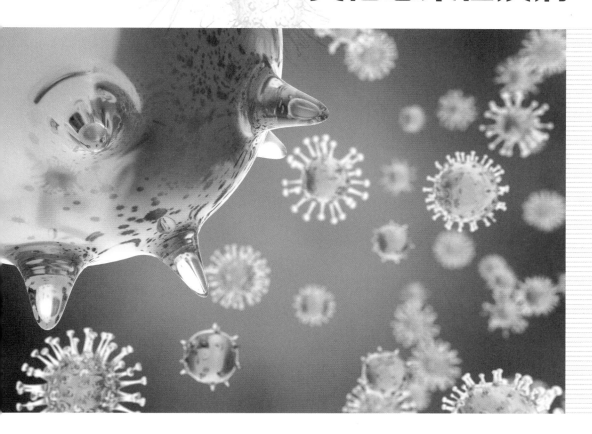

34

隐匿性乙型肝炎病毒感染诱发肝癌

作者： 刘小花[1]，何梦[2]（成都市新都区人民医院，1 医学检验科；2 肿瘤科）

点评专家： 许颖（成都医学院附属第一医院、成都市新都区人民医院）

前 言

乙型肝炎病毒（hepatitis B virus，HBV）是一种全球范围内普遍存在的病毒性肝炎，可导致急性和慢性肝炎，以及肝硬化和肝癌。全球约有 2 亿人感染 HBV 并有约 60 万人死于 HBV 相关的肝炎或肝癌，乙型肝炎病毒感染已经成为全世界人类共同关注的问题。据估计，我国人群中乙型肝炎患者感染达 8 千万人。隐匿性乙型肝炎病毒感染（occuit hepatitis B virus infection，OBI）是乙型肝炎病毒感染的一种特殊类型，其特点是人体的肝脏和 / 或血液中存在较低的病毒载量，并且 HBV 表面抗原（HBsAg）阴性。OBI 是原因不明肝炎、肝硬化、原发性肝癌的重要原因，近年来受到越来越多的关注，OBI 在临床肝脏疾病的诊断和治疗、输血、血液透析、器官移植患者的乙型肝炎病毒感染的诊断和治疗等方面都有重要意义。

案例经过

患者，男性，75 岁。既往无酗酒史，无脂肪肝病史，自述急性肝炎病史，已治愈，未定期复查，具体不详。患者腹胀半月，伴腹围进行性增大，伴纳差、乏力、气促、少尿，无腹痛、腹泻、黑便，无恶心、呕吐、呕血，无反酸、嗳气，无畏寒、发热等不适。症状进行性加重，于 2023 年 1 月 26 日于我院消化内科就诊，门诊完善肝功、肾功、胸部 CT 等检查，提示异常后入院。

入院查体：体温 36.5 ℃，呼吸 22 次 / 分，心率 110 次 / 分，血压 149/76 mmHg。腹部膨隆，可见腹壁静脉暴露，腹软，无明显压痛、反跳痛及肌紧张，肝脾未扪及肿大，肝肾区无叩痛，移动性浊音阳性，肠鸣音正常，无高调肠鸣及气过水声。双下肢水肿。

实验室检查凝血功能、肿瘤标志物异常，感染标志物：乙肝表面抗原阴性，乙肝 e 抗原阴性，乙肝表面抗体阳性，乙肝 e 抗体阳性，乙肝核心抗体阳性，乙型肝炎病毒定量检测：5.46×102 IU/ mL，丙肝抗体阴性。

影像学检查腹部增强 CT 提示：考虑①肿瘤性病变（肝细胞性肝癌？肝内胆管癌？）伴癌栓形成；②肝硬化、脾大、门脉高压伴侧支循环形成，门脉主干最宽约 2.3 cm；③腹腔及盆腔大量积液，腹膜、大网膜及部分肠系膜增厚、模糊，局部似呈饼状改变，考虑炎性改变，如图 34.1 所示。继续补充肝肾功能、腹水等检查，拟行彩超引导下肝穿刺活检，评估后穿刺难度大，未行肝穿刺活检。

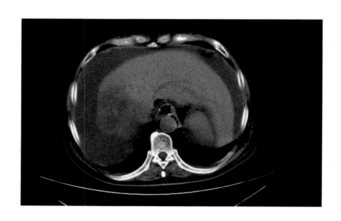

图 34.1　患者腹部增强 CT 检查图像

结合患者病史、体征及辅助检查，诊断为：①肝硬化失代偿期；②大量腹腔积液；③肝功能不全；④急性弥漫性腹膜炎；⑤低蛋白血症；⑥肝恶性肿瘤伴癌栓形成？⑦隐匿性乙型病毒性肝炎。

予以保肝、抗感染、补充人血白蛋白、抗病毒、对症等治疗，好转后自动出院，拒绝接受抗肿瘤治疗。

2023 年 3 月 11 日，患者因"腹胀 1 月余，嗜睡 1 天"再次入院。入院查体：体温 36.6 ℃，呼吸 20 次 / 分，心率 90 次 / 分，血压 120/68 mmHg。嗜睡，查体欠合作，皮肤、巩膜重度黄染，腹部饱满，可见腹壁静脉暴露，腹软，移动性浊音阳性，双下肢水肿。

实验室检查：D- 二聚体 10.15 mg/L，总胆红素（TBIL）618.0 μmol/L，直接胆红素（DBIL）399.4 μmol/L，间接胆红素（IBIL）218.6 μmol/ L，丙氨酸氨基转移酶（ALT）227 IU/L，天门冬氨酸氨基转移酶（AST）267 IU/L，总蛋白（TP）52 g/L，白蛋白（ALB）22 g/L，谷氨酰转肽酶（GTP）597 IU/L，碱性磷酸酶（ALP）913 IU/ L，5'- 核苷酸酶（5'NT）127.9 U/L，总胆汁酸（TBA）136.9 μmol/L，α-L 岩藻糖苷酶（AFU）44 U/L，胱抑素 C（CysC）2.25 mg/L，肌酐（Cr）198.5 μmol/L，尿素氮（UN）23.1 mmol/L，内生肌酐

清除率（Ccr）38.73 mL/ min，Cl⁻ 86.7 mmol/L，Ca^{2+} 1.95 mmol/L，CO_2 15.7 mmol/L，血氨测定：102 μmol/L。肿瘤标志物：甲胎蛋白（AFP）>1024.8 ng/mL，铁蛋白（ferritin）>3000 ng/mL，糖类抗原 19-9（CA19-9）566.20 IU/mL，鳞状细胞癌相关抗原（SCCA）2.74 ng/mL，细胞角蛋白 19 片段（CYFRA21-1）11.14 ng/mL，糖类抗原 50（CA50）365.50 IU/mL，糖类抗原（CA125）398.20 IU/mL。

临床诊断：①乙肝肝炎后肝硬化失代偿期；②肝性脑病；③急性肝功能衰竭；④肝恶性肿瘤伴癌栓形成；⑤隐匿性乙型病毒性肝炎；⑥大量腹腔积液。

入院后予以下病重、心电监护、保肝、对症等治疗，考虑肝性脑病、肝衰竭。后患者病情进行性加重，患者家属拒绝后续治疗。

案例分析

1. 临床案例分析

本案例患者以进行性腹胀为首发症状，入院早期患者移动性浊音阳性，既往无酗酒史，无脂肪肝病史，自诉肝炎病史，但具体不详，入院后查得乙肝表面抗体、乙肝 e 抗体、乙肝核心抗体阳性，但乙肝表面抗原、乙肝 e 抗原阴性，考虑不排除隐匿性乙肝可能，随即完善乙肝病毒 DNA 定量检测，结果呈阳性，诊断隐匿性乙型病毒性肝炎明确，最后诊断为乙肝致肝硬化、肝恶性肿瘤。因患者自诉既往有肝炎病史，已治愈，但未完善相关检查，考虑既往感染乙型肝炎病毒可能性大，血液中一直存在较低的乙肝病毒载量，隐匿性乙型病毒性肝炎未发现，未能及时干预，发病时已为恶性肿瘤晚期，抗病毒及保肝治疗效果差，病情进展快。临床上原发性肝癌常与许多潜在的基础疾病相关，如乙型病毒性肝炎、丙型病毒性肝炎等。最终诊断为隐匿性乙型病毒性肝炎。治疗包括抗病毒、保肝等治疗。

2. 检验案例分析

隐匿性乙型肝炎病毒感染：患者血清 HBsAg 阴性，但血清和 / 或肝组织中 HBV DNA 阳性。在 OBI 患者中，80% 可能抗 -HBs、抗 -HBe 和（或）抗 -HBc 血清学指标阳性，称为血清学阳性 OBI。然而，1%~20% 的 OBI 患者所有 HBV 血清学指标阴性，称为血清学阴性 OBI。研究表明，隐匿性乙型肝炎占不明原因肝病患者的比例高达 20.22%。本案例患者入院后查得乙肝表面抗体、乙肝 e 抗体、乙肝核心抗体阳性，但乙肝表面抗原阴性，e 抗原阴性。完善乙肝病毒 DNA 定量检测，结果呈阳性，为血清阳性 OBI，诊断隐匿性乙型病毒性肝炎明确。隐匿性乙型肝炎作为一种特殊的乙型肝炎感染类型，隐匿性乙肝病毒感染进展为肝硬化甚至肝癌的情况不容忽视，隐匿性乙肝的特征是 HBsAg 阴性，HBV DNA 常处于低水平复制或者低于检测下限，隐匿性乙型肝炎发病隐匿，如何尽早识别这些患者，日益受到临床关注。

知识拓展

　　肝癌（hepatocellular carcinoma，HCC）是中国最常见的恶性肿瘤之一，也是排名肿瘤死亡的第三位原因。在中国，肝癌的发生主要与乙型或丙型肝炎病毒感染和酒精性肝病等因素密切相关，其中以乙型肝炎最为常见。隐匿性乙型肝炎在原因不明的肝癌中占很大比例。根据意大利一项历时 11 年的慢性丙型肝炎（chronic hepatitis C，CHC）患者前瞻性研究，35% 的 OBI 阳性患者进展为 HCC，而 OBI 阴性患者中仅有 9% 进展为HCC；OBI 阳性患者的 HCC 发病率明显更高。有研究表明，HBV DNA 整合到宿主基因组中会影响肝细胞的生命周期，通过促进肿瘤细胞发展，会产生原癌蛋白，如 HBx 蛋白、突变表面蛋白等，同时持续低级别肝坏死性炎症，从而导致肝纤维化和肝硬化，可能会导致 OBI 相关性肝细胞癌。

　　隐匿性乙肝患者比普通乙肝患者更容易被忽视，是造成输血、血液透析、器官移植传播乙肝病毒的潜在危险；是不明原因肝炎、肝硬化、原发性肝癌的重要病因；是乙肝疫苗接种无反应的原因之一。在恶性肿瘤、人类免疫缺陷病毒感染、骨髓移植、肝移植、肾移植、全身化疗、风湿或炎症性肠病、生物药物治疗、长期大剂量类固醇激素治疗等情况下，可导致乙肝病毒复制，引起肝功能异常，甚至肝功能衰竭。

　　根据《慢性乙型肝炎防治指南（2022 年版）》推荐，HBV DNA 阳性的原发性肝癌患者，建议使用快速、强效抗病毒药物（恩替卡韦、富马酸替诺福韦酯或富马酸丙酚替诺福韦），本案例患者选用恩替卡韦抗病毒治疗。患者合并肝功能衰竭，予以保肝、对症等治疗。患者原发性肝癌诊断明确，建议抗肿瘤治疗，患者及家属拒绝。

案例总结

　　隐匿性乙型肝炎作为一种特殊的乙型肝炎感染类型，隐匿性乙肝病毒感染进展为肝硬化甚至肝癌的情况不容忽视，因此，应对一些血清抗 -HBs、抗 -HBe 和（或）抗 -HBc阳性或者 HBV 血清学标志物均为阴性，但有肝炎临床表现的患者，在检测乙肝标志物的同时，应积极采用聚合酶链反应（polymerase chain reaction，PCR）检测 HBV DNA 或HBV RNA，希望以此能降低漏检率，提高隐匿性乙型肝炎病毒感染患者的检出率，防止患者向肝纤维化、肝硬化甚至肝癌等方向的进展。

专家点评

　　OBI 是 HBV 的一种特殊感染状态，慢性 HBV 感染是肝硬化和肝细胞癌发生的主要危险因素之一。传统上，血清 HBsAg 阴性、抗 -HBs 阳性是 HBV 清除和乙肝康复的标志，但随着分子生物学技术的发展，特别是 PCR 技术的成熟，即使 HBsAg 阴性也不能完全排除 HBV 感染。OBI 是乙型肝炎的感染源，在临床输血、血液透析、干细胞移植、肝移植、分娩等情况下都可能发生 HBV 感染。本案例以进行性腹胀为首发症状，入院后发现乙肝表面抗体、乙肝 e 抗体、乙肝核心抗体均为阳性，但乙肝表面抗原、e 抗原均为阴性，乙肝 DNA 定量检测结果为阳性，隐匿性乙型病毒性肝炎诊断明确。由于隐匿性乙型病毒性肝炎未被早发现，未能及时干预，发病时已处于肝癌晚期，抗病毒、保肝治疗效果不佳，病情进展迅速。早期诊断、早期干预，尤其是对隐匿性乙型病毒性肝炎的早期治疗，对改善患者预后非常重要。针对部分血清抗 -HBs、抗 -HBe 和 / 或抗 -HBc 阳性或 HBV 血清学标志物全部阴性，但肝功能异常的患者，在检测乙肝标志物的同时，应积极采用 PCR 检测 HBV DNA 或 HBV RNA，提高检出率，以明确诊断，为患者的治疗赢得宝贵时间。

参考文献

［1］ATILLA A，TAŞKIN M H，KAZAK Z，et al. GP73 level in patients with chronic hepatitis B：Relationship with liver biopsy，levels of ALT，AST and HBV DNA［J］. Indian J Pathol Microbiol，2022，65（1）：55-58.

［2］GUO Y，LAN Y，JING Y，et al. The investigation of HBV Pre-S/S Gene Mutations in Occult HBV infected blood donors with anti-HBs Positive［J］. Can J Infect Dis Med Microbiol，2022，2022：1874435.

［3］GERLICH W H，BREMER C，SANIEWSKI M，et al. Occult hepatitis B virus infection：detection and significance［J］. Dig Dis，2010，28（1）：116-125.

［4］SALPINI R，PIETROBATTISTA A，PIERMATTEO L，et al. Establishment of a seronegative occult infection With an active hepatitis B virus reservoir enriched of vaccine escape mutations in a vaccinated infant after liver transplantation［J］. J Infect Dis，2019，220（12）：1935-1939.

［5］OCANA S，CASAS M L，BUHIGAS I，et al. Diagnostic strategy for occult hepatitis B virus infection［J］. World J Gastroenterol，2011，17（12）：1553-1557.

［6］中华医学会肝病学分会，中华医学会感染病学分会. 慢性乙型肝炎防治指南（2022 年版）［J］. 中华肝脏病杂志，2022，30（12）：1309-1331.

［7］包镇洁. 隐匿性乙肝及相关肝癌的研究进展［J］. 现代医药卫生，2019，35（19）：3030-3032.

［8］CHEN W，ZHENG R，BAADE P D，et al. Cancer statistics in China，2015［J］. CA Cancer J Clin，2016，66（2）：115-132.

［9］SQUADRITO G，CACCIOLA I，ALIBRANDI A，et al. Impact of occult hepatitis B virus infection on the outcome of chronic hepatitis C［J］. J Hepatol，2013，59（4）：696-700.

［10］ MAK L Y，WONG D K，POLLICINO T，et al. Occult hepatitis B infection and hepatocellular carcinoma：epidemiology，virology，hepatocarcinogenesis and clinical significance［J］. J Hepatol，2020，73（4）：952-964.

［11］ 张倩，肖丽，徐洪涛，等 . 隐匿性乙型肝炎病毒感染的研究进展［J］. 南通大学学报（医学版），2021，41（3）：260-264.

35

恙虫病东方体感染

作者：唐浩能[1]，田沂[2]（中南大学湘雅二医院，1 检验医学科；2 感染科）

点评专家：胡敏（中南大学湘雅二医院）

前　言

　　恙虫病是一种由恙虫病东方体感染引起的自然疫源性急性传染病。其临床表现常以发热、特征性焦痂或溃疡、浅表淋巴结肿大及皮疹等为首发症状。患者感染后可累积全身多个脏器，严重者可导致多器官衰竭和死亡。恙虫病的常规实验室检测结果阳性率低，特别是对于未出现皮肤焦痂等特征性临床表现的患者，早期诊断非常困难，极易出现漏诊和误诊。随着基因测序方法的发展，宏基因组二代测序技术（metagenomics next-generation sequencing，mNGS）在疾病诊断中发挥了重要作用。本文分享一例 16 岁的女性恙虫病患者。在本案例中，患者身上没有典型的焦痂，因此，没有第一时间考虑恙虫病。免疫学方法提示流行性出血热，但临床表现不一致。最终通过 mNGS 检测病原体并发现了恙虫病东方体序列从而明确诊断。正是由于 mNGS 的结果，患者才得以及时治疗恙虫病并健康康复。

案例经过

　　患者，女性，16 岁。因"发热 10 余天，腹痛、腹泻 7 天"于 2021 年 7 月 18 日入住我院急诊重症加强护理病房（intensive care unit，ICU）。患者发病前随父母在云南当地山区生活劳作，于 10 天前洗冷水澡后出现发热，具体体温不详，伴畏寒、寒战，伴头晕、头痛，无其他不适，就诊于当地诊所，予以输液（具体不详）后自觉症状无明显好转。6 天前患者开始腹痛、腹泻，为全腹部针扎样疼痛，解黑色水样便，4~5 次 / 天，伴咳嗽、气促，无咳痰，无胸痛、胸闷。7 月 13 日在外院诊断为"发热、多浆膜腔积液查因"，予以头孢曲松、奥硝唑注射液抗感染、护胃、培补、升压、胸腔穿刺等治疗后，患者多次出现气促、低血压休克，仍有发热、腹痛，最高体温 38.8 ℃，为求进一步诊治来我院。患者起病以来，精神、食欲、睡眠差，偶解黑色、红色水样便，小便正常。既往无特殊病史，否认血吸虫病史。入院查体：体温 36.5 ℃，心率 79 次 / 分，呼吸 21 次 / 分，血压 102/76 mmHg。皮肤黝黑，贫血、痛苦面容，精神较差，左下肺呼吸音低，右下肺未闻及明显呼吸音，未闻及干湿性啰音和胸膜摩擦音。腹部平软，全腹压痛及反跳痛，腹肌紧张，左上腹明显，未触及腹部包块。

7 月 13 日，外院全腹部 + 肺部平扫 CT 显示：双下肺炎，双侧胸腔少量积液，右侧水平裂内部局限性增厚，脾大，盆腔积液。7 月 17 日，我院肺部及全腹部平扫 CT 显示：双肺多发炎症伴胸腔积液并双肺下叶膨胀不全，部分腹膜及肠系膜稍增厚，肝大，盆腔积液。

7 月 13 日，外院胸腔积液李凡他试验阴性，红细胞计数（RBC）1800 × 10⁶/L，白细胞计数（WBC）260 × 10⁶/L，单个核细胞百分比 75%，多个核细胞百分比 25%；胸腔积液乳酸脱氢酶（LDH）204.10 U/L、总蛋白（TP）16.10 mg/L，氯化物 115 mmol/L，淀粉酶 80 U/L，葡萄糖 6.59 mmol/L。凝血全套：D- 二聚体 7.69 µg/mL ↑，其余正常。7 月 17 日，我院血常规结果显示 WBC 9.19 × 10⁹/L，血红蛋白（Hb）66 g/L，血小板计数（PLT）152 × 10⁹/L，中性粒细胞百分比（NEUT %）42.9%，淋巴细胞计数（LYC）4.51 × 10⁹/L。尿常规显示蛋白质（±），大便隐血试验（+），降钙素原（PCT）2.74 ng/mL，C 反应蛋白（CRP）68.29 mg/L。生化结果显示：谷草转氨酶（AST）58.5 U/L，白蛋白（ALB）29.7 g/L，乳酸脱氢酶（LDH）470 U/L；甘油三酯（TG）1.98 mmol/L，总胆固醇（TC）1.90 mmol/L，高密度脂蛋白胆固醇（HDL-C）0.33 mmol/L。血气分析显示：pH 7.48，二氧化碳分压（PCO_2）30 mmHg，氧分压（PO_2）133 mmHg。凝血功能、肾功能、血淀粉酶、胰淀粉酶、脂肪酶未见明显异常。传染病四项显示乙肝表面抗体（HBcAb）阳性，人类免疫缺陷病毒（HIV）、梅毒螺旋体（TP）、丙型肝炎病毒抗体（HCV-Ab）均为阴性。

入院后初步诊断：①发热，多浆膜腔积液查因：淋巴瘤？结核感染？②贫血查因：失血性贫血可能较大，血液系统疾病待删；③上消化道出血。

进一步完善相关检查，结果如下：

血常规：WBC 9.33 × 10⁹/L，Hb 57g/L ↓，RBC 2.17 × 10¹²/L ↓，PLT 405 × 10⁹/L ↑，NEUT 1.75 × 10⁹/L ↓，NETU% 18.8% ↓；PCT 0.705 ng/mL ↑， 血沉（ESR）44 mm/h ↑，CRP 24.90 mg/L ↑。凝血功能：凝血酶原时间（PT）15.9 s ↑，（INR）1.25 ↑，纤维蛋白原（FIB）1.19 g/L ↓，纤维蛋白降解产物（FDP）10.35 µg/mL ↑，D- 二聚体 7.35 µg/mL FEU ↑；铁蛋白（Ferritin）463.57 ng/mL ↑。免疫相关检查：免疫球蛋白 M（IgM）

6.64 g/L ↑，补体 C3 0.49 g/L ↓，转铁蛋白 1.13 g/L ↓，免疫球蛋白 λ 链 8.53 g/L ↑，κ/λ 比率 1.49 ↓，其余正常；抗链球菌溶血素（ASO）48.20 IU/mL。ANA+ENA：抗 Ro-52 抗体（+），其余正常；抗心磷脂抗体 IgG 及 IgM（+），抗双链 -DNA（+），抗环瓜氨酸多肽抗体（A-CCP）26.03 U ↑；流行性出血热抗体 IgM（+），肿瘤标志物 CA125 47.26 U/mL ↑；柯萨奇病毒 B 组抗体（COX-Ab）IgM 阳性，CMV-IgG 305.200 IU/mL；尿常规、肝肾功能未见明显异常；类风湿因子、血管炎 3 项、抗中性粒细胞胞浆抗体（antineutrophil cytoplasmic antibody，ANCA）、结核分枝杆菌感染 T 细胞斑点试验（T-spot）、结核全套、HIV、梅毒抗体均为阴性；EB 病毒 DNA 及巨细胞病毒 DNA 低于检测下限。

　　为进一步明确诊断，7 月 19 日对患者进行胸穿。胸腔积液常规生化提示：血性胸腔积液，胸腔积液抗酸染色（液基夹层杯法）未见抗酸杆菌；胸腔积液送检 mNGS，结果检出恙虫病东方体，最终确诊为恙虫病（表 35.1）。临床随后连续两次送检外斐反应结果均显示 OXK 抗原阳性（分别 1 ：640、1 ：1280）（图 35.1）。

表 35.1　患者胸腔积液测序结果

1. 原核微生物列表						
	属			种		
类型	拉丁名	检出序列数	相对丰度	拉丁名	中文名	检出序列数	覆盖度
G–	*Orientia*	2	6.250%	*Orientia tsutsugamushi*	恙虫病东方体	2	0.010%

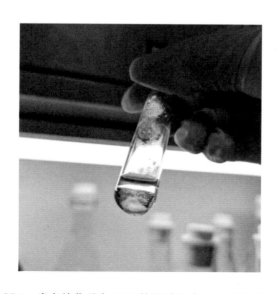

图 35.1　患者外斐反应 OXK 抗原结果（1 ：640）外观图

入院后予以注射用哌拉西林钠他唑巴坦、利奈唑胺抗感染，艾普拉唑护胃、营养支持等对症治疗，明确诊断后紧急加用多西环素治疗恙虫病。经一周积极治疗，患者感染基本得到控制，胸闷气促好转，无明显畏寒发热、腹痛腹泻不适，一般情况尚可。查体：心率 75 次 / 分，血压 102/72 mmHg，指脉氧饱和度 98%。全身无特殊阳性体征。各项实验室指标基本恢复正常，血常规 WBC 6.74×10^9/L，Hb 101g/L，RBC 3.48×10^{12}/L，NEUT 2.42×10^9/L；PCT 0.094 ng/mL ↑，ESR 35 mm/h ↑，CRP<0.5 mg/L。入院后多次查流行性出血热抗体均为 IgG 阴性，IgM 阳性。肝肾功能电解质、凝血全套未见明显异常。7 月 26 日复查 CT 肺部显示：双侧胸腔积液较前基本吸收并双下肺较前复张，双肺多发实变、渗出较前减少并密度减低；左肺数个小结节，倾向炎性结节。腹部 CT 显示：双侧结肠旁沟腹膜及肠系膜稍增厚现未见显示，盆腔积液较前减少，肝大较前好转；脾稍大。患者病情好转出院。

案例分析

1. 临床案例分析

在本案例中，患者的主要临床特点为发热、早期休克、消化道症状、呼吸道症状、胸腔积液、肝脾大、贫血、淋巴细胞计数高。结合患者的病情变化及相应的检验结果，分析如下：

（1）患者气促，肺部感染不严重，外院胸穿后贫血，胸腔积液增多，需再次胸穿明确诊断，必要时放胸腔积液缓解症状；结合胸腔积液性质，外院胸穿后出现多次气促、低血压休克、贫血，考虑失血性休克，感染性休克证据不足。

（2）患者 WBC 高，NEUT 不高，PCT 0.705 ng/mL、白细胞介素 -6（interleukin6，IL-6）<1.5 pg/mL，肝肾功能无损害，非感染性休克，不支持革兰氏阴性败血症。

（3）虽然患者部分实验室检查结果提示流行性出血热感染可能，但球结膜无水肿，尿蛋白阴性（不符合毛细血管内皮细胞受损血浆外渗），肾功能正常，无球结膜及颜面部、颈部和上胸部潮红充血及黏膜、皮肤出血，无头痛、腰痛和眼眶痛等症状，无肾区叩击痛等体征，且有肝脾肿大，发病季节不符合，流行性出血热诊断依据不充分。

（4）患者败血症诊断依据亦不足；淋巴细胞显著升高，需排除血液系统疾病，完善骨髓检查，LDH、铁蛋白等检测；无咽峡炎和颈部淋巴结肿大，传染性单核细胞增多症依据尚不足，且传染一般不出现多浆膜腔积液。

（5）由于有发热、多浆膜腔积液、肝脾肿大，血常规异常，感染性疾病不能排除，可进一步完善多种病原学检查，包括 EB 病毒、巨细胞病毒，肥达 - 外斐反应、结核、mNGS 等，并排除结缔组织疾病。

患者来自云南山区，有蚊虫叮咬环境，但没有出现特征性的皮肤焦痂等临床表现，因此，并未首先考虑恙虫病感染。入院后完善一系列的实验室检查结果基本排除结核感染及淋巴瘤可能，相应检查结果陆续回报后，最终通过 mNGS 检查确诊为恙虫病。

恙虫病的诊断主要基于以下标准：发病前 3 周疫区活动史或流行季节野外活动史，主要表现为高热、焦痂或溃疡、皮疹、浅表淋巴结肿大、肝脾肿大及其他脏器受累表现，外斐反应阳性，服用多西环素诊断性治疗有效。该患者虽然未出现特征性的皮肤焦痂，但来自恙虫病高发地区，有野外劳作史，符合恙虫病流行病学特点，也出现了多种相关症状，后续临床通过多西环素治疗有效。

2. 检验案例分析

患者在诊疗过程中，血常规、常规生化及免疫指标主要提示患者感染性疾病可能性大，但没有明确的指向性。

（1）实验室检验结果中，WBC 高，LYC 高，异型淋巴细胞高，流行性出血热抗体 IgM（+），均提示可能为流行性出血热，流行性出血热抗体 IgM 于发热第 2 天即可测出，第 7~10 天达高峰，可以作为流行性出血热早期诊断的重要依据，而 IgG 抗体在第 3~4 天中出现，第 10~14 天可达高峰。然而患者未出现明显肾功能损害，血常规也未出现血小板明显减少，不符合流行性出血热的典型实验室表现；更重要的是本患者多次复查显示 IgG 均为阴性，尤其是患者病程达到 2 周时（第三次复查）仍然未检出 IgG 抗体，不符合流行性出血热的实验室诊断。后续 mNGS 检测也未检出相关病原体的序列，因此，IgM 阳性应为假阳性。

（2）恙虫病的实验室诊断方法主要基于血清学和分子生物学实验，但实验室确诊比例低。外斐反应是目前针对恙虫病最常用的血清学试验，可作为恙虫病的初步诊断方法，但其敏感性和特异性均不高，感染者阳性率低于 30%；庆幸的是本案例中患者外斐反应两次都检出了 OXK 阳性，也进一步佐证了 mNGS 的检测结果。mNGS 作为一个开放的分析和诊断系统，可直接对各类特定临床样品中微生物群体的核酸序列进行检测分析，且不受抗生素影响，具有高度的特异性和敏感性，适用于不明原因的病原微生物感染或对于常规血清学试验或微生物培养结果为阴性的患者，尤其适用于对免疫功能低下和急危重症和疑难感染的诊断。本案例中通过 mNGS 在胸腔积液中检出恙虫病东方体序列，结合临床表现及其他实验室检查，最终能够确诊恙虫病感染。

知识拓展

恙虫病又名丛林斑疹伤寒，是一种通过恙螨叮咬传播，由恙虫病东方体（旧称恙虫病立克次体）感染引起的以发热、焦痂或溃疡、淋巴结肿大及皮疹为主要临床特征的自然疫源性传染性疾病。在我国主要集中分布于福建、广东、广西、云南、湖南等地区，发病呈明显的季节性，雨季多发。该病潜伏期一般为 10~14 天，起病急，恙虫病东方体可经感染的巨噬细胞和树突状细胞迁移至周边淋巴结，继而感染全身多个器官，主要临床特征可表现为发热、特异性焦痂或溃疡、头晕头痛、淋巴结肿大、肺部感染、皮疹、腹痛腹泻、恶心呕吐、肌痛乏力等。由于其临床症状多样，且常规的实验室检测指标无异常或特异性异常，因此是目前最易漏诊的传染性疾病之一。

恙虫病的实验室检测手段中，除了外斐反应，间接免疫荧光试验也是诊断恙虫病的金标准，但由于恙虫病东方体血清型别众多，且型别间仅有较弱的或无交叉反应，存在漏检可能性大。此外该方法由于操作繁琐、费时以及对仪器设备的要求高，其使用也受到一定限制。酶联免疫吸附试验同样由于恙虫病东方体血清型别的原因存在较大漏检的可能，且该试验易受到标本采集时间和质量的影响。PCR 等分子诊断方法虽具有良好的敏感性和特异性，但易受到抗生素使用的影响。

流行性出血热感染后出现高热时头痛、腰痛和眼眶痛较明显，体温下降时较常出现休克；皮下出血点、瘀斑常见，少尿或无尿常见；血液白细胞总数升高，异型淋巴细胞可超过 10%，血小板明显减少，血液尿素氮和肌酸酐水平随着少尿或无尿时间的延长而逐渐升高，血清中抗流行性出血热病毒的特异性抗体阳性。本案例中，流行性出血热抗体 IgM 多次检测均出现阳性，考虑由于其他干扰物质导致的假阳性，干扰物质主要包括类风湿因子、异嗜性抗体等。由于患者类风湿因子正常，因此，存在异嗜性抗体干扰的可能性大。已有文献报道，患者体内的异嗜性抗体，对免疫学检测的相关项目如肿瘤标志物、病毒相关抗原抗体等均可能存在干扰。本案例中，多项检测结果异常可能跟患者体内异嗜性抗体干扰有关（如患者 D-D>FDP、部分自身抗体、病毒抗体弱阳性）。遗憾的是，由于条件所限，当时未采用特定方法进一步检测异嗜性抗体，这也是本案例存在的缺陷。

案例总结

本案例中患者来自恙虫病高发地区，有野外劳作史，符合恙虫病流行病学特点。以发热起病，且出现了头晕头痛、畏寒寒战、低血压休克、腹泻腹痛等多种临床症状，但缺乏特征性的皮肤焦痂，临床未能在第一时间确诊恙虫病。入院后病情进展快，流行性出血热抗体 IgM 多次阳性，提示流行性出血热但诊断依据不足，最终通过 mNGS 检测及时确诊为恙虫病，为本例患者临床早期诊断和及时治疗争取了时间。对于临床症状多样、常规实验室检测未发现特异性指标的早期无法确诊的疑难危重症感染性疾病，mNGS 检测能够提供快速准确的病原学诊断支持，为疾病的精准治疗提供重要帮助。

专家点评

本文总结了一例不明原因感染患者，经过急诊科、感染科和ICU多学科讨论，综合分析影像和实验室检查结果，最后应用mNGS，确诊为临床罕见的恙虫病东方体感染的临床诊疗思路，尤其对恙虫病东方体感染的临床特点、实验室鉴别诊断中的关键环节进行了描述，并通过知识拓展对恙虫病的流行病学特征、临床表现和实验室诊断及鉴别诊断进行了回顾分析。文章通过跌宕起伏的临床诊疗思路，表现了恙虫病在临床表现和实验室诊断中的要点和注意事项，突出了mNGS在临床应用的场景及临床应用流程。同时，该案例也表明了在临床感染性疾病的诊疗过程中，多学科充分地交流和讨论的重要性，在让临床医生应用新技术提高疾病诊疗能力的情况下，知晓新技术的应用场景和实验室诊断流程也是非常必要的。

参考文献

［1］LUCE-FEDROW A，LEHMAN M L，KELLY D J，et al. A review of scrub typhus（orientia tsutsugamushi and related organisms）：then，now，and tomorrow［J］. Trop Med Infect Dis，2018，3（1）：8.

［2］CRECELIUS E M，BURNETT M W. Scrub Typhus［J］. J Spec Oper Med，2020，20（1）：120-122.

［3］TRENT B，FISHER J，SOONG L. Scrub typhus pathogenesis：innate immune response and lung injury during Orientia tsutsugamushi infection［J］. Front Microbiology，2019，10：2065.

［4］MUSA T H，AHMAD T，WANA M N，et al. The epidemiology，diagnosis and management of scrub typhus disease in China［J］. Hum Vaccin Immunother，2021，17（10）：3795-3805.

［5］李兰娟，任红. 传染病学［M］. 8版. 北京：人民卫生出版社，2013.

［6］林威，林蓓蓓，唐震海，等. 宏基因组二代测序技术协助诊断3例无焦痂儿童恙虫病［J］. 中华实用儿科临床杂志，2022，37（3）：210-213.

［7］牛华，熊小路，辛德莉. 恙虫病实验室诊断研究进展［J］. 传染病信息，2021，34（6）：490-493.

［8］PATRICIA K A，HOTI S L，KANUNGO R，et al. Improving the diagnosis of scrub typhus by combining groEL based polymerase chain reaction and IgM ELISA［J］. J Clin Diagn Res，2017，11（8）：DC27-DC31.

［9］MIAO Q，MA Y，WANG Q，et al. Microbiological diagnostic performance of metagenomic next-generation sequencing when applied to clinical practice［J］. Clin Infect Dis，2018，67（Suppl 2）：S231-S240.

［10］侯婕，李园园，胡成平，等. 二代测序协助诊断恙虫病立克次体肺炎一例［J］. 中华结核

和呼吸杂志，2019，42（7）：546-548.

［11］张萌，王显军，赵仲堂．中国恙虫病流行态势及预防控制［J］．中华流行病学杂志，2011，32（4）：419-423

［12］张嘉溪，谭盛葵．恙虫病流行病学研究新进展［J］．中国热带医学，2022，22（3）：274-278.

［13］KELLER C A，HAUPTMANN M，KOLBAUM J，et al. Dissemination of Orientia tsutsugamushi and inflammatory responses in a murine model of scrub typhus［J］. PLoS Negl Trop Dis，2014，8（8）：e3064.

［14］KOH G C，MAUDE R J，PARIS D H，et al. Diagnosis of scrub typhus［J］. Am J Trop Med Hyg，2010，82（3）：368-370.

［15］QI Y，YIN Q，SHAO Y，et al. Development of a rapid and visual nucleotide detection method for a Chinese epidemic strain of Orientia tsutsugamushi based on recombinase polymerase amplification assay and lateral flow test［J］. Int J Infect Dis，2018（70）：42-50.

［16］徐翼，周淑如．恙虫病诊治进展［J］．中华实用儿科临床杂志，2016，31（10）：732-736.

［17］钱丹，刘畅，杨聚豪，等．异嗜性抗体对孕妇血清甲状腺功能免疫测定值干扰的分析与处理［J］．国际检验医学杂志，2022，43（5）：637-640.

［18］汪怀周，贺铮雯，鲁琼，等．异嗜性抗体干扰引起血清多项肿瘤标志物显著升高1例［J］．检验医学，2019，34（11）：1054-1056.

［19］蒋利君，黎宇，戴盛明．异嗜性抗体对免疫测定干扰的研究进展［J］．分子诊断与治疗杂志，2010，2（1）：68-72.

36

利什曼原虫感染

作者：徐薇[1]，裴思雅[2]（中南大学湘雅医院，1 检验科；2 感染科）

专家点评：梁湘辉（中南大学湘雅医院）

前　言

本案例患者因"间断发热 3 月余"就诊，初起病时，以发热为主要症状，最高体温 39.0 ℃，伴有畏寒、寒战，无咳嗽、咳痰，无腹痛、腹泻，无胸闷、胸痛，无皮疹等症状，于当地诊所行抗病毒、抗感染，安乃近退热等对症支持治疗。经治疗后患者日间症状好转，夜间仍有发热，当时未检测体温，最高体温不详，需口服退热药退热。起病 1 个月后，患者出现全血细胞减少，期间患者仍感有间断发热，但未监测体温，不伴有寒战，不伴咳嗽、咳痰等症状，并出现肝脾肿大。入院后，完善血常规、结核感染 T 细胞检查（T-SPOT）、骨髓穿刺、宏基因组二代测序技术（metagenomics next-generation sequencing，mNGS），骨髓涂片考虑利氏曼原虫感染可能，请结合临床。mNGS 查见利什曼原虫，置信度高，诊断为利什曼原虫感染。经过葡萄糖酸锑钠抗利什曼原虫感染治疗，患者症状好转出院，于门诊随访治疗。

案例经过

患者，男性，49 岁，因"间断发热 3 月余"入院。患者于 2023 年 1 月初新冠感染转阴后再次出现发热症状，最高体温 39.0 ℃，伴有畏寒、寒战，无咳嗽、咳痰，无腹痛、腹泻，无胸闷、胸痛，无皮疹等症状，于当地诊所行抗病毒、抗感染、安乃近退热等对症支持治疗，经治疗后患者日间症状好转，夜间仍有发热不适，当时未检测体温，最高体温不详，但需口服退热药退热。2023 年 2 月，患者于当地医院进行进一步检查，检查提示全血细胞减少，予以利可君片对症治疗，经治疗后复查血常规，见白细胞、血小板等上升，遂未继续检查明确病因，期间患者仍感有间断发热，但未监测体温，不伴有寒战，不伴咳嗽、咳痰等症状。2023年4月初，患者再次于医院就诊，完善相关检查，提示有肝脾肿大，仍有全血细胞减少，入院后完善相关检验检查。

三大常规：全血细胞计数+五分类：白细胞计数（WBC）1.8×10^9/L，红细胞计数（RBC）3.37×10^{12}/L，血红蛋白（Hb）89.0 g/L，血小板计数（PLT）93.0×10^9/L，红细胞比积（HCT）27.2%，淋巴细胞分类计数 0.5×10^9/L，嗜酸粒细胞百分比0%，单核细胞百分比13.8%，平均血红蛋白含量（MCH）26.4 pg，红细胞体积分布宽度17.2%。粪便常规+大便隐血试验：单克隆隐血试验阳性，尿常规未见明显异常。

生化：白蛋白（ALB）29.7 g/L，球蛋白（GLB）48.3 g/L，A/G 0.6，丙氨酸氨基转移酶（ALT）64.4 U/L，天门冬氨酸氨基转移酶（AST）88.5 U/L，肌酸激酶（CK）18.3 U/L。

溶贫全套：红细胞脆性（完全溶血）0.2%，HbA2含量3.3%。贫血四项：铁蛋白 >1 500.00 ng/mL；EB病毒DNA检测低于检测下限（<4.0E+02）拷贝/mL；结核感染T细胞：试验结果（γ-干扰素释放试验）阴性；结核抗体检测：结核抗体IgM阴性，结核抗体IgG阴性；血沉（ESR）120 mm/h；白细胞介素-1β（IL-1β）69.5 pg/mL，α肿瘤坏死因子 123.0 pg/mL。

TBNK：T淋巴细胞（CD3+）401.0个/μL，辅助/诱导性T淋巴细胞（CD3+CD4+）231.1个/μL，抑制/细胞毒性T淋巴细胞（CD3+CD8+）141.0个/μL，B淋巴细胞（CD3-CD19+）61.0个/μL，NK细胞（CD3-CD16+CD56+）31.0个/μL。

心电图检查提示：①窦速；②T波改变。

心脏彩超提示：①肺动脉增宽；②二、三尖瓣及肺动脉瓣轻度反流；③左室顺应性减退。

CT提示：①支气管疾患：细支气管，右肺中叶及双肺下叶少许炎症；②左肺下叶背段磨玻璃结节，左肺下叶后基底段实性结节，左侧膈胸膜处实性结节，肺结节（LU-RADS）3类，建议结合临床复查，其余双肺微小结节，LU-RADS 2类；③心室腔密度低于室间隔：提示贫血可能；④肝右后叶下端囊肿；⑤脾脏增大，原因待查；⑥盆腔少量积液；⑦颅脑平扫三维成像未见明显异常。

骨髓涂片：考虑利氏曼原虫感染可能，请结合临床（图36.1）。血实验室检查：未见克隆性染色体数目及结构异常。血mNGS：见利什曼原虫，置信度：高（图36.2）。

予以静注泵入葡萄糖酸锑钠 6 mL qd抗感染，辅以护肝、抗过敏、间断输注白蛋白等对症支持治疗。经治疗，复查血常规：WBC 2.7×10^9/L，RBC 3.27×10^{12}/L，Hb 95.0 g/L，PLT 113.0×10^9/L，结果较前好转予以出院，后续门诊随访继续治疗。

出院诊断：①利什曼原虫感染，肝大伴脾大，白细胞减少，中度贫血，血小板减少；②甲状腺结节（TI-RADS3类）；③肝功能异常；④低蛋白血症；⑤新型冠状病毒感染；

⑥肝囊肿；⑦支气管炎；⑧肺结节（左肺下叶背段、左肺下叶后基底段、左侧膈胸膜处 LU-RADS 3 类，余双肺微小结节，LU-RADS 2 类）。

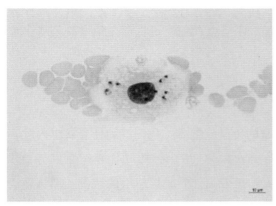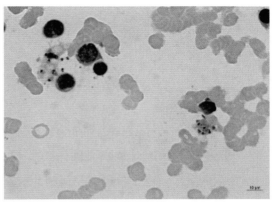

图 36.1　骨髓涂片

注：瑞士吉姆萨染色可见利什曼原虫，其细胞质呈淡蓝色，细胞核和动基体呈紫色的无鞭毛体

属（Genus）		种（Species）			
属名	序列数	种名	置信度	特异序列数	相对丰度
利什曼原虫属 Leishmania	22699	杜氏利什曼原虫 Leishmania donovani	高	22553	99.36%

图 36.2　mNGS 检测结果图

案例分析

1. 临床案例分析

本案例患者因间断反复发热就诊，起病初期以发热为主要症状，最高体温 39.0 ℃，伴有畏寒、寒战，无咳嗽、咳痰，无腹痛、腹泻，无胸闷、胸痛，无皮疹等症状，于当地诊所行抗病毒、抗感染，安乃近退热等对症支持治疗，经治疗后患者日间症状好转，夜间仍有发热不适，当时未检测体温，最高体温不详，但需口服退热药退热。起病 1 个月后，患者仍有间断发热，并出现全血细胞减少及肝脾肿大。患者入院后诊断考虑感染、血液系统疾病、肿瘤可能，完善相关检验检查后，骨髓涂片检查发现利什曼原虫病原体，血 mNGS 见利什曼原虫，置信度高。经葡萄糖酸锑钠治疗后，患者发热症状、血常规结果均有好转。需要注意的是，在患者确诊利什曼原虫感染后，仍需注意患者是否存在免疫缺陷等相关疾病，根据患者的临床表现类型，选择适合患者的治疗方案，以免后续复发。

2. 检验案例分析

本案例患者为发热查因患者，入院后完善血常规、肝肾功能、PCT、贫血四项、溶贫全套、EB 病毒、巨细胞病毒、结核 T-SPOT、结核抗体及骨髓穿刺、血 mNGS 检验，帮助临床医生明确诊断。其中骨髓涂片检查发现利什曼原虫病原体，血 mNGS 见利什曼原虫，置信度高，此两项结果对患者确诊为利什曼原虫意义最大。在确诊为利什曼原虫感染后，继续完善 TBNK、血培养全套等检查，评估患者免疫是否存在免疫缺陷或多重感染。

知识拓展

利什曼病（leishmaniasis）是全球易被忽视的传染病之一。我国的利什曼病以内脏利什曼病为主。内脏利什曼病又称黑热病（kala-azar），一般由杜氏利什曼病原虫与婴儿利什曼原虫引起，也有报道亚马逊利什曼原虫和热带利什曼原虫感染的病例。部分患者开始并无临床症状，跟踪随访后出现临床表现。在流行区，内脏利什曼病可表现为缓慢发展的病程，潜伏期 10 天 ~1 年不等，可出现长期不规则发热伴畏寒、寒战，肝脾肿大，渐进性贫血，淋巴结肿大及消耗症状；面部、四肢及腹部皮肤颜色变深，故名"黑热病"。散发病例急性起病，感染 3 周 ~2 年后突然出现畏寒、发热，身体质量迅速下降，易出现溶血性贫血、急性肾功能不全和黏膜出血等罕见并发症。内脏利什曼病未经治疗，病死率超过 90%。此外，内脏利什曼病还可表现为单纯淋巴结受累肿大而肝脾不大，称为淋巴结型利什曼病。实验室检查特点：

①一般检查：内脏利什曼病患者血常规大多有不同程度的白细胞系、红细胞系和血小板系下降，其中贫血最为常见（>90%），骨髓象提示白细胞毒性变、巨核细胞成熟障碍、缺铁性贫血，而外周血多克隆性丙种球蛋白显著升高则为其特征性的实验室检查特点之一。

②病原学检查：骨髓、淋巴结和脾脏穿刺液镜检仍是内脏利什曼病最可靠的确诊方法。通过吉姆萨染色可见细胞质呈淡蓝色，细胞核和动基体呈紫色的无鞭毛体。脾脏穿刺液诊断价值最高（特异度和敏感度均 >90%），其次为骨髓（敏感度 53%~86%）和淋巴结（敏感度 53%~65%）。

除内脏型利什曼病外，皮肤利什曼病有散发的报道，但较少见。此外，特殊人群利什曼原虫感染因症状不明显，治疗应答率低下，复发率高，也应给予重视。

案例总结

本案例患者以发热、血细胞异常为主要特点，经完善骨髓穿刺及血 mNGS 检查后诊断为利什曼原虫感染。随着卫生防疫工作的开展，我国利什曼病发病率已显著降低。本病早期临床症状不典型，随着检验技术的发展，血 mNGS 检查为疑难少见病的诊断提供便利。

专家点评

本案例为检验医师所参与的一个真实案例。在一例发热患者的骨髓细胞学检验时发现了类似杜氏利什曼原虫无鞭毛体，经过形态讨论及在更多的骨髓涂片中进行查找，并联系临床医师询问患者的流行病学史，最终报告给临床考虑杜氏利什曼原虫无鞭毛体。临床医师及时加做血 mNGS，结果提示检见利什曼原虫，置信度高。该患者最终确诊为杜氏利什曼原虫所致感染。患者经对症支持治疗，病情较前好转，予以出院后门诊随访继续治疗。

参考文献

［1］LUN Z R，WU M S，CHEN Y F，et al. Visceral Leishmaniasis in China：an Endemic Disease under Control［J］. Clin Microbiol Rev，2015，28（4）：987-1004.

［2］WHO. Control of the Leishmaniases［R］. Geneva：World Health Organization，2010.

［3］COPELAND N K，ARONSON N E. Leishmaniasis：treatment updates and clinical practice guidelines review［J］. Curr Opin Infect Dis，2015，28（5）：426-437.

37

黑热病伴噬血细胞综合征

作者：吴昊[1]，周巧灵[2]（四川省医学科学院·四川省人民医院，1临床医学检验中心；2感染科）
点评专家：李玉芹（四川省医学科学院·四川省人民医院）

前　言

　　我国流行的黑热病又称为内脏利什曼病，是由杜氏利什曼原虫引起的通过媒介白蛉传播的地方性传染病。我国黑热病的传染源有3种类型：人源型、犬源型和野生动物源型。新疆存在两种类型的传染源，大部分地区以野生动物源型为主，小部分地区为人源型；甘肃、四川及其他流行区主要以犬源型为主。内脏利什曼病可有脾（肝）大、长期不规则发热、贫血等临床表现，但并非为内脏利什曼病独有，往往易引起误诊而延误治疗。

案例经过

　　患者为中年男性，因"反复发热8天，左季肋区胀痛6天"入我院血液科。入院前8天患者因受凉后出现发热，最高体温40.4 ℃，伴寒战、大汗、口干、心慌、头晕、头痛不适，无咳嗽、咳痰，无恶心、呕吐，无腹痛、腹泻，无尿频、尿急等症状。于当地医院反复就诊，予以药物、中药（具体不详）治疗后未见改善。6天前患者无明显诱因出现左季肋区胀痛，由阵发性逐渐发展为持续性，可忍受。后追问病史，患者3月前已出现反复发热，且长期居住四川省阿坝藏族羌族自治州九寨沟县，近期有下乡史，周围人群有类似发病史。

　　入院查体：神清，贫血面容，无皮疹，无皮下出血。浅表淋巴结未触及肿大。双肺呼吸音清，未闻及明显干湿啰音，心律齐，各瓣膜区未闻及杂音。腹软，左季肋区压痛，其余部位无压痛、反跳痛及肌紧张。触及脾脏肋下6 cm左右，肝脏肋下未触及。

　　实验室检查：白细胞计数（WBC）2.87×10^9/L，中性粒细胞计数（NEUT）2.23×10^9/L，红细胞计数（RBC）3.00×10^{12}/L，血红蛋白（Hb）77 g/L，平均红细胞体积（MCV）

78.7 fL，血小板计数（PLT）67×10⁹/L。铁蛋白（FER）16508.73 ng/mL，球蛋白（GLB）49.2 g/L，天门冬氨酸转氨酶（AST）90 U/L，丙氨酸氨基转移酶（ALT）103 U/L，乳酸脱氢酶（LDH）576 U/L，降钙素原（PCT）0.29 ng/mL，高敏 C 反应蛋白（hsCRP）71.19 mg/L，G 试验 250.39 pg/mL，血清免疫球蛋白 G（IgG）31.7 g/L，白细胞介素 6（IL-6）58.66 pg/mL，白细胞介素 -10（IL-10）27.63 pg/mL，新冠核酸、血培养、EB 病毒、人巨细胞病毒、GM 试验、脑钠肽（BNP）、输血全套、甲状腺功能、抗核抗体谱等未见明显异常。

影像学检查：腹部 B 超提示脾大；全腹 CT 提示脾脏明显增大；胸部 CT 提示双肺下叶胸膜下少许条索影，邻近胸膜稍增厚，考虑慢性炎变；纵隔内小淋巴结显示，部分稍大。

骨髓检查：骨髓有核细胞增生活跃，粒红比值 1.1 ∶ 1。粒系占中性粒细胞绝对值计数（ANC）的 41.0%，呈成熟障碍。红系占 ANC 的 38.0%，偶见巨幼样变及核出芽幼红细胞。巨噬细胞胞浆内查见杜氏利什曼原虫，无鞭毛体，可见噬血细胞（图 37.1、图 37.2）。

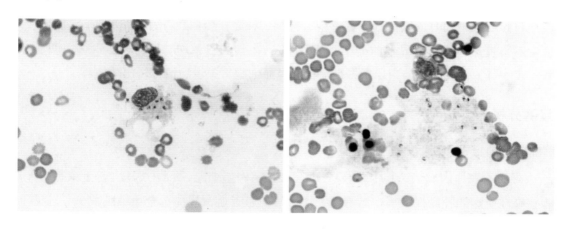

图 37.1　杜氏利什曼原虫无鞭毛体

骨髓象提示：①符合黑热病骨髓象；②查见噬血细胞（建议做 RK-39 检查、铁蛋白等相关检查并结合临床综合分析，黑热病伴噬血待排）。

流式检查结果：下阶段粒细胞抗原分化异常伴成熟障碍。

NK 细胞活性检测结果：NK 细胞活性 2.60%（参考范围≥ 4%）。

人可溶性 CD25（sCD25）：4445 U/mL（参考范围：223~710 U/mL）。

骨髓活检提示：骨髓增生基本正常，本次送检骨髓组织未见确切寄生虫，未见噬血现象。

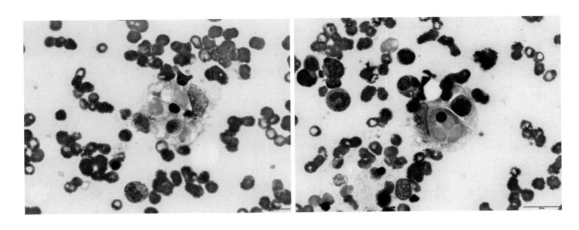

图 37.2　噬血细胞

治疗经过：入院后完善相关检查，予以地塞米松抗炎、奥美拉唑抑酸护胃、注射用哌拉西林钠他唑巴坦钠抗感染等治疗，骨髓检查回报黑热病伴噬血后，立即联系疾控中心取特效药葡萄糖酸锑，缓慢肌注（累计用量 6300 mg）治疗黑热病，使用地塞米松 5 mg q12h ivgtt 抗炎（2 周开始减为半剂），使用重组人粒细胞刺激因子注射剂 + 地榆升白片升白细胞，同时继续保肝、抗感染、补钙、补充白蛋白、补钾等治疗。经过治疗，患者不再发热，脾脏边界较前缩小 2 cm 左右，血常规三系均有所回升，铁蛋白明显下降（表 37.1），复查骨髓涂片未见寄生虫及噬血细胞，患者病情好转出院。

案例分析

1. 临床案例分析

患者不明原因发热 3 个月，需要考虑感染性疾病如细菌、真菌、病毒、寄生虫感染等，非感染性疾病如肿瘤性疾病、结缔组织疾病等。患者血常规提示全血细胞减少，可见于巨幼细胞性贫血、再生障碍性贫血、急性白血病、淋巴瘤、感染等。脾大可见于多种血液系统疾病、感染、结缔组织疾病等。结合患者相关实验室检查和影像学检查，高度怀疑噬血细胞综合征（hemophagocytic syndrome，HLH）。HLH 是一种进展迅速的高致死性疾病，因此，及时发现 HLH 疑似病例并正确诊断至关重要。噬血细胞综合征可分为原发性 HLH 和继发性 HLH。在继发性 HLH 的多种病因中，感染是较为常见的原因之一，其次是肿瘤因素和风湿免疫病因素。

该患者骨髓涂片检出杜氏利什曼原虫无鞭毛体和噬血细胞，结合其他临床资料，修正诊断为黑热病、感染性噬血细胞综合征，诊断明确。黑热病目前在我国发病率最高的 3 个地区分别是新疆维吾尔自治区、甘肃省、四川省，该患者长期居住四川省阿坝藏族羌族自治州九寨沟县，符合流行病学史。

表 37.1 血常规指标及铁蛋白变化

检测项目	2021/04/07	2021/04/08	2021/04/11	2021/04/12	2021/04/15	2021/04/16	2021/04/17	2021/04/18	2021/04/19	2021/04/20	2021/04/21	2021/04/22	2021/04/23	2021/04/24	2021/04/25	2021/04/26	参考区间
WBC（10^9/L）	2.870	2.250	2.220	1.15	0.400	0.340	0.640	1.750	3.770	6.740	3.930	2.370	2.430	2.350	2.980	3.220	3.50~9.50
NEUT（10^9/L）	2.233	1.462	1.623	0.759	0.118	0.070	0.300	0.996	2.741	5.742	3.172	1.730	1.672	1.708	2.223	2.215	1.80~6.30
LYMPH（10^9/L）	0.453	0.562	0.246	0.246	0.230	0.200	0.250	0.320	0.411	0.627	0.432	0.225	0.245	0.519	0.644	0.905	1.10~3.20
MONO（10^9/L）	0.152	0.202	0.226	0.062	0.052	0.070	0.090	0.145	0.309	0.249	0.110	0.164	0.156	0.115	0.101	0.090	0.10~0.60
RBC（10^{12}/L）	3.00	2.68	2.99	2.69	3.12	3.10	2.94	3.01	3.42	3.29	3.16	3.25	3.60	3.59	3.63	3.81	4.30~5.80
HGB（g/L）	77	68	76	68	81	80	75	78	90	87	84	86	96	96	100	103	130~175
PLT（10^9/L）	67	75	130	134	81	62	65	62	58	54	49	49	47	46	58	81	85~303
FER（ng/L）	16 508.73	13 154.76	—	—	—	—	—	—	—	7 776.5	—	—	—	—	—	—	21.81~274.66

日期

2. 检验案例分析

患者的初步诊断是发热原因待查、全血细胞减少和脾大，骨髓检验是十分必要的检验项目之一，如何在骨髓涂片中找到有用的信息提供给临床医生，为患者的诊断提供帮助是骨髓检验工作的重点。

首先，在低倍镜浏览全片的时候应重点关注片尾"海岸线"是否有散在或成团异常细胞及寄生虫。若发现可疑目标，则转油镜确认。这里需要注意的是，对于异常细胞或者寄生虫特别少而临床又高度怀疑的患者，我们需要多看几张骨髓涂片，以提高检出率。其次，针对不同的疾病方向，我们需要重点关注的细胞类别是不同的，比如，怀疑寄生虫感染患者，重点查找寄生虫，怀疑噬血细胞综合征患者，重点查找噬血细胞。骨髓检验工作中做到有的放矢，才能事半功倍。

杜氏利什曼原虫、马尔尼菲篮状菌和荚膜组织胞浆菌应注意形态鉴别，杜氏利什曼原虫形态要点是紫红色核旁边有一个细小棒状深紫红色动基体；马尔尼菲篮状菌的形态要点是孢子中间有横隔，有时呈腊肠形（图 37.3）；荚膜组织胞浆菌的形态要点是孢子周围有一个似荚膜的亮圈不着色（图 37.4）。

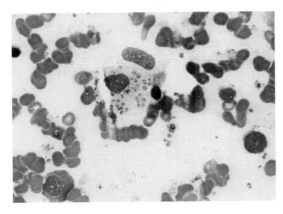 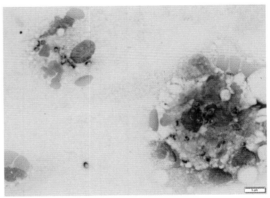

图 37.3　马尔尼菲篮状菌　　　　　　　　图 37.4　荚膜组织胞浆菌

知识拓展

内脏利什曼病的诊断要点如下：①流行病学史：利什曼病流行区内的居民，或在流行区有生活、工作史。②临床表现：长期不规则发热，脾脏呈进行性肿大，肝脏轻度或中度肿大，白细胞计数降低，贫血，血小板计数减少或有鼻出血及齿龈出血等，有时可伴有淋巴结肿大。③血清学检查：rK39 抗体阳性或利什曼原虫乳胶凝集试验阳性。④病原学检查：在骨髓、脾或淋巴结等穿刺物涂片上查见利什曼原虫，或穿刺物培养阳性；特异性分子生物学检测阳性亦可作为病原学诊断的依据。

具备可疑流行病学史及临床表现的患者为内脏利什曼病疑似病例（诊断要点①＋②）。疑似病例患者推荐进行血清学检查，血清学检查阳性的患者为临床诊断病例（诊断要点①＋②＋③）。疑似病例可直接进行病原学检查，发现利什曼原虫的疑似病例为确诊病例。血清学检查阴性的疑似病例，推荐进行病原学检查，若病原学阳性，亦可确诊利什曼病（诊断要点①＋②＋④）。

目前公认的 HLH 诊断标准由国际组织细胞协会于 2004 年修订，符合以下两条标准中任何一条可以诊断 HLH。

（1）分子诊断符合 HLH：在目前已知的 HLH 相关致病基因，如 PRF1、UNC13D、STX11、STXBP2、Rab27a、LYST、SH2D1A、BIRC4、ITK、AP3β1、MAGT1、CD27 等发现病理性突变。

（2）符合以下 8 条指标中的 5 条：①发热：体温 >38.5 ℃，持续 >7 d；②脾大；③血细胞减少（累及外周血两系或三系）：血红蛋白 <90 g/L，血小板 <100×10⁹/L，中性粒细胞 $<1.0 \times 10^9/L$ 且非骨髓造血功能减低所致；④高三酰甘油血症和（或）低纤维蛋白原血症：三酰甘油 >3 mmol/L 或高于同年龄的 3 个标准差，纤维蛋白原 <1.5 g/L 或低于同年龄的 3 个标准差；⑤在骨髓、脾脏、肝脏或淋巴结里找到噬血细胞；⑥血清铁蛋白升高：铁蛋白 ≥ 500 μg/L；⑦NK 细胞活性降低或缺如；⑧sCD25（可溶性白细胞介素 -2 受体）升高。

案例总结

本案例患者入院后第 5 天得到明确诊断，经过临床积极治疗后好转出院。该患者能够快速、准确诊断得益于检验科、血液科、感染科的良好沟通与协助，大家各司其职，共同为患者健康保驾护航。患者骨髓涂片检出杜氏利什曼原虫和噬血细胞是临床诊断的重要证据，因此，检验人员要重视骨髓细胞形态学检验，用高度责任心认真检查每一份骨髓标本，不放过任何一个可疑的样本，把检验工作做到精益求精。

专家点评

黑热病的临床表现缺乏特异性，容易导致误诊和漏诊。其诊断要点包括流行病学史、临床表现、血清学检查和病原学检查。其中，骨髓涂片查见利什曼原虫对临床有十分重要的提示作用。对于黑热病流行区域出现的不明原因的发热、全血细胞减少、脾大患者，应注意查找利什曼原虫相关病原学证据，当伴随铁蛋白明显增高时，应警惕噬血细胞综合征的发生，注意在骨髓涂片查找噬血细胞。检验协助临床早诊断，早治疗，对于改善患者的预后有很大的意义。

参考文献

［1］廖志武，王善青 . 我国 2000—2019 年主要热带病的流行与防治概况［J］. 中国热带医学，2020，20（3）：193-201.

［2］汪俊云，高春花 .《黑热病诊断标准》解读［J］. 中国血吸虫病防治杂志，2017，29（5）：541-543.

［3］噬血细胞综合征中国专家联盟，中华医学会儿科学分会血液学组 . 噬血细胞综合征诊治中国专家共识［J］. 中华医学杂志，2018，98（2）：91-95.

［4］孟广强，王晶石，吴林，等 . 内脏利什曼病继发噬血细胞性淋巴组织细胞增多症 1 例［J］. 中国感染与化疗杂志，2020，20（6）：689-691.

［5］《中华传染病杂志》编辑委员会 . 中国利什曼原虫感染诊断和治疗专家共识［J］. 中华传染病杂志，2017，35（9）：513-518.

［6］噬血细胞综合征中国专家联盟，中华医学会儿科学分会血液学组 . 噬血细胞综合征诊治中国专家共识［J］. 中华医学杂志，2018，98（2）：91-95.

［7］HENTER J I，HORNE A，ARICÓ M，et al. HLH-2004：Diagnostic and therapeuticguidelines for hemophagocytic lymphohistiocytosis［J］. Pediatr Blood Cancer，2007，48（2）：124-131.

38

伴有巨细胞病毒再激活的药物超敏反应综合征

作者： 孙然然[1]，曹玉鹃[2]（沧州市第三医院，1 检验科医师；2 肝病科医师）

点评专家： 柴梅（沧州市第三医院）

前　言

药物超敏反应综合征（drug-induced hypersensitivity syndrome，DIHS），又称药疹伴嗜酸性粒细胞增多及系统症状（drug rash with eosinophilia and systemic symptoms，DRESS）。临床特征为发热、皮疹并逐渐累及多器官脏器损伤，并且易反复发作。

因用药与出现临床症状有较长时间间隔，加之 DRESS 临床症状复杂多变，异质性大，发病率不高，因此，临床对此病普遍缺乏认识，极易误诊、漏诊。DRESS 有高达 10% 的死亡率，并且可遗留自身免疫性的远期并发症，因此，要对此病加深认识。

案例经过

患者，女性，47 岁，因"厌食 5 个月，发热伴乏力 10 余天"入院。患者于 2022 年 7 月脱发伴躯干皮肤瘙痒，于药店自行购买止脱生发中成药，口服 2 个月后出现食欲不振、尿黄，就诊于天津静海区中医院。实验室检查丙氨酸氨基转移酶（ALT）84.90 U/L、天门冬氨酸转氨酶（AST）56.10 U/L、谷氨酰转肽酶（GGT）182.80 U/L、碱性磷酸酶（ALP）/血清总胆红素（TBIL）正常，舒肝颗粒治疗 10 d，症状减轻。

2022 年 11 月 15 日，患者因症状反复就诊于天津市第二人民医院，复查 ALT 37.3 U/L，AST 45.3 U/L，GGT 177.4 U/L，自身免疫抗体：ANA 1 ∶ 100，怀疑自身免疫性肝炎（autoimmune hepatitis，AIH），因经济原因未住院，口服双环醇片 1 个月，食欲不振无好转停用。

2022 年 12 月，患者感染新型冠状病毒，症状轻微。

2022 年 12 月中旬，患者因食欲不振再次就诊于天津静海区中医院，服用中药汤剂调理脾胃。几天后出现双上臂多发疱疹，激素治疗 4~5 天，停用后出现低热（因新冠流行期，发热未予以重视）伴全身多发疱疹，住院治疗 20 余天皮疹缓解。实验室检查：ALT 10 U/L，AST 41.6 U/L，GGT 140.50 U/L。

患者出院 5 天后突发全身浮肿就诊于天津虹桥西站医院皮肤科，涂抹药物后好转。此时实验室检查嗜酸性粒细胞比例升高，为 15.9%。

2023 年 2 月 11 日，患者又因症状反复就诊于天津医科大学总医院，门诊化验室检查 ANA 阳性、免疫球蛋白 1790 mg/dL，自身抗体谱阴性，C 反应蛋白（CRP）2.16 mg/dL，嗜酸性粒细胞百分比 28%，ALT 22 U/L，AST 42 U/L，GGT 89 U/L，LDH 451 U/L。仍考虑自身免疫性肝炎，但患者拒绝住院治疗。

2023 年 3 月，患者因发热就诊于沧州市中心医院中医科，考虑为自身免疫性肝炎，建议转我院治疗。

2023 年 3 月 13 日，患者因发热 10 余天，体温最高可达 38.3 ℃，轻度咳嗽，乏力明显伴食欲不振，且症状逐渐加重，就诊于我院。

体格检查：患者以皮疹为突出表现，全身皮肤可见大片色素沉着疹，略突出皮肤，部分伴脱屑，部分泛红、伴抓痕，其余无异常（图 38.1、图 38.2）。

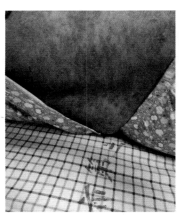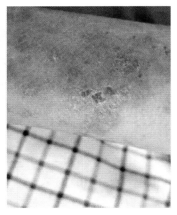

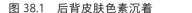

图 38.1　后背皮肤色素沉着　　图 38.2　手臂残留痂皮

实验室检查结果如下：

病毒学指标：甲乙丙戊肝炎病毒、人类免疫缺陷病毒（human immunodeficiency virus，HIV）、梅毒、EB 抗体均阴性、巨细胞病毒 IgM 抗体阳性、巨细胞病毒 DNA 129 copies/mL；新型冠状病毒 RNA 阴性。

免疫学指标：CD8+T 淋巴细胞绝对计数 100/μL（参考范围：220~1129/μL），CD8+T 淋巴细胞百分比 9.48%（参考范围：13%~39%）。

生化指标：CRP 33.4 mg/L，降钙素原（PCT）0.1 ng/mL，ALT 28 U/L，AST 61 U/L，ALP 98 U/L，GGT 132 U/L，TBIL 7.8 μmol/L，肌酸激酶同工酶（CKMB）31 U/L，乳酸脱氢酶（LDH）460 U/L。

血液系统指标：血沉（erythrocyte sedimentation rate，ESR）27 mm/h，嗜酸性粒细胞百分比 8.2%。

辅助检查：腹部 CT 提示肝脾大；胸部 CT 提示双侧腋窝多发肿大淋巴结，双肺底部少量感染灶（图 38.3），少量心包积液（图 38.4）；彩超提示肝脾大；心电图提示窦性心动过速。

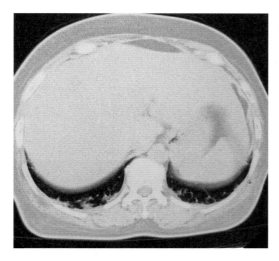
图 38.3　肺底感染灶

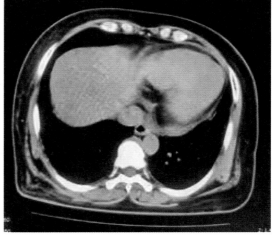
图 38.4　心包积液

案例分析

1. 临床案例分析

患者因服用止脱生发中成药伴有肝功能损伤起病，存在药物性肝损伤。之后患者临床症状反复，肝功能持续轻度异常，以 GGT 和 AST 升高为主，证明患者肝损伤症状持续存在。患者的 AIH 简化评分仅得 3 分，不足以诊断自身免疫性肝炎。

患者除肝损伤外，还存在皮肤受累（皮疹）、肺部炎症（CT 提示感染灶）、心脏损伤（心包积液及窦性心动过速）、血液系统受累（嗜酸性粒细胞持续增高）、淋巴系统受累（双侧腋窝多发淋巴结肿大）、多系统受累表现。结合 CMV IgM 抗体阳性、CMV DNA 129 copies/mL、皮疹及新型冠状病毒感染史，考虑患者存在新型冠状病毒感染后机体免疫力低下导致巨细胞病毒（cytomegalovirus，CMV）再激活。

鉴于患者药物敏感体质，药物性肝损伤，免疫系统紊乱以及 CMV 活动性感染证据，在保肝治疗基础上采用最少种类药物、小剂量激素观察性治疗。治疗过程简图如图 38.5 所示。

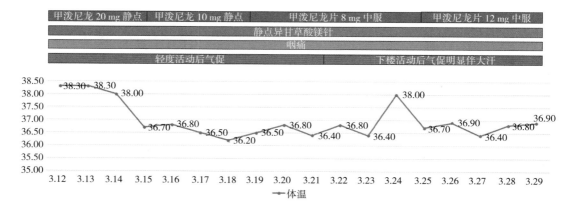

图 38.5　治疗过程简图

开始时激素治疗非常有效，但减量后出现体温反复，并且患者出现活动后气促加重的表现。肺底感染灶变化如图 38.6 所示。

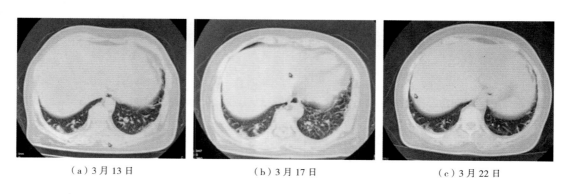

（a）3 月 13 日　　　　　　（b）3 月 17 日　　　　　　（c）3 月 22 日

图 38.6　肺底感染灶变化

患者肺部感染灶有减轻趋势，由此可见患者气促加重并非肺部感染导致，结合影像学心包积液及心电图窦性心动过速表现，患者心功能在逐步恶化，原因为何？ 3 月 22 日，CMV IgM 阳性，CMV DNA 转阴，CRP 降低，为什么患者激素减量后体温再次反复？并且 CMV DNA 水平与临床症状的严重程度明显不相符。

回顾 CMV DNA 检测报告，我们发现，CMV DNA 参考范围给的是 <1000 copies/mL，而化验单最初报告的数值是 129 copies/mL，这到底是阴性还是阳性？鉴于 CMV DNA 是否阳性直接影响临床诊断，在咨询检验科后，得知 1000 是检测线性范围的下限，129 仍为阳性结果，但是数值仅供参考，有可能与真实值之间有较大偏差。同时检验科建议该

患者有可能是 DRESS，建议补充检查外周血反应性淋巴细胞。

经补充检查发现患者双侧腹股沟及双侧腋窝都有多发淋巴结肿大，外周血反应性淋巴细胞 3%，结合中华皮肤科杂志发表的《药物超敏反应综合征诊治专家共识（2018）》中 DRESS 诊断标准，最终患者确诊为 DRESS。

明确诊断后，患者因多器官系统受累且逐步加重，有预后不良的倾向，一再叮嘱患者按时服用激素，尽快到上级医院就诊。但患者出院后停用激素，继续四处寻医，再次服用中药，在 6 月份因肝肾功能衰竭死亡，死亡前又开始出现发热。

2. 检验案例分析

在接到临床咨询 CMV DNA 检测结果后，我们及时对留存标本进行复检，复检结果与原检测结果基本一致。临床在第二次送检 CMV DNA 的同时送检金域检验，我院与金域检验检测结果一致。

在了解临床对患者症状与检测结果的矛盾后，我查阅了患者的病例资料，整理出患者的化验结果并分析（表 38.1）。

表 38.1 检验结果汇总表

日期	ALT（U/L）	AST（U/L）	ALP（U/L）	GGT（U/L）	CK（U/L）	CK MB（U/L）	LDH（U/L）	肌钙蛋白（μg/L）	BNP/（pg/mL）	IgG/（g/L）	C3	C4
3.12	28	61	98	132	75	31	460	0.22	—	1256	78	27.9
3.19	29	38	78	107	35	19	354	—	—	—	—	—
3.22	—	—	—	—	—	—	—	—	—	2102	116	33.5
3.26	35	54	93	130	47	27	442	0.33	1437	—	—	—

日期	WBC（×10⁹/L）	HGB（g/L）	E（%）	CRP（mg/L）	PCT（ng/mL）	CMV-IgM（cp/mL）	CMV-DNA（cp/mL）
3.12	6.67	95	8.2	33.4	0.1	+	129
3.19	4.0	100	1.4	4.6	0.1	—	—
3.22	—	—	—	—	—	+	—
3.26	3.99	100	6.5	12.4	0.1	—	—

患者肝酶升高，GGT 升高显著，与药物性肝损伤特点相符。但 ALT 正常，AST、LDH、CKMB、CRP、BNP 升高，也有可能是心肌细胞损伤导致。这与患者影像学及心电图心脏异常表现及不断加重的气促症状高度相符。

综合患者以前的病史，外周血嗜酸性粒细胞有一个明显升高的过程，在药物过敏或药物性肝损伤患者中是比较常见的现象，反应性淋巴细胞也有轻度增高，提示患者血液系统受累。

患者开始使用激素后各项检测指标都有好转，但激素减量后又出现反复的趋势。

结合患者所有检测指标及病史资料，总结出如下特点：①应用中成药引发药物性肝损伤，并且是使用药物后间隔时间较长才出现症状；②发热、皮疹相继出现，并伴有肝损伤及嗜酸性粒细胞增高；③全身多器官系统受累并呈现进行性加重趋势；④伴有CMV再激活；⑤整个病程长且呈现反复发作迁延状态。

患者十分符合 DRESS 诊断标准，因此，建议临床考虑 DRESS。

知识拓展

药物超敏反应综合征是一种迟发性药物不良反应，其特征是潜伏期较长，伴皮疹、血液系统异常和内脏损害，临床上具有药物过敏和病毒感染的复合特征，呈现多样化表现，易误诊、误治。临床上遇到患者服药后出现发热、面颈部和（或）手足部特征性水肿性红斑、淋巴结肿大、内脏器官受累和嗜酸性粒细胞升高时，应高度怀疑 DRESS。

DRESS 的临床症状：前驱症状为流感样，包括不适、咽炎、发热和淋巴结肿大；发热，通常为持续性，体温大于 38 ℃。发热后 2~3 天后出现皮疹。皮肤症状一般于服用致敏药物后 2~6 周（平均 3 周）出现。血液系统受累通常以嗜酸性粒细胞计数显著增加最具特征性（52%~92% 患者），27%~67% 患者的反应性淋巴细胞增多。肝损伤是 DRESS 最常见的内脏表现，见于高达 97% 的病例，肝酶升高最常见，可持续数月；肾损伤是第二常见脏器受累，受累范围从轻度急性肾损伤（acute kidney in jury，AKI）到重度间质性肾炎，有时会导致永久性终末期肾病；肺是第三大最常受损的器官，间质性肺炎是最常见的表现；心脏受累越来越常见，通常表现为心肌炎或心包炎。DRESS 患者的心脏病通常延迟，平均在初始症状后 70 天发生。心脏 DRESS 最常见的体征和症状是呼吸困难、心源性休克、胸痛和心动过速。

疱疹病毒再激活是 DRSEE 的一大特征。研究表明，疱疹病毒再激活是 DRESS 患者的常见现象，DRESS 的发生发展与疱疹病毒再激活有密切关系，但病毒起到何种作用，目前还不明确。最为常见的是人疱疹病毒 6 型（human herpers viruses 6，HHV6）再激活，日本甚至将其列为诊断标准之一。但在其他国家和地区未发现 HHV6 如此高的激活率，也可见 EB、CMV、HHV7 等再激活现象。

DRESS 的诊断：目前无统一诊断标准。

国际上通用的为日本共识小组 2006 年制订的 DRESS 诊断标准和欧洲药物不良反应登记系统 2007 年提出的评分系统。根据中国人群的临床特征及国内外诊断现状，中华皮肤科杂志在 2018 年发布的《药物超敏反应综合征诊治专家共识》中提出了 DRESS 的诊断标准：①迟发性皮疹：从服药到皮疹出现时间大于 3 周；②淋巴结肿大：≥ 2 个部位的淋巴结肿大；③发热：体温 >38 ℃；④内脏损害：ALT 为正常值 2 倍以上，间质性肾炎，间质性肺炎或心肌炎；⑤血液学异常：白细胞升高或降低，嗜酸性粒细胞 ≥ 1.5×10^9/L 或不典型淋巴细胞 >5%；⑥复发病程：尽管停用诱发药物并给予治疗，疾病仍出现病情复发或加重。符合前 5 条可确诊 DRESS。

DRESS 的治疗和预后：DRESS 的主要治疗方法仍然是全身性类固醇，同时识别和立即停用致病药物。

DRESS 最常见的死亡原因是肝衰竭、多器官衰竭和脓毒症；不良预后因素包括全血细胞减少、高龄、CMV 再激活、别嘌呤醇或米诺环素诱导的 DRESS 以及肾脏和肝脏受累，心脏受累也与较高的死亡率相关。

长期后遗症的累积发生率为 11.5%（免疫和非免疫），自身免疫性甲状腺疾病和暴发性 1 型糖尿病是最常见的自身免疫性后遗症，通常在 DRESS 后 2~4 个月发病，其他报道过的后遗症有格雷夫氏病、系统性红斑狼疮、斑秃、白癜风、自身免疫性溶血性贫血、血栓性血小板减少性紫癜和类风湿关节炎等。

治疗 DRESS 的相关药物分为西药（表 38.2）和中成药。

表 38.2　与 DRESS 相关药物一览表

药品名称	HLA 等位基因
别嘌呤醇	B*58：01
卡马西平	A*31：01
氨苯砜	B*13：01
沙拉唑磺胺吡啶	B*13：01
苯妥英	A*24：02
	B*15：13
	B* 51：01
	C*14：02
拉莫三嗪	B*51：01 和 A*24：02
哌拉西林 / 他唑巴坦	B*62
万古霉素	A*32：01
阿巴卡韦 *	B*57：01

续表

药品名称	HLA 等位基因
奈韦拉平 *	CW*04：01
	Cw*8/Cw*08-B*14
	B* 35：05
	B*35：01
	DRB1*01：01
雷特拉韦	B*53：01

何首乌相关基因 HLA-B*35：01，这是全球发现的首个中药安全性预警基因，也是中药安全性研究和中药现代化的里程碑性成果。2019 年 12 月，中华中医药学会发布的《何首乌安全用药指南》明确提出，携带人类白细胞抗原 HLA-B*35：01 易感基因和（或）伴随其他相关生物标志物异常表达者，建议避免使用何首乌。

案例总结

本例患者在检验方面需要注意以下几点：

（1）抗核抗体（antinuclear antibodies，ANA）阳性：患者在就诊于我院之前辗转过多家医院，因其明确药物服用史伴肝功能损伤，加之 ANA 阳性，都怀疑自身免疫性肝炎。但几家医院没有排查嗜肝病毒感染情况，有 CMV 这种嗜肝病毒存在活动性感染证据时，自身性免疫性肝炎的诊断就要慎重。虽然 ANA 阳性是自身免疫性肝炎诊断指标之一，但并非只要有 ANA 阳性伴肝损伤就一定是自身免疫性肝炎。经查阅文献得知，在 DRESS 患者中也会出现 ANA 阳性的情况。

（2）肝酶异常不一定都是肝脏损伤。本案例患者虽然有药物性肝损伤史，但随后 AST、LDH、GGT 为主的升高以及影像学及临床症状都指向心肌损伤。因此，临床分析检验数据时一定要结合影像学及临床症状来解释，否则很容易出现误判。

（3）关于 CMV、EB DNA 低水平复制的解释。笔者已经发现许多例免疫功能正常的人体内存在一过性 CMV、EB 低水平复制的现象，这些患者有使用免疫抑制剂，有的是新型冠状病毒感染后，有的是重症患者。结合相关文献，笔者猜测 CMV、EB 一过性低水平复制提示机体的免疫功能出现一过性降低或紊乱，导致体内 CMV、EB 病毒再激活。等机体免疫力恢复正常，病毒复制即结束。

检验数据随着患者疾病的发生发展状态也处于不断变化中。检验人员不应满足于做出一个个准确的数据，更要将数据与具体的临床过程相结合，提高对检验指标的认识和理解。因此，检验与临床密切的沟通交流十分重要，在互动的过程中不断提升自身的水平。

临床方面，本案例患者有明确的药物应用史、肝损伤史、ANA 阳性，很容易联想到自身免疫性肝炎。当患者出现发热及多器官系统受累表现，尤其是出现 CMV 活动性感染证据时，疾病变得不同寻常，这么多繁杂的表现是一种疾病的表现还是不同疾病的分别表现？最终的结果表明，在疾病的诊断时尽量使用一元论去解释。

在疾病的诊断过程中，最初的诊断思路被限定在药物性肝损伤及 CMV 感染之间，忽略了嗜酸性粒细胞的改变及腋窝淋巴结肿大线索。任何一种异常表现都不应被忽略，如果不能用拟诊疾病明确解释就要深究其出现的原因，有可能就是打开真相大门的那把钥匙。

患者的疾病始于止脱生发中成药，所有的止脱生发中成药都含有何首乌的成分，现有研究已经证明，带有 HLA-B*35：01 基因的人对何首乌高度敏感，这也与 DRESS 患者具有遗传背景高度一致。这个病例提醒我们，西药和中成药都有造成 DRESS 的可能。在使用与 DRESS 相关药物时，如果可能，有必要进行相关基因的检测，避免 DRESS 的发生。

在疾病的诊断过程中，临床也深刻体会到与检验科相互沟通的重要性，站在不同的角度对同一个疾病进行思考与评价，不仅能互相取长补短，更能在互动过程中相互提高。

专家点评

临床上，DRESS 综合征多就诊皮肤科，或因各系统损伤就诊相关科室，本案例患者能够在肝病科被诊断，是临床与检验沟通互动、共同努力的结果，非常值得学习和分享。DRESS 综合征作为药物性肝损伤的特殊表型，也越来越被肝病领域的专家学者所重视。本案例提醒临床医师在工作中，应对每一个异常结果认真分析，加强与医技科室沟通，探究真相，发掘疾病的本质。

参考文献

［1］ 中国医师协会皮肤科医师分会变态反应性疾病专业委员会 . 药物超敏反应综合征诊治专家共识［J］. 中华皮肤科杂志，2018，51（11）：787-790.

［2］ 中国医药生物技术协会药物性肝损伤防治技术专业委员会，中华医学会肝病学分会药物性肝病学组 . 中国药物性肝损伤诊治指南（2023 年版）［J］. 中华肝脏病杂志，2023，31（4）：355-384.

［3］ 中华中医药学会中成药分会，中华中医药学会肝胆病分会，中国药学会临床中药学专业委员会，等 . 何首乌安全用药指南［J］. 临床肝胆病杂志，2019，35（12）：2687-2693.

［4］ 杨变，温禾，孙青 . 药物超敏反应综合征的发病机制及治疗进展［J］. 中国麻风皮肤病杂志，2023，39（7）：538-542.

39

宏基因组二代测序技术用于诊断带状疱疹病毒性脑炎

作者：柳青[1]，栾亮[1]，邵智超[2]（中国人民解放军北部战区总医院，1 检验科；2 神经内科）

点评专家：万楠（中国人民解放军北部战区总医院）

前　言

　　水痘 - 带状疱疹病毒（varicella-zoster virus，VZV）为 α 疱疹病毒科，线性双链 DNA 分子，长度约 125 kb。壳外有一层或多层脂蛋白包膜，包膜上共有 9 种糖蛋白。VZV 是一种嗜神经的 DNA 病毒，在成年人中，通过呼吸道黏膜入侵引起带状疱疹较常见，仅少数患者发生病毒性脑炎。本文分享 1 例由 VZV 引起的带状疱疹病毒性脑炎的案例报道。

案例经过

　　患者，女性，39 岁。于 1 周前无明显诱因出现发热，最高体温 37.8 ℃，自行口服中成药治疗，并伴有头部及上背部疼痛，疼痛自眶上至背部，疼痛持续，限制颈部活动，恶心呕吐，呕吐后头痛加重，上述症状逐渐加重，于 2023 年 5 月 25 日就诊于当地医院门诊，治疗途中出现喷射性呕吐，无肢体活动障碍、言语不清、复视、抽搐等症状。当日就诊我院急诊科，行头部 CT 检查提示未见异常，急诊以"脑炎"收入神经内科。患者患病以来食欲下降，饮水无呛咳，睡眠尚可，大小便正常。

　　4 天前患带状疱疹，未给予抗病毒治疗，无其他特殊既往史。

　　初步诊断：①中枢神经系统感染？②带状疱疹。

　　实验室检查：白细胞计数（WBC）7.4×10⁹/L，中性粒细胞百分比（NEUT%）70.0%，淋巴细胞百分比（LY%）16.0%，全血 C- 反应蛋白（CRP）<1.60 mg/L，血清淀粉样蛋白 A（SAA）<8.00 mg/L，降钙素原（PCT）0.02 ng/mL，脑脊液免疫球蛋白 G（IgG）

12.6 mg/L ↑，补体 C3、C4 正常。脑脊液（CSF）常规：CSF 蛋白定性试验阳性，CSF 白细胞计数 240×10⁶/L ↑，CSF 多个核百分比 1.7%，CSF 单个核百分比 98.3% ↑。CSF 生化：脑脊液氯测定 123.2，脑脊液蛋白测定 1.14 ↑，脑脊液葡萄糖定量试验 2.19 ↓，脑脊液白蛋白测定 0.855 ↑。血清结核菌抗体检测阴性，单纯疱疹病毒抗体（HSV1/2-IgM）1.5，单纯疱疹病毒抗体（HSV1/2-IgG）8.59 ↑，CSF 细菌、真菌培养阴性。宏基因组二代测序技术（metagenomics next-generation sequencing，mNGS）检测结果见表 39.1。

表 39.1　mNGS 检测结果

病毒					
类型	名称	序列数	名称	序列数	相对丰度	关注度
DNA	水痘病毒属 *Varicellovirus*	4839	水痘 - 带状疱疹病毒 *Human alphaherpesvirus* 3	4839	100.0%	高

头部 CT 提示：脑实质内未见异常密度影；脑沟、脑裂无增宽加深；脑池及脑室系统无扩大；中线结构无移位；颅骨骨质及头皮软组织未见异常。

头部 MRI 提示：头部 DWI 功能成像未见异常；左顶叶异常信号（图 39.1）。

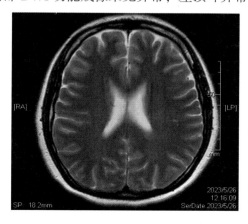

图 39.1　头部 MRI

诊疗经过：20% 甘露醇注射液 100 mL 静脉输液降颅压；甲钴胺片 0.5 mg，3 次 / 天，口服，营养神经；阿昔洛韦乳膏 1 g，6 次 / 天，外用；普瑞巴林胶囊 75 mg，2 次 / 天，口服，治疗疱疹神经痛；泛昔洛韦片 0.25 g，3 次 / 天，口服，抗病毒；艾司奥美拉唑钠粉针 40 mg，1 次 / 天，静脉输液，保护胃黏膜。

案例分析

1. 临床案例分析

病毒性脑炎的鉴别是本病诊断的要点。

VZV 脑膜炎与其他病因导致的脑膜炎的临床表现相似，早期正确的诊断对于临床医师来讲极具挑战性，对症和特异性治疗可减少永久性脑损伤的程度，对患者的生存有重大影响。国外研究发现，VZV 脑膜炎或脑炎患者中大约有 31.5%~45% 的患者存在皮肤损害，多发生在免疫功能缺损的患者。本案例患者为免疫功能正常的年轻女性，以发热、头痛、呕吐、病理征阳性、颈强等神经系统症状为首发症状就诊于我院神经内科。入院当天腰椎穿刺显示 CSF 细胞数明显增高，以淋巴细胞升高为主；CSF 糖含量明显降低，蛋白定量显著升高，潘氏蛋白定性试验（++），只能说明病毒感染的可能性大，应与其他脑炎进行鉴别性诊断。

2. 检验案例分析

尽快查出感染病原体，明确诊断，指导临床精准应用抗病毒药物是重点。

VAV 的核酸检测敏感性较高。本案例患者采用了一种新的基因组学的方法，成功在 CSF 中检测到 VAV 的特异性序列高达 4839 条，相对丰度 100%，48 h 内回报的结果也符合临床预判。临床当天就改用更昔洛韦进行了抗病毒治疗，精准指导了抗生素的应用，缩短了病程，真正地造福了患者。

知识拓展

几种脑炎的鉴别诊断如下：

（1）单纯疱疹病毒性脑炎：一般有口唇或生殖道疱疹病史，起病急，病情重，有发热、咳嗽等上呼吸道感染的前驱症状，有明显的精神行为异常、抽搐、意识障碍及早期出现的局灶性神经系统损害体征，CSF 红细胞、白细胞数增多，糖及氯化物正常。

（2）带状疱疹病毒性脑炎：本病多见于中老年人，发生脑部症状与发疹时间不尽相同，多数在疱疹后数天或数周，亦可在发病之前，也可无任何疱疹病史。临床表现包括发热、头痛、呕吐、意识模糊、共济失调、精神异常及局灶性神经功能缺失征。多有胸腰部带状疱疹的病史。

（3）肠道病毒性脑炎：多见于夏秋季，常以胃肠道症状为首发表现。呈流行性或散发性发病。表现为发热、意识障碍、平衡失调、癫痫发作以及肢体瘫痪等。

（4）巨细胞病毒性脑炎：临床少见，常见于免疫缺陷或长期应用免疫抑制剂的患者，临床呈亚急性或慢性病程，表现为意识模糊、记忆力减退、情感障碍、头痛和局灶性脑损害的症状和体征。CSF 正常或有单核细胞增多，蛋白增高。

（5）化脓性脑膜炎：起病急、高热、症状重，多伴有感染性休克或全身败血症表现及皮肤出血点，皮疹明显；典型的脑脊液外观为浑浊或呈米汤样，白细胞计数 >100 × 10^6/L，以中性粒细胞为主，糖降低明显。

（6）新型隐球菌性脑膜炎：患者常有慢性消耗性疾病或全身性免疫缺陷性疾病的病史，常慢性隐匿，临床表现与结核性脑膜炎类似，以剧烈头痛、视力下降为主，脑脊液墨汁染色检出隐球菌可确诊新型隐球菌性脑膜炎，但常需多次进行墨汁染色才能检出隐球菌。

（7）结核性脑膜炎：通常亚急性起病，可有结核中毒症状如乏力、盗汗，脑神经损害常见，脑脊液压力增高，白细胞数明显增高，通常为（200~500）×10^6/L，以淋巴细胞为主，蛋白明显增高，多大于 1 g/L，糖降低，氯化物多明显降低。

（8）自身免疫性脑炎：一组由抗神经元自身抗体导致的脑炎，可亚急性起病或起病较隐匿。抗 NMDAR、抗 LGI1、抗 GABAbR 等脑炎相关的自身抗体阳性。严重的难治性癫痫发作是该病的主要特点，以全面强直阵挛性发作为主，抗癫痫药通常无效，可迅速进展为癫痫持续状态。

案例总结

VZV 病毒感染后可终生潜伏于脊髓后根神经或脑神经感觉神经节的神经元中。VZV 导致的脑炎多发生在 60~80 岁的老年人群中。本案例患者年龄在 39 岁，属个例。水痘 - 带状疱疹病毒性脑炎发生脑部症状与皮肤疱疹的时间不尽相同，多数在疱疹后数天或数周，少数在疱疹之前，甚至无疱疹史。本案例中患者脑部症状在疱疹之后，符合典型病程。DNA 病毒核酸在脑脊液中检出的阳性率较高，脑脊液检测的同时，可以结合其他临床标本的检测结果，辅助带状疱疹病毒性脑炎的诊断。本案例未做关于 VZV 的其他检测，HSV1/2-IgM 值为 1.5，正常，HSV1/2-IgG 值为 8.59，偏高，也无法证明是现症感染。单从脑脊液的常规及生化结果来看，只符合病毒性脑炎的诊断。VZV 脑炎脑脊液标本的核酸检测敏感性较高，mNGS 因具有广谱性和无偏倚性的优势，可用于常见嗜神经病毒（如 VZV）的检测。近年来已被推广应用于疑难脑（膜）炎的病原学诊断中。本案例中患者入院当天就送检了脑脊液 mNGS，序列数多达 4839 条，相对丰度 100%，48 h 内回报的结果也符合临床预判，当天就改用更昔洛韦进行了抗病毒治疗，帮助临床医师快速查出感染病原，精准指导了抗生素的应用。患者目前一般状态良好，无头部症状，皮肤疱疹已消退。专科查体及实验室检查均正常，于入院 15 天后康复出院。

专家点评

水痘 - 带状疱疹病毒通过呼吸道分泌物在人与人之间传播，先感染上呼吸道结膜或黏膜，然后传播到淋巴结。初次感染后 4~6 天，受感染的 T 细胞进入血液并引起原发性病毒血症。受感染的 T 细胞侵入肝脏、脾脏和其他器官，引起第二轮感染。初次感染后

14天出现继发性病毒血症，感染皮肤细胞，导致水痘特有的水泡状皮疹。在皮肤中进行急性病毒复制后，VZV 会影响中枢神经系统的感觉神经节，并在其中潜伏，"隐藏"在不受强烈免疫监视的中枢神经系统中，"伺机"启动。这种重新启动主要发生在45岁以上人群中，可能伴有带状疱疹后神经痛症状，但如本案例中39岁健康女性带状疱疹后引发病毒性脑炎较为少见。

VZV 的实验室诊断方法有病毒抗原检测，水泡刮屑染色鉴别包涵体或巨细胞、病毒培养，抗体检测和荧光定量 PCR 法等，以上检测方法多数在临床微生物实验室较难开展或辅助临床诊断意义有限。近年来，病原微生物宏基因组测序技术在临床感染性疾病诊断中逐渐发挥重要作用，特别适用于危重症、感染原因不明等患者的病原诊断，本案例依靠该技术，快速确定感染病原体，精准指导抗感染治疗，经验值得推广和借鉴。

参考文献

［1］ALVAREZ J C，ALVAREZ J，TINOCO J，et al. Varicella-zoster virus meningitis and encephalitis：an understated cause of central nervous system infections［J］. Cureus，2020，12（11）：e11583.

［2］杨晓虹，宋水，王梅，等. 老年头部带状疱疹致持续植物状态1例［J］. 中华保健医学杂志，2019，21（4）：390-391.

［3］中国初级卫生保健基金会病原检测专业委员会，中国医疗保健国际交流促进会分子诊断学分会，中国研究型医院学会神经科学专委会脑炎协作组. 病毒性脑（膜）炎病原体诊断技术应用专家共识［J］. 中华医学杂志，2023，103（9）：648-657.

［4］李辉，赵明，王鹤，等. 口咽部水疱型带状疱疹1例［J］. 人民军医，2014，57（4）：422.

［5］NAGEL M A，FORGHANI B，MAHALINGAM R，et al. The value of detecting anti-VZV IgG antibody in CSF to diagnose VZV vasculopathy［J］. Neurology，2007，68（13）：1069-1073.

［6］GUAN H，SHEN A，LV X，et al. Detection of virus in CSF from the cases with meningoencephalitis by next-generation sequencing［J］. J Neurovirol，2016，22（2）：240-245.

40

基于宏基因组二代测序快速诊断儿童人细小病毒 B19 脑膜炎

作者： 谢威文[1]，刘思远[2]（中国人民解放军北部战区总院，1 检验科；2 儿科）

点评专家： 赵丽菲（中国人民解放军北部战区总医院）

前　言

　　进行呼吸道病原体谱、EB 病毒系列、单纯疱疹测定系列、风疹测定、弓形虫测定、麻疹病毒抗体检测，结果与临床表现不相符，遂需继续排查。为尽早确定感染病原，对患儿血液和脑脊液样本进行病原微生物宏基因组学检测。血液及脑脊液病原微生物宏基因组学检测结果均显示 HPVB19 阳性，诊断为病毒性脑炎。

　　人细小病毒 B19（Human Parvovirus B19，HPVB19）是一种无囊膜包被的单链 DNA（ssDNA）病毒，病毒颗粒直径为 23 nm，属于细小病毒科，红细胞病毒属。HPVB19 感染儿童多为传染性红斑症状（erythema infectiosum，EI），引起脑部神经系统感染的病例国内外少见报道。本案例为国内首次通过宏基因组二代测序（metagenomic next-generation sequencing，mNGS）对儿童 HPVB19 脑膜炎进行确诊的病例。然而，目前国际尚无一致认可的抗 HPVB19 药物且无明确诊疗规范，尽早明确病原体并对症治疗具有重大意义。

案例经过

　　患者，男性，14 岁，因"发热、头痛 3 天"入院。患者入院前 3 天无明显诱因出现发热，体温高达 39 ℃以上，伴头痛，前额、头顶最为明显，无明显血管搏动感，无抽搐，无精神行为异常，无意识障碍。无高血压、糖尿病、传染病、哮喘等疾病史，无输血史及药物过敏史，否认异物呛咳史。

患儿入院后查体，体温、呼吸和脉搏正常，血压偏低，意识清，精神可，营养良好，发育正常，自动体位。周身皮肤黏膜无黄染、皮疹及出血点，浅表淋巴结不大，头颅无畸形。双侧瞳孔等大等圆，对光反射灵敏，颈软无抵抗，双肺及心脏检查正常。浅感觉正常，深感觉检查不配合，复合感觉检查不配合，浅反射正常，肱二头肌反射正常，双侧膝、跟腱反射正常，生理反射存在，病理反射未引出，双巴氏征阴性、克氏征阴性、布氏征阴性。

患儿头颅 MRI 平扫显示小缺血灶，完善检查后患儿突然出现头痛剧烈，手脚发麻，四肢颤抖，深度呼吸，情绪激动，无明显意识障碍及喷射样呕吐。腰椎穿刺检查后对血液和脑脊液样本进行病原微生物宏基因组学检测，诊断为 HPVB19 导致的病毒性脑炎。

案例分析

1. 检验案例分析

该患者入院后完善各项检测，检测结果如下。

（1）血常规：白细胞计数减低，淋巴细胞百分比减低，单核细胞百分比升高，血小板计数减低，血清淀粉样蛋白 A 升高（图 40.1）。依据指标变化情况，考虑病毒性感染。

代号	项目名称	结果		参考区间	单位	代号	项目名称	结果		参考区间	单位
WBC	白细胞计数	2.4	↓	3.5~9.5	×10⁹/L	MCHC	平均红细胞血红蛋白浓度	346		316~354	g/L
NEU%	中性粒细胞百分比	71.6		40.0~75.0	%	RDW	红细胞分布宽度	12.3		11.0~16.0	%
LY%	淋巴细胞百分比	14.5	↓	20.0~50.0	%	PLT	血小板计数	90	↓	125~350	×10⁹/L
MO%	单核细胞百分比	13.3	↑	3.0~10.0	%	PCT	血小板压积	0.087	↓	0.108~0.282	%
EO%	嗜酸性粒细胞百分比	0.3	↓	0.4~8.0	%	MPV	平均血小板体积	9.8		6.5~12.0	fL
BA%	嗜碱性粒细胞百分比	0.3		0.0~1.0	%	PDW	血小板分布宽度	16.0		15.0~17.0	
NEU#	中性粒细胞绝对值	1.72	↓	1.80~6.30	×10⁹/L	SAA	血清淀粉样蛋白 A	95.23	↑	<10	mg/L
LY#	淋巴细胞绝对值	0.35	↓	1.10~3.20	×10⁹/L	CRP	全血 C- 反应蛋白	3.56		<10	mg/L
MO#	单核细胞绝对值	0.32		0.10~0.60	×10⁹/L						
EO#	嗜酸性粒细胞百分比	0.01	↓	0.02~0.52	×10⁹/L						
BA#	嗜碱性粒细胞百分比	0.01		0~0.06	×10⁹/L						
RBC	红细胞计数	4.60		4.30~5.80	×10¹²/L						
HGB	血红蛋白	150		130~175	g/L						
HCT	红细胞压积	0.433		0.400~0.500	L/L						
MCV	平均红细胞体积	64.1		82.0~100.0	fL						
MCH	平均红细胞血红蛋白含量	32.6		27.0~34.0	pg						

图 40.1　血常规报告

（2）脑脊液检查：脑脊液生化值均在正常范围内。脑脊液蛋白定性弱阳性，提示脑脊液病毒感染（图 40.2）。

（3）病毒相关检查：呼吸道病原体谱、EB 病毒系列、单纯疱疹测定系列、风疹测定、弓形虫测定、麻疹病毒抗体，结果与临床表现不相符，遂需继续排查。

（4）mNGS 检测：为确定感染病原，经医学伦理审核及家长签字同意后，对留

序	代号	项目名称	结果	参考区间	单位
1	C-GLU	脑脊液糖定量	2.66	2.2~3.9	mmol/L
2	C-CL	脑脊液氯定量	119.3	111~123	mmol/L
3	C-DBDX	脑脊液蛋白定量	442	120~600	mg/L
序	代号	项目名称	结果	参考区间	单位
1	C-WG	脑脊液外观	无色透明	无色透明	
2	C-NJYP	脑脊液蛋白定性	弱阳性	阴性	
3	C-RBC	脑脊液红细胞计数	1 ↑	0	×10^6/L
4	C-WBC	脑脊液白细胞计数	1	0~15	×10^6/L

图 40.2　脑脊液检测报告

存的血液和脑脊液样本进行病原微生物宏基因组学检测。2021 年 5 月 31 日，血液及脑脊液病原微生物宏基因组学检测结果均显示 HPVB19 阳性，诊断为病毒性脑炎（表40.1）。

表 40.1　mNGS 检测感染中致病病原微生物组成

样本	基因组	属名	序列	种名	序列	相对丰度（%）	关注
脑脊液	DNA	细小病毒属	1134	人细小病毒 B19	1096	96.3	高
	DNA	单纯疱疹病毒属	1	人疱疹病毒 1 型	1	<0.001	低
血液	DNA	细小病毒属	54026	人细小病毒 B19	53263	97.8	高
	RNA	轮状病毒属	1	A 组轮状病毒	1	0.001	低

注：相对丰度是指除去宿主序列之后，某微生物物种序列在相应大类物种（通常分成细菌、真菌、病毒、寄生虫 4 大类）中的分布比例。丰度越高，表示该物种所占比例越高。

进一步通过传统 PCR 扩增法以 HPVB19 特异性基因片段设计引物进行特异性扩增并将扩增产物利用二代测序技术进行测序比对，与 HPVB19 基因片段完全匹配（图40.3、图 40.4）。

Lane1：50 bp DNA Ladder；Lane2~5：HPVB19；Lane6~7：β-Actin；Lane8：DL 2000

图 40.3　PCR 扩增法特异性扩增 HPVB19 基因片段

2.临床案例分析

结合影像学检查和相关检验项目检查做出诊断：该患者入院后脑电图正常，头颅 MRI 平扫显示小缺血灶，脑炎不除外（图 40.5）。完善检查后患儿突然出现头痛剧烈，手脚发麻，四肢颤抖，深大呼吸，情绪激动，无明显意识障碍及喷射样呕吐。初步诊断考虑重症病毒感染，中枢神经系统感染不除外。

HPVB19 感染简介：HPVB19 属于细小病毒科，常引起持续性贫血、暂时性再生

```
                    (1) 1          10          20          30          40          52
测序结果片段        (1) TGCAGATGCCCTCCACCCAGACCTCCAAACCACCCCAATTGTCACAGACACC
PVB19-NS1-gene      (1) TGCAGATGCCCTCCACCCAGACCTCCAAACCACCCCAATTGTCACAGACACC
```

```
                    (53) 53        60          70          80          90          103
测序结果片段        (53) AGTATCAGCAGCAGTGGTGGTGAAAGCTCTGAAGAACTCAGTGAAAGCAGC
PVB19-NS1-gene      (53) AGTATCAGCAGCAGTGGTGGTGAAAGCTCTGAAGAACTCAGTGAAAGCAGC
```

图 40.4   测序扩增片段特异性比对 HPVB19 基因

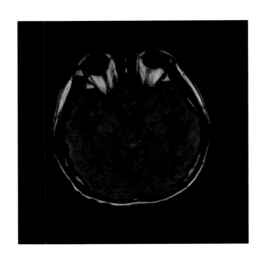

图 40.5   患儿颅脑 MRI 平扫图像

障碍危象、胎儿水肿和关节病。其感染还与包括脑膜炎在内的神经系统表现相关。HPVB19 感染初期仅有低热、不适等轻微感冒症状，脑部感染后出现头痛、发热和颈部僵硬等脑膜刺激征表现及意识改变。

HPVB19 感染治疗：HPVB19 感染为自限性疾病，且目前国内外尚无一致认可的抗病毒药物，其引起的病毒性脑炎尚无明确诊疗规范，现有治疗以对症和支持治疗为主。

本案例患儿静脉输注人免疫球蛋白缓解症状，以小剂量地塞米松磷酸钠注射液静脉注射免疫抑制治疗，给予头孢曲松钠静滴以抵抗细菌感染，加用鲨肝醇片、维生素 B4 片口服升粒细胞等支持治疗，治疗效果显著。于治疗 11 天后患儿血常规各项指标恢复正常（图 40.6），淋巴细胞免疫分析指标正常（图 40.7）。患儿治愈后出院，预后良好。

知识拓展

细小病毒感染普遍，且 5~15 岁儿童和孕妇最为易感。不同年龄不同免疫状态的人群感染 HPVB19 的临床表现各不相同，儿童感染后最常见引发传染性红斑。HPVB19 感染初期仅有低烧和不适等轻微感冒症状，脑部感染后出现头痛、发热、颈部僵硬等脑膜

代号	项目名称	结果	参考区间	单位	代号	项目名称	结果	参考区间	单位
WBC	白细胞计数	5.2	3.5~9.5	×10⁹/L	MCHC	平均红细胞血红蛋白浓度	340	316~354	g/L
NEU%	中性粒细胞百分比	57.5	40.0~75.0	%	RDW	红细胞分布宽度	12.2	11.0~16.0	%
LY%	淋巴细胞百分比	27.9	20.0~50.0	%	PLT	血小板计数	185	125~350	×10⁹/L
MO%	单核细胞百分比	12.7 ↑	3.0~10.0	%	PCT	血小板压积	0.167	0.108~0.282	%
EO%	嗜酸性粒细胞百分百	1.3	0.4~8.0	%	MPV	平均血小板体积	9.0	6.5~12.0	fL
BA%	嗜碱性粒细胞百分比	0.6	0.0~1.0	%	PDW	血小板分布宽度	16.2	15.0~17.0	
NEU#	中性粒细胞绝对值	2.99	1.80~6.30	×10⁹/L	SAA	血清淀粉样蛋白 A	4.85	< 10	mg/L
LY#	淋巴细胞绝对值	1.45	1.10~3.20	×10⁹/L					
MO#	单核细胞绝对值	0.66 ↑	0.10~0.60	×10⁹/L					
EO#	嗜酸性粒细胞绝对值	0.07	0.02~0.52	×10⁹/L					
BA#	嗜碱性粒细胞绝对值	0.03	0~0.06	×10⁹/L					
RBC	红细胞计数	4.52	4.30~5.80	×10⁹/L					
HGB	血红蛋白	144	130~175	g/L					
HCT	红细胞压积	0.423	0.400~0.500	L/L					
MCV	平均红细胞体积	93.6	82.0~100.0	fL					
MCH	平均红细胞血红蛋白含量	31.9	27.0~34.0	pg					

图 40.6　治疗后血常规检测报告

序	代号	项目名称	结果	参考区间	单位
1	CD3+	总 T 淋巴细胞	76.0	55~84	%
2	CD3+CD8+	Ts 细胞	23.0	13~41	%
3	CD3+CD4+	Th 细胞	48.0	31~60	%
4	CD16+56+	NK 细胞	5.0	5~27	%
5	CD19+	总 B 淋巴细胞	17.0	6~25	%
6	Th/Ts	Th/Ts	2.04	0.71~2.78	%

图 40.7　治疗后淋巴细胞免疫分析检测报告

刺激征表现及意识改变。通过常规的血清抗体检测试验在脑脊液中很难检出 HPVB19 阳性且时间上具有一定的延迟，在很大程度上延误病情。因此，在 HPVB19 感染儿童初期，临床很难通过症状确定病原体，亟须对其感染进行快速确定，及时精准治疗才能避免病情的进一步恶化。

　　mNGS 技术是以环境中所有微生物基因组为研究对象，通过对样品的全基因组 DNA 进行高通量测序，可快速、高效、准确地获得检测样本基因组信息，分析出致病病原体，指导临床诊断和治疗。与传统方法相比，其可综合分析临床样本中的疑似致病微生物，且无须培养即可鉴定，甚至可以发现新的病原体。mNGS 技术的成熟运用，正在逐步改变临床医生对感染性疾病的诊疗方式。利用 mNGS 检测技术对未知感染下的 HPVB19 进行快速确定，可为儿童 HPVB19 脑膜炎的确诊提供高效精准支持，推进疾病治疗过程。

案例总结

　　HPVB19 感染早期症状不明显且不易检测。本案例通过 mNGS 在患儿血液及脑脊液中均检测出高序列 HPVB19，在抗体检测及培养均未查到相关病原的情况下，及时确定病原，为临床治疗提供依据，实现从标本采样到检测结果报告 24 小时内完成，给患者的救治节省时间。由于患儿血液标本、脑脊液标本宏基因组测序结果病原体明确，临床病毒性脑炎诊断明确、及时，救治及时，并未导致心肌炎、肝炎、急性贫血、再障危象等严重并发症。

HPVB19引起的病毒性脑炎尚无明确的诊疗规范，现有治疗大部分都以对症和支持治疗为主。本案例按输注人免疫球蛋白改善临床症状并以小剂量地塞米松磷酸钠注射液静脉注射免疫抑制治疗，给予头孢曲松钠静滴以抵抗细菌感染，加用鲨肝醇片、维生素B4片口服升粒细胞等支持治疗，治疗效果显著。

由此可见，HPVB19感染的治疗并不复杂，一般抗病毒治疗及对症支持治疗即可。HPVB19感染人体后产生的抗体可长期携带，使人体终生免于再次感染该病毒。因此，该疾病治疗的关键在于早期明确诊断，这样既可避免不必要的检查手段增加患者经济负担，又可及早对患者进行救治，减轻患者的身心痛苦。结合本次案例患者治疗过程以及现有文献报道提示，利用mNGS检测技术对患儿脑脊液和外周血进行快速、精准检测，可为儿童HPVB19脑膜炎病原诊断提供新思路。

专家点评

DNA测序技术一直是分子生物学相关研究中最常用的技术手段之一，一定程度上推动了检验检测领域的快速发展。宏基因组二代测序技术与传统的细菌培养不同，它能够直接从临床样本中提取全部微生物的DNA，通过高通量测序的方法对临床样本中微生物进行分析。与传统的病原检测方法相比，mNGS有如下优点：检测耗时短，一般24小时内即可完成检测；灵敏度高，可检测上万种病原微生物；此外，mNGS还可以分析病原体的耐药基因，为临床药物选择提供参考。本文笔者通过与临床医生进行沟通交流，采用mNGS方法对1例儿童HPVB19脑膜炎进行明确诊断，达到早期诊断、早期治疗的目的。

参考文献

［1］ GALLINELLA G. The clinical use of parvovirus B19 assays：recent advances［J］. Expert Rev Mol Diagn，2018，18（7/12）：821-832.

［2］ ROGO L D，MOKHTARI-AZAD T，KABIR M H，et al. Human parvovirus B19：a review［J］. Acta Virol，2014，58（3）：199-213.

［3］ VILMANE A，TERENTJEVA A，TAMOSIUNAS P L，et al. Human parvoviruses may affect the development and clinical course of meningitis and meningoencephalitis［J］. Brain Sci，2020，10（6）：339.

［4］ YOTO Y，KUDOH T，HASEYAMA K，et al. Human parvovirus B19 and meningoencephalitis ［J］. Lancet，2001，358（9299）：2168.

［5］ GU W，MILLER S，CHIU C Y. Clinical metagenomic next-generation sequencing for pathogen detection ［J］. Annu Rev Pathol，2019，14（1）：319-338.

［6］ CHIU C Y，MILLER S A. Clinical metagenomics ［J］. Nat Rev Genet，2019，20（6）：341-355.

［7］ MENDE M，SOCKEL K. Parvovirus B19 Infection ［J］. N Engl J Med，2018，379（24）：2361-2361.

［8］ TIONG M，CASAN J，MCLEAN C. Atraumatic splenic rupture following IVIg for parvovirus B19 pure red cell aplasia post renal transplant ［J］. Transpl Infect Dis，2019，21（2）：e13045.

41

发热伴血小板减少综合征

作者：卢鹏[1]，马艳菲[2]（河北省沧州市中心医院，1 检验科；2 血液科）
点评专家：孙艳（河北省沧州市中心医院）

前　言

患者，女性，73 岁，因"头晕，乏力，伴腹泻数天"入院。入院体温 38.6 ℃。生命体征平稳，无贫血貌，皮肤未见出血点及瘀斑，周身浅表淋巴结未及肿大。肺、心阴性，咽部无充血，扁桃体不大。肝脾未及，双下肢无水肿。骨髓涂片提示骨髓增生活跃，无异常细胞，血常规提示白细胞和血小板均减少，初步考虑血液系统疾病，但不排除感染性疾病的可能。

骨髓免疫分型检查提示未检测到明显的免疫表型异常，考虑排除血液系统疾病。新型布尼亚病毒核酸（SFTSV-RNA）检测阳性，结合其病史，考虑发热伴血小板减少综合征（severe fever with thrombocytopenia syndrome，SFTS）。

案例经过

患者，女，73 岁，因"头晕，乏力，伴腹泻数天"入院。患者近期头晕、乏力，伴腹泻，白细胞和血小板减少，有发热，无咳嗽、咳痰。为进一步诊治收入我科。2023 年 6 月 13 日，患者于我院行骨髓穿刺及活检，提示骨髓增生活跃，粒红比增大，有噬血现象，成熟细胞形态大致正常。查体：生命体征平稳，无贫血貌，皮肤未见出血点及瘀斑，周身浅表淋巴结未及肿大。肺、心阴性，咽部无充血，扁桃体不大。肝脾未及，双下肢无水肿。完善血常规、生化、凝血功能、炎症因子、骨髓形态学、免疫分型、染色体、流式 40CD、病毒核酸等实验室检查后，诊断为 SFTS。

案例分析

1. 检验案例分析

本案例患者近期发热，血常规提示白细胞和血小板减少，已经进行了骨髓检查和染色体检查，提示骨髓增生活跃，粒红比增大，成熟细胞形态大致正常，未见克隆性数目及结构异常。

入院后完善各项检查，结果如下。

（1）血常规：血涂片中白细胞分布减低，分类大致正常；成熟红细胞形态大致正常；血小板散在少见（图41.1）。

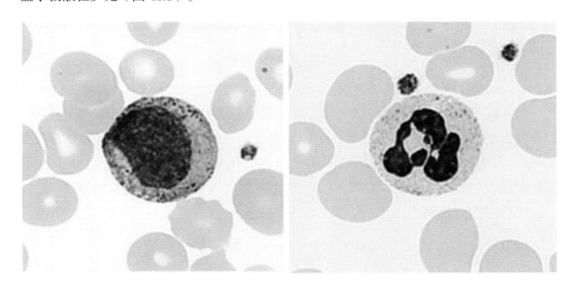

图 41.1　血涂片形态

（2）血生化检测：肝酶（ALT，AST），肌酶（CK，CKMB，HBDB，LDH）升高。

（3）凝血功能检测：APTT 和 TT 延长，FDP 浓度升高。

（4）炎症因子：铁蛋白升高。

（5）血小板抗体检测：结果阴性。

（6）骨髓形态学检测：骨髓增生活跃，提示粒红比偏大，血小板散在少见。有噬血现象，未见异常细胞。

（7）骨髓免疫分型检测：未检测到明显的急性白血病，高危骨髓增生异常综合征（myelodysplastic syndromes，MDS）及淋巴瘤、骨髓瘤相关免疫表型异常表达。

（8）骨髓病理检测：骨髓有核细胞增生程度极度减低（造血面积约 <1%），粒红比不宜评估。粒系、红系、淋巴系细胞极少，未见巨核细胞骨髓间质，未见胶原纤维增生，脂肪空泡易见。免疫组化 CD34 小血管（＋），圆核细胞（－）；CD117（－），CD61（－）

与骨髓细胞学增生不一致，不除外骨髓增生不均一所致（图41.2）。

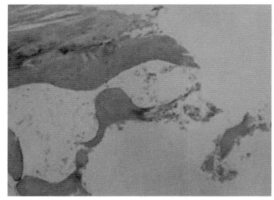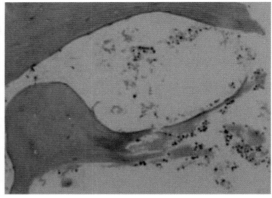

图41.2 骨髓病理检测

（9）染色体检测：检查结果46，XX，未见克隆性数目及结构异常。

汇总该患者骨髓相关检查后，考虑排除血液系统疾病。随即考虑可能为感染性疾病，结合其病史，患者为农民，有接触蜱虫的可能。与临床医生多次沟通后提出进一步检查的建议。进行 SFTSV-RNA 检测，结果为阳性。考虑该患者为 SFTS（图41.3）。

项目	检测方法	结果	单位	定量下限
新型布尼亚病毒核酸(SFTSV–RNA)定量检测	实时荧光 PCR	3.18E+04	TCID50/mL	1.00E+02

图41.3 SFTSV-RNA 检测结果阳性

2. 临床案例分析

结合病史及检查做出诊断：患者因头晕、乏力，伴腹泻数天入院。入院后体温38.6 ℃，生命体征平稳。血常规提示白细胞和血小板均减少；血生化提示肝酶、肌酶、LDH 增高；凝血功能提示 APTT 和 TT 延长，FDP 浓度升高，血小板抗体阴性，排除自身免疫性血小板减少；骨髓涂片提示骨髓增生活跃，无异常细胞，有噬血现象，怀疑是感染相关血小板减少症。结合患者病史，该患者为农民，有接触蜱虫的可能。遂进行SFTSV-RNA检测，结果为阳性，考虑该患者为 SFTS。

SFTS，俗称蜱虫病，是由一种新发现的布尼亚病毒导致的传染病。临床表现以发热伴血小板减少为主要特征，少数患者病情较重且发展迅速，可因多器官功能衰竭而死亡。该疾病于 2009 年首先确认于中国。SFTS 在 2009 年尚未知其病原，先前推测病原为人粒细胞无形体病，但在实验室检测未曾分离过该病原。后续则发现病原是白蛉病毒属的新布尼亚病毒。

本病尚无特异性治疗手段，主要为对症支持治疗。患者应当卧床休息，流食或半流食，多饮水，密切监测生命体征及尿量等。

知识拓展

SFTS 是一种急性自然疫源性人畜共患病。临床以发热伴血小板减少为主要特征，少数患者病情危重且迅速发展为重型和危重型（统称为重症），最终可因多器官功能衰竭而死亡。4~10 月为该病流行期，5~7 月为发病高峰期。蜱虫叮咬是人感染新型布尼亚病毒的主要途径，同时，蜱虫既可作为新型布尼亚病毒的长期宿主，同时也扮演其传播媒介的角色。除了蜱虫叮咬传播，人传人也是有可能的。

本病相关发病机制尚未完全明确。现有研究显示，发热伴血小板减少综合征病毒（severe fever with thrombocytopenia syndrome virus，SFTSV）在人类中传播主要通过携带病毒的蜱叮咬，侵入人体后，SFTSV 再侵犯距叮咬伤口最近的淋巴结，淋巴细胞（尤其是 B 细胞）是主要的靶细胞。淋巴结肿大及坏死性淋巴结炎，尤其是最接近蜱叮咬的区域淋巴结，是 SFTS 的特征性表现。SFTSV 进一步复制后，病毒进入体循环，形成病毒血症，进一步激活其他免疫细胞，引起细胞因子风暴和严重炎症反应综合征。血小板减少是 SFTSV 感染的重要标志，血小板减少的机制可能是：①病毒诱导凝血途径激活导致外周血小板消耗增加；②全身炎症反应综合征导致严重的内皮损伤、继发凝血紊乱及弥散性血管内凝血（disseminated intravascular coagulation，DIC）；③脾是 SFTSV 的主要靶器官和复制场所，脾源性巨噬细胞清除被病毒黏附的血小板是血小板减少的主要原因。细胞因子风暴、内皮损伤及 DIC 可导致多器官功能障碍，表现为心、肝及肾等脏器损伤相关血清标志物升高。

案例总结

本案例血常规结果可见白细胞和血小板数量减少，对其进行骨髓细胞形态学及化学染色、病理形态及组化、流式细胞学检查等多种检查并结合临床综合分析，可以排除血液系统疾病的可能。因患者骨髓活检有噬血现象，我们高度怀疑是蜱虫病。因此，与临床沟通后建议进行 SFTSV-RNA 检测，结果为阳性。该患者血生化、凝血功能、炎症因子及血清 SFTSV 载量结果与专家共识中对 STFTS 实验室检查的描述高度一致，因此，考虑该患者为 SFTS。由于重症 SFTS 多见于老年患者，发热期持续时间长，血小板计数进行性下降，并伴有明显的全身炎症反应，重症患者若治疗不及时或不得当，极易进展为危重型，可见对该病快速准确的诊断是十分重要的。

由此可见，检验工作者不仅要有扎实的检验理论基础，还要主动学习临床医学专业知识，不断提升自己的知识储备和工作能力，这样才能在遇到特殊病例时，将检查结果结合临床进行综合分析。在日常工作中应及时与临床沟通，给临床医生提出进一步检查的建议，协助临床做出正确的诊断，当好临床医生诊断的"前线哨兵"。

专家点评

很幸运这个感染病例很顺利地找到了病源，实际上很多感染性疾病的病源并非很容易找到，需要临床医生和检验医师共同努力，抽丝剥茧，把病源揪出来。这需要临床医生具备微生物思维，检验医师具有临床思维，同时熟悉各种指南、共识，这样才能避免一些常识性错误、原则性错误，让我们知道整体性、前沿性规律。本案例正是临床医生和检验医师熟悉《重症发热伴血小板减少综合征诊治专家共识》，从而尽快为患者进行新型布尼亚病毒核酸（SFTSV-RNA）检测而确诊的。因此，对感染性疾病来说最难的永远不是技术，而是临床医师的微生物思维和检验医师的临床思维的融合。

参考文献

［1］陈广，陈韬，舒赛男，等 . 重症发热伴血小板减少综合征诊治专家共识［J］. 传染病信息，2022，35（5）：385-393.

［2］YU X J，LIANG M F，ZHANG S Y，et al. Fever with thrombocytopenia associated with a novel bunyavirus in China［J］. N Engl J Med，2011，364（16）：1523-1532.

［3］SEO J W，KIM D，YUN N，et al. Clinical update of severe fever with thrombocytopenia syndrome［J］. Viruses，2021，13（7）：1213.

［4］ZHANG X，ZHAO C，CHENG C，et al. Rapid spread of severe fever with thrombocytopenia syndrome virus by parthenogenetic Asian Longhorned Ticks［J］. Emerg Infect Dis，2022，28（2）：363-372.

［5］YUAN F，ZHENG A. Entry of severe fever with thrombocytopenia syndrome virus［J］. Virol Sin，2017，32（1）：44-50.

42

EB 病毒感染相关噬血细胞综合征

作者：黄赟[1]，刘俊[2]（贵州医科大学附属医院，1 临床检验中心；2 风湿免疫科）

点评专家：韦四喜（贵州医科大学附属医院）

前 言

噬血细胞综合征（hemophagocytic syndrome，HPS），又称噬血细胞性淋巴组织细胞增生症（hemophagocytic lymphohistiocytosis，HLH），是一种病因及发病机制复杂，病理组织表现为噬血活性，本质上是原发性或继发性人体免疫系统失调引起的过度炎性反应综合征。EB 病毒（Epstein-Barr virus，EBV）属于人类疱疹病毒亚群，为双链 DNA 病毒，主要经过唾液和飞沫传播，也可通过输血、性传播，EBV 感染后通常无症状，保持较长的潜伏期，少数会表现为急性传染性单核细胞增多症，极少数患者表现为慢性活动性 EBV 感染，伴 HPS。此病病死率较高，预后较差，且临床上容易出现误诊、误治，错失该病最佳的治疗时机。国内外成人 EBV 相关 HPS 报道较少，因此，提高对该病的认识对于该病的诊断和治疗有重要意义。

案例经过

患者，女性，25 岁。无明显诱因出现发热，最高体温 39.8 ℃，伴头痛，呈持续性胀痛，病程中反复发热，逐渐出现阵发性咳嗽，无明显咳痰。经经验性抗感染治疗及对症支持治疗后患者仍有反复发热，病程中纳差、乏力，伴恶心，出现晕厥 1 次，伴意识障碍，持续 2~3 分钟，监测体温波动在 38.6 ℃左右。为进一步系统治疗就诊于我院门诊，门诊以 "发热原因" 收治入院。

既往史：既往 β 地中海贫血 5 年余，未予以特殊治疗。2 年余前患妊娠期糖尿病，自述结束妊娠后血糖恢复正常。

家族史：无与疾病相关的遗传或遗传倾向的病史及类似本病病史。

入院后查体：体温 39 ℃，心率 120 次 / 分，呼吸 19 次 / 分，血压 84/58 mmHg。发育正常，营养正常，一般情况可，神志清楚，查体合作。眼睑苍白，口唇稍苍白，牙龈无充血，扁桃体无肿大，充血。双肺呼吸音粗，未闻及干湿性啰音。其余无特殊。

影像学检查：CT 显示患者双肺下叶少许慢性炎症灶及纤维灶，其余无特殊。

实验室检查：血常规提示三系减少；尿常规阴性；骨髓常规提示，骨髓增生活跃，粒系增生减低，中晚幼及杆状核、分叶核粒细胞偏低；红系增生，骨髓及外周血见靶形红细胞，中幼红细胞偏高；成熟淋巴细胞偏高；片上可见吞噬细胞及噬血现象。

会诊意见如下：

血液内科：患者血常规提示三系减少；骨髓穿刺提示见噬血现象；初步诊断为发热并三系减少原因，噬血细胞综合征，继发感染或肿瘤，地中海贫血。完善血培养、痰培养，必要时行病原学高通量测序技术（next-generation sequencing technology，NGS）检查；追踪骨髓活检；积极完善全身 PET-CT，胃肠镜检查；完善 EB-DNA，基因重排（TCR 及 BCR）；可给予粒细胞集落刺激因子升白治疗，刺激造血治疗；成分输血治疗。

感染科：患者主要以发热、血压不稳为主要表现，从外院的相关检查来看，有肺部的渗出性改变，炎性指标有所升高，但患者反复发热，体温在 39.0 ℃以上，单纯从肺部炎症不能完全解释临床表现。从感染角度来看，患者入院后行血常规检查提示白细胞、中性粒细胞均有下降，考虑革兰氏阴性菌感染可能性大，如沙门氏菌、伤寒这类感染。当前已使用亚胺培南抗感染治疗，建议进一步完善沙门氏菌 IgM 类抗体 / 伤寒抗体及 EB 病毒 DNA 检查，抗生素加用利奈唑胺联合抗感染治疗。

综合上述会诊意见，针对患者发热原因，考虑噬血细胞综合征诊断，但是原发性或继发性尚不能明确，并进一步积极完善凝血全套、血脂全套、沙门氏菌 IgM 类抗体 / 伤寒抗体检测、EB 病毒 DNA、铁蛋白（FER- 稀释）等相关检查。

根据会诊意见回报：患者凝血偏高；血生化检查提示患者血脂升高、肝功能异常、CRP 升高；铁蛋白（Fer）>2000.00 ng/mL；ADA 升高；白细胞介素 6（interleukin-6，IL-6）升高；EB 病毒 DNA 阳性。其余无特殊。

案例分析

1. 临床案例分析

由于患者以反复发热为主要特征，因此寻找发热原因，是本病的诊断要点。

不明原因发热是临床上的疑难杂症，其病因分布广，鉴别诊断困难。本案例为青年女性患者，以发热为主要表现，伴咳嗽、咳痰，由于患者无肿瘤病史，故首先排除肿瘤引起的发热。结合患者外院影像学检查提示肺部有渗出性改变，故肺部感染诊断明确。

入院后检查提示患者腺苷脱氨酶（adenosine deaminase，ADA）升高，需警惕肺结核的存在，因此，完善痰培养及细菌鉴定、抗酸染色等检查，结合患者治疗过程中抗生素的应用已基本覆盖常见病原体感染，故排除肺部感染和肺结核所致发热。患者血培养及沙门氏菌 IgM 类抗体 / 伤寒抗体检测、流感病毒检测等均为阴性，排除其他细菌感染及流感所致发热。进一步对患者进行抗核抗体谱、风湿类风湿因子等相关检测，排除免疫性发热。本案例中，患者血常规检查显示三系减少，为进一步排查是否由血液系统疾病引起，行骨髓检查。结果显示骨髓增生活跃，粒系增生减低，红系增生，骨髓中可见噬血细胞，结合患者血清铁蛋白 >2000.00 ng/mL、血脂升高、肝功能异常、EB 病毒 DNA 阳性等实验室检查结果，基本可明确患者为 EB 病毒感染引起的噬血细胞综合征。

2. 检验案例分析

实验室检查是寻找发热病因的重要手段，本案例中，患者进行了一系列相关实验室检查对发热原因进行排查。血常规提示三系减少。骨髓检查提示：骨髓增生活跃，粒系增生减低，中晚幼及杆状核、分叶核粒细胞偏低；红系增生，骨髓及外周血见靶形红细胞，中幼红细胞偏高；成熟淋巴细胞偏高；片上可见吞噬细胞及噬血现象。血生化检查提示患者血脂升高，肝功能异常；铁蛋白 >2000.00 ng/mL。符合噬血细胞综合征诊断标准。另外，患者骨髓及外周血可见靶形红细胞，符合其地中海贫血病史。患者 ADA、C 反应蛋白（Creactive protein，CRP）、IL-6 均升高，提示患者可能发生了感染性疾病。EB 病毒 DNA 检测结果阳性，说明患者体内存在 EB 病毒感染。其余无特殊。以上结果支持诊断 EB 病毒感染相关的噬血细胞综合征。此外，检验结果提示，患者凝血功能发生异常，为噬血细胞综合征引起。

知识拓展

噬血细胞综合征（hemophagocytic syndrome，HPS），又称为噬血细胞性淋巴组织细胞增多症（hemophagocytic lymphohistiocytosis，HLH），是一种遗传性或获得性免疫调节功能异常导致的严重炎症反应综合征。HPS 缺乏特异性临床表现，容易误诊、漏诊。由于 HPS 的潜在病因多种多样，首诊科室较多，存在多学科交叉的特点。HPS 是一种进展迅速的高致死性疾病，HPS 未经治疗的中位生存时间不超过 2 个月。按照是否存在明确的 HPS 相关的基因异常，HPS 可分为原发性和继发性两类。伴随分子遗传学研究的不断深入，部分原发性免疫缺陷病（primary immunodeficiency disease，PID）以及先天性代谢缺陷病表现为 HPS 易感，同时原发性 HPS 新的候选基因也在逐步拓展。此外，继发性 HPS 也被认为存在一定的基因背景。

原发性 HPS 是遗传性淋巴细胞毒功能受损或炎症活性相关基因缺陷所致。遗传方式主要为性染色体和（或）常染色体隐性遗传。根据基因缺陷的特点，将原发性 HPS 归类为家族性 HPS（familial hemophagocytic lymphohistiocytosis，FHL）、免疫缺陷综合征相关 HPS、X 连锁淋巴增生性疾病（Xlinked lymphoproliferative disease，XLP）、EB 病毒驱动型 HPS。

继发性 HPS 由肿瘤、风湿免疫性疾病、感染等多种诱因所致的严重炎症反应综合征，通常无已知的 HPS 致病基因缺陷及家族史。随着基因突变鉴定及认识的不断进步，继发性 HPS 和原发性 HPS 二者之间的界限变得模糊。目前认为，很多继发性 HPS 也存在一定的基因背景，如原发性 HPS 相关基因的杂合改变及多态性，并且在遭受外界触发因素（如病毒感染等）的"二次打击"后表现出 HPS 发病。对于未检测出目前已知的 HPS 致病基因，且无法确定继发病因的患者暂时归类于原因不明 HPS，在后续的治疗和随诊过程中仍需不断寻找原发病因。

EB 病毒（Epstein-Barr virus，EBV）属人类疱疹病毒科，在人群中感染率超过 90%，EBV 感染后通常无症状，保持较长的潜伏期，少数会表现为急性传染性单核细胞增多症，极少数患者表现为慢性活动性 EBV 感染，伴 HPS。此病病死率较高，预后较差，且临床上容易出现误诊、误治，错失该病最佳的治疗时机。EBV 感染是临床最常见的引起继发性 HPS 的病因。EBV 感染人体后存在一定的潜伏期，当人体免疫系统功能减弱或低下时，侵袭人体免疫系统，若感染 B 淋巴细胞则多数发展为传染性单核细胞增多症，而感染 T / 自然杀伤（NK）细胞，使细胞持续活化，巨噬细胞分泌大量细胞因子，产生细胞因子风暴，导致细胞免疫缺陷、全身高炎性反应，则引起 EBV 相关 HPS，致使患者出现如发热、黄疸、肝脾肿大、浅表淋巴结肿大、全血细胞减少、肝功能异常等不适症状。有相关病例报道，EBV 相关 HPS 高发于亚洲人群，亚洲国家 EBV 相关 HPS 多见于儿童，成人发病报道少。

案例总结

本案例患者以不明原因的反复发热为主要临床特征，结合一系列实验室检查对发热原因逐一进行了排查，最终根据相关病原体核酸检测和典型的实验室检测结果，诊断为 EB 病毒相关的噬血细胞综合征。噬血细胞综合征进展迅速，致死性高，因此，提高该病的早期诊断水平对指导规范化治疗，降低病死率有重要意义。在本案例中，实验室检查为该病的确诊提供了重要依据。

专家点评

噬血细胞综合征又称为噬血细胞性淋巴组织细胞增多症，是一种遗传性或获得性免疫调节功能异常导致的淋巴细胞、单核细胞和巨噬细胞异常激活、增殖和分泌大量炎性细胞因子引起的过度炎症反应综合征。由于其缺乏特异性临床表现，容易误诊、漏诊。本案例提供了一例典型的 EB 病毒感染相关的噬血细胞综合征，从临床和检验两个角度出发，完整地叙述了该病例的案例经过，充分体现了检验在临床诊断中的重要性，提供了检验与临床相融合的很好的案例。

参考文献

［1］ 中国医师协会血液科医师分会，中华医学会儿科学分会血液学组，噬血细胞综合征中国专家联盟．中国噬血细胞综合征诊断与治疗指南（2022 年版）［J］．中华医学杂志，2022，102（20）：1492-1499.

［2］ HENTER J I，ELINDER G，SÖDER O，et al. Incidence in Sweden and clinical features of familial hemophagocytic lymphohistiocytosis［J］．Acta Paediatr，1991，80（4）：428435.

［3］ JANKA G E. Familial hemophagocytic lymphohistiocytosis［J］．Eur J Pediatr，1983，140（3）：221230.

［4］ JANKA G E. Familial and acquired hemophagocytic lymphohistiocytosis［J］．Eur J Pediatr，2007，166（2）：95109.

［5］ CHANDRAKASAN S，FILIPOVICH A H. Hemophagocytic lymphohistiocytosis：advances in pathophysiology，diagnosis，and treatment［J］．J Pediatr，2013，163（5）：12531259.

［6］ RAMOS C M，BRITO Z P，LÓPEZ G A，et al. Adult haemophagocytic syndrome［J］．Lancet，2014，383（9927）：15031516.

［7］ CANNA S W，MARSH R A. Pediatric hemophagocytic lymphohistiocytosis［J］．Blood，2020，135（16）：13321343.

［8］ PETER J，RAY C G. Infectious mononucleosis［J］．Pediatr Rev，1998，19（8）：276-279.

［9］ SARWARI N M，KHOURY J D，HERNANDEZ C M. Chronic epstein barr virus infection leading to classical hodgkin lymphoma［J］．BMC Hematol，2016，16：19.

［10］ ISHII E，OHGA S，IMASHUKU S，et al. Nationwide survey of hemophagocytic lymphohistiocytosis in Japan［J］．Int J Hematol，2007，86（1）：58-65.

［11］ TAYLOR G S，LONG H M，BROOKS J M，et al. The immunology of Epstein-Barr virus-induced disease［J］．Annu Rev Immunol，2015，33：787-821.

［12］ KIKUTA H. Epstein-Barr virus-associated hemophagocytic syndrome［J］．Leuk Lymphoma，1995，16（5/6）：425- 429.

［13］ LINDEMANN T L，GREENE J S. Persistent cervical lymphadenopathy in an adolescent with Epstein-Barr induced hemophagocytic syndrome：maninfestations of a rare but often fatal disease［J］．Int J Pediatr Otorhinolaryngol，2005，69（7）：1011-1014.

43

艾滋病患者感染人类细小病毒 B19 继发噬血细胞综合征

作者： 张艳[1]，王飞[2]（浙江省杭州市西溪医院，1 检验科；2 感染科）

点评专家： 徐爱芳（浙江省杭州市西溪医院）

前　言

　　人类细小病毒 B19（human parvovirus B19，HPVB19）是一种脱氧核糖核酸病毒，对人红系祖细胞有特殊的趋向性，人红系祖细胞是其天然宿主细胞，较少见粒细胞、血小板紊乱。艾滋病患者的免疫功能低下，易合并各种机会性感染，继发噬血细胞综合征（hemophagocytic syndrome，HPS）。本文报道 1 例少见的艾滋病患者感染 HPVB19 后继发 HPS，导致贫血、中性粒细胞和血小板减少，经及时治疗后病情好转的案例。

案例经过

　　患者，男性，60 岁。2020 年 12 月在宁波疾病预防控制中心确诊人类免疫缺陷病毒（human immunodeficiency virus，HIV）抗体阳性，CD4 细胞水平不详，予以替诺福韦、拉米夫定、多替拉韦抗病毒治疗。2021 年 3 月，开始出现间断发热，最高体温 39 ℃，伴乏力，偶有咳嗽，少量咳痰，2021 年 7 月至当地医院就诊，血常规提示白细胞计数 4.0×10^9/L，中性粒细胞计数 1.56×10^9/L，血红蛋白 87 g/L，血小板计数 87×10^9/L，血液高通量测序检测示新生隐球菌序列数 6，临床诊断隐球菌感染，予以氟康唑抗真菌和左氧氟沙星抗感染治疗，患者仍有间断发热。2021 年 9 月 5 日，至当地另一家医院就诊，血常规提示白细胞计数 3.39×10^9/L，中性粒细胞计数 2.32×10^9/L，血红蛋白 32 g/L，血小板计数 124×10^9/L，患者未诉呕血、黑便、皮下出血等，予以输血治疗。患者因乏力明显，双下肢水肿，于 9 月 10 日来杭州市西溪医院就诊，门诊以"艾滋病"收入院。

入院后查体：体温 38.1 ℃，心率 96 次 / 分，呼吸 18 次 / 分，血压 105/75 mmHg。贫血面容，浅表淋巴结未触及，未见口腔白斑，扁桃体无肿大，双肺呼吸音稍粗，未闻及干、湿啰音，心律齐，未闻及杂音，腹软无压痛，肝脾肋下未触及，双下肢轻度水肿，其余查体未见明显异常。

实验室检查结果如下：

血常规：白细胞计数 2.01×10^9/L，中性粒细胞计数 1.11×10^9/L，血红蛋白 71 g/L，网织红细胞百分比 0.19%，血小板计数 78×10^9/L，快速 C 反应蛋白 52.39 mg/L，CD4+T 细胞数 166 个 / μL。

凝血功能：凝血酶原时间 12.9 s，活化部分凝血酶原时间 31.9 s，凝血酶时间 18.0 s，纤维蛋白原 2.82 g/L。

血生化：总蛋白 49.1 g/L，白蛋白 24.9 g/L，腺苷脱氨酶 45.7 U/L，甘油三酯 1.72 mmol/L，铁蛋白 >1500.0 μg/L。

淋巴细胞亚群检测：CD4+T 细胞数 166/ μL。

血液感染指标：降钙素原 0.152 ng/mL，结核感染 T 细胞 <3 pg/mL，EB-DNA<5.00×10^2。梅毒检测阴性，巨细胞病毒、单纯疱疹病毒、风疹病毒、弓形虫 IgM 抗体检测阴性，曲霉菌、隐球菌抗原检测阴性，血培养、厌氧菌培养、骨髓培养阴性。

脑脊液检测：淡粉色，清晰，潘氏试验弱阳性，有核细胞数 3×10^6/L，红细胞计数 1250×10^6/L，脑脊液涂片检查阴性。

CT 图像提示脾脏增大，盆腔少量积液，双侧胸腔积液。

骨髓涂片提示红系比例偏低，可见噬血细胞（图 43.1）。

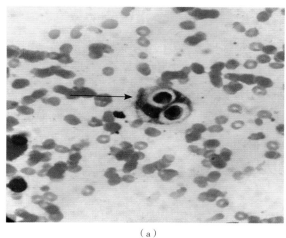 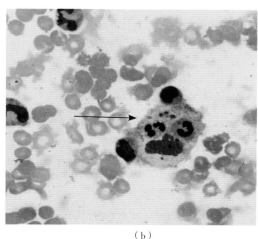

（a）　　　　　　　　　　　　　　　（b）

图 43.1　骨髓涂片

（a）患者骨髓涂片可见噬血细胞吞噬中性粒细胞（瑞氏 - 吉姆萨染色，×1000）；（b）患者骨髓涂片可见噬血细胞吞噬中性粒细胞、血小板（瑞氏 - 吉姆萨染色，×1000）

2 天后复查血常规提示：三系血细胞持续减少，白细胞计数 1.82×10⁹/L，中性粒细胞计数 0.92×10⁹/L，血红蛋白 60 g/L，血小板计数 55×10⁹/L。

复查骨髓涂片提示：红系增生欠活跃，噬血细胞易见，单核细胞比例偏高，考虑 HPS 可能。此时患者血红蛋白 44 g/L，中性粒细胞计数 0.90×10⁹/L，血小板计数 76×10⁹/L，快速 C 反应蛋白 54.12 mg/L，血清淀粉样蛋白 A 115.43 mg/L。血样外送第三方检测机构，结果回报 HPVB19 IgM、IgG 阳性。

治疗经过：予以患者促红细胞生成素每日 1 万 U 皮下注射、人丙种球蛋白每日 0.4 g/kg 静脉注射，疗程 5 天，加用地塞米松 3 mg，qd，减轻患者炎症毒血症状。人可溶性 CD25（sCD25 25101 pg/mL）支持患者噬血细胞综合征的诊断，后继续给予患者输注人丙种球蛋白、地塞米松治疗。采用替诺福韦酯、拉米夫定、多替拉韦抗反转录病毒治疗，并予以输血、补充白蛋白、重组人粒细胞刺激因子注射液升白细胞等治疗。

患者乏力症状缓解，体温恢复正常，三系血细胞明显好转，感染指标下降，血红蛋白 76 g/L，中性粒细胞计数 4.77×10⁹/L，血小板计数 132×10⁹/L，快速 C 反应蛋白 3.61 mg/L。出院随访患者情况良好。

案例分析

1. 临床案例分析

本案例患者有艾滋病病史，抗反转录病毒治疗后仍间断发热半年。依据 2009 年美国血液病学年会制订的诊断标准，该患者发热、脾脏增大、外周血三系血细胞减少、高铁蛋白血症、骨髓涂片见噬血细胞、sCD25 阳性，因此，HPS 诊断成立。实验室检查排除常规病毒感染可能，HPVB19 IgM、IgG 检测阳性，考虑患者 HIV 合并人类细小病毒 B19 感染继发 HPS。本案例中，患者血红蛋白进行性下降，网织红细胞比例降低，两次骨髓涂片均提示红系比例偏低，考虑与 HPVB19 感染导致红系细胞发育不良有关。患者骨髓涂片可见巨噬细胞吞噬中性粒细胞，导致中性粒细胞减少，既往研究报道 HPVB19 感染引起的中性粒细胞减少通常在静脉注射免疫球蛋白后有所改善，目前国内外尚无一致认可的抗病毒治疗药物，大部分以对症或支持治疗为主。本案例患者经输注人丙种球蛋白、地塞米松及其他对症支持治疗后病情明显好转。

2. 检验案例分析

HPS 是由原发性或继发性淋巴细胞和组织细胞异常活化导致高细胞因子血症从而引发的一组临床表现多样、脏器功能损害严重的综合征，如果不及时治疗，死亡率非常高。继发性 HPS 在免疫功能缺陷的患者中更为常见。本案例患者半年前开始抗反转录病毒治疗，入院时检测 CD4+ T 细胞数偏低（166/μL），提示免疫功能低下，易合并各种机会性感染继发 HPS，同时 HIV 也可过度刺激免疫系统诱发 HPS，相关机制可能涉及由免疫缺陷或严重感染引起的严重炎症反应综合征。HIV 相关性 HPS 可能更具暴发性和侵袭性，据研究报道，CD4 计数低于 200 个细胞 /μL 的患者死亡率较高。

知识拓展

人类细小病毒 B19（human parvovirus B19，HPVB19）是细小病毒科中唯一可以引起人类感染的单链 DNA 病毒，主要通过呼吸道飞沫、接触和输注血液制品传播。HPVB19 诊断可通过血清学和核酸检测。HPVB19 抗体检测是 HPVB19 感染的主要诊断方法，通常在感染的第 2 周可检测到特异性 IgM 抗体，2~3 周可检测到特异性 IgG 抗体，并在体内维持数周甚至数月。本案例患者 HPVB19 IgM、IgG 均为阳性，提示近期感染过 HPVB19，或是体内潜伏的 HPVB19 再激活。HPVB19 是一种能够在裂解阶段（主动病毒复制）和潜伏（休眠）阶段之间切换的病毒，机体免疫功能低下，可能导致 HPVB19 的再激活。正常成人感染 HPVB19 后往往呈无症状或隐性携带状态，但免疫缺陷患者感染后则容易发生再生障碍性贫血危象、脉管炎等严重并发症，造成不良后果。目前尚无有效的抗 B19 病毒的药物，免疫功能正常的患者，可采用一般支持治疗，待自身抗体增长，疾病自愈。对于免疫功能低下的患者，采用免疫球蛋白治疗，可获得良好的效果。

噬血细胞综合征（hemophagocytic syndrome，HPS），又称为噬血细胞性淋巴组织细胞增生症（hemophagocytic lymphohistiocytosis，HLH），是一种罕见但危及生命的综合征，由过度免疫激活引起。HLH 常与自身免疫性疾病、感染和恶性肿瘤有关。最常见的感染诱因是 EB 病毒感染，HLH 很少由细小病毒 B19 引发。HLH 主要特征为发热、肝脾肿大、血细胞减少和组织噬血现象（主要见于骨髓、肝脾和淋巴结）。主要发病机制是 NK 细胞和细胞毒性 T 细胞功能低下，病毒或其他类型抗原不能被有效和及时清除致使抗原不断刺激和活化免疫细胞，导致淋巴细胞和组织细胞增殖并大量释放多种因子，引起多器官的高炎症反应和组织、细胞损伤。由于疾病和实验室检查结果的非特异性，继发性 HPS 通常很难诊断，需与其他感染性疾病、多器官功能衰竭、脓毒症等鉴别。HLH 是一种死亡率很高的罕见疾病，如果不及时治疗，该疾病通常是致命的，中位生存期估计不到两个月，成人总死亡率为 58%~75%。目前广泛应用的标准治疗方案为 HLH-1994 方案和 HLH-2004 方案。早期正确诊断疾病并及时有效治疗对于降低死亡率至关重要。

案例总结

HPS 起病急骤，病情进展迅速，死亡率高，故早期诊断和鉴别诊断极为重要。艾滋病患者免疫功能低下，易合并多种机会性感染，需排除少见病原体感染。艾滋病患者出现不明原因的发热和血细胞减少时应考虑 HPS 可能，积极查找病因。对于 HPVB19 感染，早期识别和静脉注射免疫球蛋白治疗是改善临床结局的关键。

专家点评

人类细小病毒 B19 是细小病毒科中唯一可以引起人类感染的病毒，正常成人感染 HPVB19 后往往呈无症状或隐性携带状态，但免疫缺陷的患者感染后则容易发生再生障碍性贫血危象等严重并发症。本文介绍了一例艾滋病患者感染 HPVB19 继发 HPS，患者在接受有效的抗反转录病毒治疗和免疫重建后，症状缓解，体温恢复正常，三系血细胞明显好转，感染指标下降。HPS 起病急骤，病情进展迅速，死亡率高，早诊断、早治疗对改善患者预后意义重大。

参考文献

［1］FILIPOVICH A H. Hemophagocytic lymphohisticyctosis（HLH）and related disorders［J］. Hemotology Am Soc Hematol Edu Program，2009（1）：127-131.

［2］KOLIOU M，TRYFONOS A，CHARALAMBOUS M. Purpuric rash in an adolescent with fever，pancytopenia，and an hemophagocytic lymphohistiocytosis-like syndrome due to parvovirus B19［J］. Clin Case Rep，2020，8（12）：3093-3097.

［3］ROGO L D，MOKHTARI-AZAD T，KABIR M H，et al. Human parvovirus B19：a review［J］. Acta Virol，2014，58（3）：199-213.

［4］SHEHI E，GHAZANFAR H，FORTUZI K，et al. A rare case of parvovirus B19 infection manifesting as chronic aplastic anemia and neutropenia in a human immunodeficiency virus-infected patient［J］. Cureus，2020，12（12）：e12174.

［5］杨帆，倪兆慧. 肾移植患者细小病毒 B19 感染的诊治进展［J］. 中华肾病研究电子杂志，2021，10（2）：109-112.

［6］王延丽，赵清霞，陈媛媛. HIV 感染合并噬血细胞综合征 1 例［J］. 中国艾滋病性病，2020（2）：212-213.

［7］OTROCK Z K，EBY C S. Clinical characteristics，prognostic factors，and outcomes of adult patients with hemophagocytic lymphohistiocytosis［J］. Am J Hematol，2015，90（3）：220-224.

［8］ESTEBAN Y M，DE JONG J L O，TESHER M S. An overview of hemophagocytic lymphohistiocytosis［J］. Pediatr Ann，2017，46（8）：e309-e313.

［9］ HAZLETON J E，BERMAN J W，EUGENIN E A. Novel mechanisms of central nervous system damage in HIV infection［J］. HIV AIDS（Auckl），2010，2：39-49.

［10］ CLIFFORD D B. HIV-associated neurocognitive disease continues in the antiretroviral era［J］. Top HIV Med，2008，2（16）：94-98.

［11］ AZEVEDO L，GERIVAZ R，SIMÕES J，et al. The challenging diagnosis of haemophagocytic lymphohistiocytosis in an HIV-infected patient［J］. BMJ Case Rep，2015，2015：bcr2015211817.

［12］ PETERLANA D，PUCCETTI A，CORROCHER R，et al. Serologic and molecular detection of human parvovirus B19 infection［J］. Clin Chim Acta，2006，372（1-2）：14-23.

［13］ MACAULEY P，ABU-HISHMEH M，DUMANCAS C，et al. Hemophagocytic lymphohistiocytosis associated with parvovirus B19 in a patient with acquired immunodeficiency syndrome［J］. J Investig Med High Impact Case Rep，2019，7：2324709619883698.

［14］ 陈思妍，张晓琍，游银萍，等 . 福州地区就诊人群细小病毒 B19 感染的临床分析［J］. 中华检验医学杂志，2018，41（2）：171-174.

［15］ 胡娜娜，许书添，董建华，等 . 肾移植术后人细小病毒 B19 感染［J］. 肾脏病与透析肾移植杂志，2018，27（6）：589-593.

［16］ GEORGE M. Hemophagocytic lymphohistiocytosis: review of etiologies and management［J］. J Blood Med，2014（5）：69-86.

［17］ OTROCK Z K，EBY C S. Clinical characteristics，prognostic factors，and outcomes of adult patients with hemophagocytic lymphohistiocytosis［J］. Am J Hematol，2015，90（3）：220-224.

44

乙型肝炎病毒再激活

作者：尹鹏燕[1]，谭永红[2] [云南省滇南中心医院（红河州第一人民医院），1 医学检验科；2 感染科]
点评专家：白云辉 [云南省滇南中心医院（红河州第一人民医院）]

前　言

　　患者，男性，89 岁，因"突发腹部疼痛 2 天"于 2022 年 4 月 6 日入住我院普外二科。入院后行腹部 CT 提示：腹部空腔脏器穿孔征象，双侧胸腔少量积液。既往有丙肝病史，否认糖尿病、心脏病等特殊病史，无输血史，无食物及药物过敏史等。以"腹痛查因，急性弥漫性腹膜炎，空腔脏器穿孔，丙肝"收住院。患者入院后病情危重，下病危通知，结合患者病史、查体及辅助检查，存在手术指征，患者需手术治疗，积极完善术前准备，积极备血。

案例经过

　　患者，男性，89 岁，因"突发腹部疼痛 2 天"于 2022 年 4 月 6 日入住我院普外二科。患者入院后完善各项检查，2022 年 4 月 7 日，在全麻插管下行急诊腹腔镜下胃穿孔修补术，住院期间多次输血，未曾治疗丙肝，丙氨酸氨基转移酶（alanine aminotransferase，ALT）正常。2022 年 5 月 1 日，一个电话，临床投诉，只因前一天发出的一份乙肝两对半（定量）结果前后矛盾，该患者半个月之内 3 份乙肝两对半检验科报出了 3 种不同的报告模式，乙肝表面抗原或阴或阳，乙肝表面抗体时阴时阳。临床不解，检验科困惑，操作有误？干扰？标本错误？仪器重复性、精密度？质控？还是患者本身因素？

　　2022 年 4 月 7 日、2022 年 4 月 28 日和 2022 年 4 月 30 日发出的三份报告如表 44.1 所示。

表 44.1　检查结果报告表

序号	检验项目	检验结果			参考值
		2022-04-07	2022-04-28	2022-04-30	
1	乙肝表面抗原（定量）	0.01	0.22	0.04	0~0.05
2	乙肝表面抗体（定量）	0.50	0.50	14.28	0~10
3	乙肝 e 抗原（定量）	0.01	0.01	0.01	0~0.1
4	乙肝 e 抗体（定量）	0.72	0.69	0.71	0~0.4
5	乙肝核心抗体（定量）	8.70	10.42	10.16	0~1.5
6	乙肝核心抗体 IgM	0.033	0.07	0.067	< 1
7	丙型肝炎抗体	46.303	21.76	—	< 1
8	人类免疫缺陷病毒抗体	阴性	阴性	—	阴性
9	梅毒螺旋抗体	阴性	阴性	—	阴性
10	梅毒快速血浆反应素	阴性	阴性	—	阴性
11	乙型肝炎病毒前 S1 抗原	—	—	0.090	< 1
12	乙肝表面抗原（定性）	—	—	0.004	< 1

2022 年 4 月 7 日—2022 年 4 月 28 日有输血史，其间未查感染血清，不清楚乙肝两对半结果变化。第二份报告为 4 月 28 日 11：57 抽血送检结果，13 时患者开始输血，因检验科报出了"小三阳"模式，之前乙肝表面抗原为"阴性"。临床于输完血后第二天又抽血送检复查，此为"三抗体"模式。其间检验科排除了输血感染因素，排除了方法学干扰因素、标本因素、仪器因素等，患者两次 HBV-DNA 未检出，此后多次抽血送检均为"小三阳"模式。

案例分析

1. 检验案例分析

通过对过往病历的串联分析，输血时间及抽血时间的卡点，思路逐渐清晰：慢性乙型肝炎病毒（hepatitis B virus，HBV）感染自然病程一般包括免疫耐受期、免疫清除期及非活动性乙型肝炎病毒表面抗原（HBsAg）携带状态。处于非活动性 HBsAg 携带状态时，患者进入 HBV 低复制状态，其特点是乙型肝炎 e 抗原（HBeAg）消失，乙型肝炎 e 抗体（抗 HBe）出现，ALT 持续正常，HBV DNA 持续低于 2000 拷贝 / 毫升，甚至低于检测下限。该患者正是处于非活动性 HBsAg 携带状态，之前因自身免疫力乙肝病毒处于低复制状态，呈现 4、5 阳性。因患病住院手术，自身免疫力势必受损下降，乙肝病毒逐渐苏醒，此刻表现为小三阳模式，但为何该患者 HBV-DNA 未检出呢？经请教专家和查阅文献后得知，血清乙肝核心抗体（抗 -HBc）持续阳性，血清 HBsAg 和 HBV DNA 持续检测不到，表示患者既往感染过 HBV，虽然血清中检测不到 HBV DNA，但肝细胞核内可能存在 cccDNA 或者 HBV DNA 也可以整合到宿主 DNA 上，由于患者手术多次输血后，免疫功能降低，导致 HBV 再激活。又因患者乙肝表面抗原比较弱，输血后造成乙肝表面抗原中和了，但其值在灰区（不可忽视），故只表现出了乙肝表面抗体，此时为"三抗体"阳性。而患者丙型肝炎病毒抗体刚入院输血前 S/CO 值为 46.303，输血后 S/CO 值为 21.76，说明输血后也会中和丙肝抗体。

2. 临床案例分析

乙型肝炎临床可分为急性乙型肝炎、慢性乙型肝炎、乙型肝炎肝硬化、携带者和隐匿性慢性乙型肝炎。急性乙型肝炎临床表现与甲型肝炎相似，多呈自限性，常在半年内痊愈。慢性乙型肝炎病程超过半年，仍有肝炎症状、体征及肝功能异常者。乙型肝炎肝硬化是由慢性乙型肝炎发展的结果，其病理学特征是弥漫性纤维化伴有假小叶形成。携带者又分为慢性 HBV 携带者和非活动性 HBsAg 携带者。隐匿性慢性乙型肝炎是指血清 HBsAg 阴性，但血清和（或）肝组织中 HBV DNA 阳性，并有慢性乙型肝炎的临床表现。

HBV 的诊断指标：血清 HBsAg 阳性是 HBV 感染的重要依据，HBsAg 的转阴及乙型肝炎表面抗体（抗 -HBs）的出现一直被认为是 HBV 清除和临床痊愈的标志。HBV 感染的诊断主要依据乙肝标志物血清学检测、HBV DNA 检测，结合肝功能、影像学或肝组织学检查进行。

结果判断与分析：①血清 ALT 和谷草转氨酶（aspartate aminotransferase，AST）一般可反映肝细胞损伤程度，是最常用的指标。②血清胆红素：通常血清胆红素水平与肝细胞坏死程度有关，但需与肝内和肝外胆汁淤积所引起的胆红素升高相鉴别。肝衰竭患者血清胆红素可呈进行性升高，每天上升 ≥ 1 倍正常值上限（ULN），可 ≥ 10 × ULN；也可出现胆红素与 ALT 和 AST 分离现象。③血清白蛋白：反映肝脏合成功能，慢性乙型肝炎、肝硬化和肝衰竭患者可有血清白蛋白下降。④凝血酶原时间（prothrombin time，PT）及凝血酶原活动度（prothrombin activity，PTA）：PT 是反映肝脏凝血因子合成功能的重要指标，PTA 是 PT 测定值的常用表示方法，对判断疾病进展及预后有较大价值，短期内 PTA 进行性降至 40% 以下为肝衰竭的重要诊断标准之一，低于 20% 者提示预后不良。亦有采用国际标准化比值（international normalized ratio，INR）来表示此项指标者，INR 值升高与 PTA 值下降意义相同。⑤胆碱酯酶：可反映肝脏合成功能，对了解病情轻重和监测肝病发展有参考价值。⑥甲胎蛋白（alpha-fetal protein，AFP）：

AFP 明显升高主要见于肝细胞癌检查（hepatocellular carcinoma，HCC），但也可提示大量肝细胞坏死后的肝细胞再生，故应注意 AFP 升高的幅度、动态变化及其与 ALT、AST 的消长关系，并结合患者临床表现和肝脏超声显像等影像学检查结果进行综合分析。

知识拓展

HBV 再激活可以是自发的，但绝大多数因癌症化疗、免疫抑制治疗或免疫状态变化而激活。HBV 再激活可以见于：

（1）对于 HBsAg 阳性患者，符合下列任一条件可定义为 HBV 再激活：①血清 HBV DNA 由不可测变为可测；②HBeAg 阴性患者血清 HBeAg 转阳。

（2）对于 HBsAg 阴性且抗 -HBc 阳性患者，符合下列任一条件可定义为 HBV 再激活：①血清 HBsAg 转阳；②血清 HBV DNA 由不可测变为可测。

案例总结

每一份检验数字背后均是缤纷复杂的世界，更有许多"世外桃源"是我们检验人甚至是现代医学还未触及之地，需要我们不断补充"能量"，更新"装备"，不断探索，勇于攀爬，却时时处于"只在此山中，云深不知处"，永无攀顶之日。如今的医学检验科不能只是关起门来做检验，检验只有走进临床，走向患者，才是我们检验工作者努力的方向，也是我们的生存之道。这也就要我们检验工作者除了掌握自身检验专业，同时还要多向临床学习，学习临床知识，才能更好地服务临床，服务患者。

专家点评

现在的医学检验科在逐渐自动化的检验技术下，检验人更重要的是检验结果的分析，走进临床，走向患者，应该从每个数据中洞察背后可能的"元凶"。而检验结果的分析是一个需要长期学习和积累的过程，同时需要不断与临床进行沟通，向临床学习。本案例因临床的投诉，质疑检验结果，检验科通过病历、知识的积累，层层分析，最终找出原因，给予临床一个合理、正确的解析。

参考文献

［1］RIBEIRO R M，LO A，PERRLSON A S. Dynamices of HBV infection［J］. Microbes Infect，2002，88（4）：829-835.

［2］吴富忠，李敏，陈先礼，等. HBV 再激活研究进展［J］. 传染病信息，2019，32（3）：256-260.

45

巴贝虫感染致溶血性贫血

作者：张丹[1]，李霞[2]（浙江大学医学院第一附属医院，1 检验科；2 血液科）

点评专家：陈瑜（浙江大学医学院附属第一医院）

前　言

　　巴贝虫病（babesiasis）是一种由于人或牛、马、犬等哺乳动物感染了巴贝虫引起的呈世界性分布的人兽共患病。巴贝虫主要寄生于人或其他脊椎动物红细胞内，经蜱媒或输血等途径传播，引起以间歇热、脾大、黄疸及溶血为主的临床特征。作为一种新发虫媒传染病，近年来，全球受感染患者的数量持续上升，因此，人类巴贝斯虫病对公共卫生构成了重大威胁。美国是巴贝虫病病例数最多的国家，我国巴贝虫病主要分布在江浙地区，东北地区、西南地区有散发病例报道。因此，掌握巴贝虫病的流行病学特征及其临床表现，对于疾病早期发现和治疗有重要的临床意义。

案例经过

　　患者，男性，63 岁。自诉半年前上山劳作后颈部被虫子咬伤，无明显咬痕及包块，未行治疗。4 个月前无明显诱因出现发热，最高体温 38 ℃，有畏寒、寒战，伴乏力、纳差，无明显咳嗽、咳痰，胸闷、气急，腹痛、腹泻，尿频尿、急等不适。3 月余前患者至当地医院就诊，查血常规：红细胞计数（RBC）2.2×10^{12}/L，血红蛋白（Hb）2 g/L，网织红细胞百分比（Ret%）9.7%，C 反应蛋白（CRP）63.6 mg/L，直接抗人球蛋白、间接抗人球蛋白试验阴性，EB 病毒抗体 IgM 阳性，乳酸脱氢酶（LDH）673 U/L，尿含铁血黄素试验阳性。骨髓穿刺活检提示：骨髓增生活跃，粒红比减低；偶见嗜血细胞。骨髓活检病理提示：骨髓增生较活跃，粒红比值缩小，红系增生占优势，粒红系均以中晚幼及以下阶段细胞多见，巨核细胞散在。免疫分型及染色体未见明显异常。当地医院考虑 EB 病毒感染所致噬血细胞综合征，予以环丙沙星抗感染，环孢素、地塞米松联合依托泊苷控制嗜血。患者发热症状好转，但仍感明显乏力。遂于 2023 年 7 月 2 日于就诊我院，查血常规：WBC 5.43×10^9/L，Hb 69 g/L，超敏 C 反应蛋白（hs-CRP）23.57 mg/L，降钙素原（PLT）75×10^9/L，Ret% 15.71%，总胆红素（TBIL）35.0 μmol/L，直接胆红素（DBIL）22.4 μmol/L，间接胆红素（IBIL）13.5 μmol/L。骨髓常规提示：吞噬型网状细胞 0.5%；免疫分型：未见异常细胞，活检未见异常细胞；PET-CT 提示：骨髓腔氟代脱氧葡萄糖（fluorodeoxyglucose，FDG）代谢略增高，脾脏饱满伴 FDG 代谢稍增高。患者因淋巴瘤不能完全除外，但目前诊断依据不足，因患者溶血性贫血、EBV 病毒感染明确，继续予以地塞米松、环孢素控制嗜血，加利妥昔单抗治疗后出院。半月前患者出现咳嗽、咳痰加重，活动后胸闷气急、乏力明显等不适，就诊于当地医院，查肺 CT 提示：两肺感染，较前进展，考虑真菌感染，予以两性霉素脂质体和伏立康唑治疗，治疗后未见明显改善，至我院查肺 CT（2023 年 8 月 29 日）提示：肺部感染进展，再次至我院血液科住院治疗。

入院诊断：①溶血性贫血（中度贫血）；② EBV 感染；③嗜血细胞综合征；④肺部感染。

入院查体：体温 36.6 ℃，心率 93 次 / 分，呼吸 20 次 / 分，血压 135/87 mmHg。神志清，精神可，语言流利，皮肤巩膜无黄染，全身黏膜未见出血点和瘀斑，浅表淋巴结未及肿大，双肺呼吸音清，心律齐，未及明显病理性杂音。双下肢不肿，神经系统检查阴性。

实验室检查：入院新型冠状病毒核酸阴性，血培养需氧 / 厌氧培养阴性。

血常规：WBC 9.83×10^9/L，NEUT% 80.2%，LYC% 7.2%，Hb 63 g/L，血小板计数（platelet，PLT）206×10^9/L，Ret% 12.76%。

尿常规：红细胞 60.10/μL，白细胞 46.20/μL，皮细胞 18.30/μL。

其他检查：PCT 0.49 ng/mL，hs-CRP 25.5 mg/L；癌胚抗原 6.29 ng/mL，铁蛋白 3127.19 ng/mL，尿素 31.35 mmol/L，肌酐（Cr）153 μmol/L，谷草转氨酶（AST）68 U/L，谷丙转氨酶（ALT）115 U/L，TBIL 28.3 μmol/L，DBIL 14.8 μmol/L，IBIL 13.5 μmol/L，纤维蛋白原 5.82 g/L，D- 二聚体 1670 μg/L。

影像学检查结果如下：

肺部 CT 提示：右肺上叶团块影，对比 2023 年 7 月 12 日新增，首先考虑炎症。

气管镜检查：灌洗液真菌、细菌培养及鉴定和结核分枝杆菌涂片检查、新型隐球菌荚膜抗原、结核分枝杆菌 DNA 检测、呼吸道病毒筛查（流感病毒 A/B、呼吸道合胞病毒、腺病毒、副流感病毒Ⅰ/Ⅱ/Ⅲ）、真菌免疫荧光染色均阴性；肺泡灌洗液病原宏基因组检查 DNA 流程检测结果显示：圣乔治诺卡菌（每百万测序 reads 中某种微生物特异 reads 数，RPM=1931），耶氏肺孢子菌序列数（RPM=3838），人类疱疹病毒 1/4/5 型（RPM=51/42/24），微小巴贝虫（RPM=341）；RNA 流程检测结果显示：耶氏肺孢子菌（RPM=31841），微小巴贝虫（RPM=1222），人呼吸道合胞病毒 A 型（RPM=86053）。

鉴于病原宏基因组 DNA 和 RNA 结果，考虑患者溶血性贫血可能由微小巴贝虫引起，立即与临床沟通，并联系临检医师进行血涂片吉姆萨涂片（图 45.1），结果回报：可见巴贝虫。同时进行了血病原宏基因组检测，检测结果显示：微小巴贝虫。

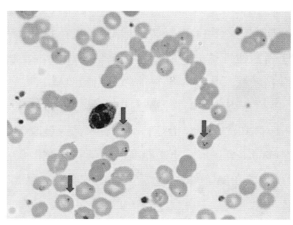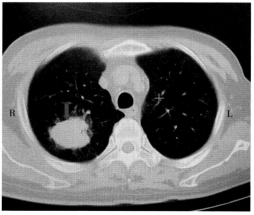

图 45.1　吉姆萨染色血涂片显微镜镜检红细胞内可见微小巴贝虫（箭头指示）图 2 肺部 CT（箭头指示：右肺上叶团块影）

感染科会诊意见：患者噬血细胞综合征，病原宏基因组多种检测多种病原体感染，患者免疫低下，微小巴贝虫建议阿托伐醌 + 阿奇霉素，必要时换血治疗，患者免疫低下建议评估淋巴细胞功能，疗程延长持续 6 周。耶氏肺孢子菌、诺卡菌予以复方磺胺甲噁唑（SMZ），患者免疫低下并予以丙球蛋白支持治疗。根据会诊意见予以阿托伐醌 + 阿奇霉素治疗微小巴贝虫，予以 SMZ 治疗耶氏肺孢子菌及诺卡菌，加入免疫球蛋白增强免疫力。后患者因个人原因要求回当地医院治疗。

出院诊断：①微小巴贝虫病；②溶血性贫血（中度贫血）；③EB 病毒感染；④噬血细胞综合征；⑤肺部感染（圣乔治诺卡菌、耶氏肺孢子菌、人类疱疹病毒 1/4/5 型、微小巴贝虫、人呼吸道合胞病毒病毒 A 型）。

案例分析

1. 临床案例分析

针对溶血性贫血探究病因是本病诊断的要点。

本案例患者有半年前虫咬病史，后出现发热伴乏力、纳差，当地医院查 RBC 2.2×10^{12}/L，Hb 72g/L，Ret% 9.7%，CRP 63.6 mg/L，到入院时 RBC 1.81×10^{12}/L，Hb 63g/L，Ret% 15.8%，直接抗人球蛋白、间接抗人球蛋白试验阴性，EB 病毒抗体 IgM 阳性 3.0，LDH

673 U/L，尿含铁血黄素试验阳性，阵发性睡眠性血红蛋白尿症（paroxysmal nocturnal hemoglobinuria，PNH）相关检查均为阴性。骨髓涂片提示：骨髓增生活跃，粒红比减低；偶见嗜血细胞。骨髓活检提示：骨髓红系造血组织活跃增生，未见异常细胞。该患者红细胞进行性下降、网织红细胞百分率进行上升，骨髓红系造血组织活跃增生，各项指针都提示溶血性贫血。应鉴别感染相关引起的溶血性贫血、自身免疫性溶血性贫血、PNH等溶血性疾病。PET-CT 提示：骨髓腔 FDG 代谢略增高，脾脏饱满伴 FDG 代谢稍增高，淋巴瘤等疾病不能完全除外，但诊断依据不足。该患者溶血性贫血原因始终不明确，临床医师首先考虑抗人球阴性免疫相关性溶血，同时患者合并 EB 病毒感染，因此。给予利妥昔单抗治疗，进一步抑制免疫功能，从而导致患者肺部感染加重可能，直至患者肺部 CT 提示右下肺一颗较大结节且进展，行气管镜检查，行肺泡灌洗病原宏基因组检查提示：微小巴贝虫，同时在血的病原宏基因及涂片得到验证。至此，患者溶血性贫血以及噬血细胞综合征的原因终于真相大白，最终诊断为巴贝虫病。

2. 检验案例分析

本案例患者有被虫咬伤病史，蜱叮咬后潜伏期一般在 1~8 周，两个月后出现发热伴纳差、乏力等临床表现，主要以红细胞减少、血红蛋白低、网织红细胞升高，尿含铁血黄素试验阳性为主，两次骨髓活检提示：红系造血组织活跃增生，未见异常细胞。综上，提示患者主要为溶血性贫血。宏基因组高通量测序技术依靠高通量测序平台和生物信息学分析流程，可以在短时间内通过一次测试完成批量样本中全部微生物核酸数据的分析，是一种不依赖微生物培养的分子技术。通过该技术，在肺泡灌洗液和血中检测到了微小巴贝虫，并通过血涂片显微镜下可见巴贝虫，为患者半年多的溶血性贫血找到了病因。此外，因患者长时间口服免疫抑制剂（环孢素）、激素以及使用利妥昔单抗，免疫力低下，加重肺部感染。利用宏基因测序明确了肺部诺卡菌、耶氏肺孢子菌、人呼吸道合胞病毒混合感染。因此，对于此类被虫叮咬伤病史的患者，考虑感染相关性疾病可及时进行相关病原检测，寻求病因，及早诊治。

知识拓展

巴贝虫病是由巴贝虫属寄生于哺乳动物红细胞内而导致的人畜共患病，对宿主红细胞的破坏是导致巴贝虫病的主要原因。多通过蜱叮咬传播，也可通过输血及垂直传播方式导致人与人之间感染。巴虫病属于临床少见病，人巴贝虫病的临床症状取决于感染巴贝虫的种类及宿主的免疫状态。可表现为无症状、亚临床感染及急性爆发性感染，临床主要为发热、寒战，热型以间歇热为主，伴头痛、关节痛及乏力、大汗、肌肉酸痛、食欲减退等全身非特异性症状。当红细胞感染率 >10% 时，可出现溶血性贫血。严重病例通常发生于免疫功能低下人群，可出现溶血性贫血、中枢神经系统受累、继发弥散性血管内凝血、多器官功能衰竭等严重并发症导致死亡。

巴贝虫的病原学检查包括：①显微镜检查：吉姆萨染色的厚、薄血涂片显微镜检查是诊断巴贝西虫病的传统方法。感染者外周血或骨髓片经染色后红细胞内可见环形、圆形、点状等形态的虫体。但该方法易出现漏检及错检，因疟原虫也在红细胞内繁殖，血涂片可见红细胞内与巴贝西虫相似的环形体，要与疟原虫鉴别诊断。②间接荧光抗体试验：具有操作简便、敏感性及特异性高，可重复的特点，作为辅助诊断方法。但因特异性抗体通常在发热等临床症状出现 1 周后才能被测出，故不适用于诊断急性感染。③分子检测：聚合酶链式反应（polymerase chain reaction，PCR）具有检测时间短，特异性、敏感性高的特点，然而当前尚无食品药品监督管理局（food and drug administration，FDA）认证的 PCR 检测巴贝西虫方法。宏基因组高通量测序技术一种不依赖微生物培养的核酸检测技术，通过高通量测序平台和生物信息学分析流程。在其他传统技术无法查明病因后，考虑感染相关疾病时可考虑该技术检测。该技术在各种感染性疾病相关标本的检测中，样本类型覆盖度广，为疑难及危急重症病人的感染诊断提供了病原学证据，尤其在鉴定罕见、新发和混合感染病原体及排除感染方面体现出了较大优势。目前该技术操作繁琐，价格相对昂贵。

巴贝虫的治疗方面，主要是抗感染治疗。美国感染病协会发布的《巴贝西虫治疗指南》建议轻中症患者口服药物治疗，可选择阿托伐醌联合阿奇霉素（首选），或克林霉素联合奎宁（替代）治疗，疗程 7~10 天。重症患者建议阿奇霉素静点联合阿托伐醌口服（首选），或克林霉素静点联合奎宁口服（替代），症状缓解后可转为口服治疗，疗程通常 7~10 天，但如果寄生虫血症或症状持续，疗程需延长。对于存在免疫功能缺陷的重症患者，血涂片转阴后应持续治疗 2 周，总疗程至少 6 周。对于高水平寄生虫血症（>10%）、存在严重溶血性贫血、免疫缺陷者或因感染导致的器官衰竭者，红细胞置换是抢救治疗的基本措施。

案例总结

本案例患者有虫咬史后，出现以红细胞减少、血红蛋白低、网织红细胞升高等溶血性贫血为主，伴噬血细胞综合征等临床表现。通过病原宏基因组技术及血涂片显微镜下查见巴贝虫，诊断为巴贝虫病，同时诊断肺部多病原体混合感染。针对巴贝虫病美国感染病协会发布治疗指南和策略，因此，及早明确诊断、早治疗对疾病的预后非常重要。此外，在本病未明确病因前考虑噬血细胞综合征使用了免疫抑制治疗，延误了病情的治疗。因此，基于此类有流行病学史的患者，可使用传统检测方法及病原宏基因组检测排除或确诊感染相关疾病，同时要注意患者的免疫状况及其他并发症，及早干预治疗。

专家点评

巴贝虫病是由巴贝虫属寄生于哺乳动物红细胞内而导致的人畜共患病。本案例患者被虫咬后感染微小巴贝虫，出现反复发热、溶血性贫血为主的临床表现。巴贝虫病作为一种新发虫媒传染病，临床少见，易被忽视。由于对疾病认识不足且该病与疟疾（镜下形态学）等疾病常不易鉴别，容易导致诊治延误。本案例患者有虫咬史后，以溶血性贫血为主的临床表现，伴有肺部感染进展。在本病未明确病因前使用了免疫抑制治疗，延误了病情的治疗。因此，明确病因是本病诊断的要点，对于不明原因的溶血性贫血的患者，还需排查感染相关的病原，为患者诊治提供线索。

参考文献

［1］ Waked R，Krause P J. Human Babesiosis［J］. Infect Dis Clin North Am，2022，36（3）：655-670.

［2］ Vannier E G，Diuk-Wasser M A，Ben Mamoun C，et al. Babesiosis［J］. Infect Dis Clin North Am，2015，29（2）：357-370.

［3］ Centers for Disease Control and Prevention. Babesiosis surveillance - 18 States，2011［J］. MMWR Morb Mortal Wkly Rep，2012，61（27）：505-509.

［4］ Akel T，Mobarakai N. Hematologic manifestations of babesiosis［J］. Ann Clin Microbiol Antimicrob，2017，16（1）：6.

［5］ Lukavská A，Kybicová K. Human babesiosis［J］. Epidemiol Mikrobiol Imunol，2023，72（3）：184-190.

［6］ Krause P J. Human babesiosis［J］. Int J Parasitol，2019，49（2）：165-174.

［7］ Krause P J，Auwaerter P G，Bannuru R R，et al. Clinical Practice Guidelines by the Infectious Diseases Society of America（IDSA）：2020 Guideline on Diagnosis and Management of Babesiosis［J］. Clin Infect Dis，2021，72（2）：185-189.